80 Hou Haoyun 40 Zhou

80后 好孕40周

岳 然/编著

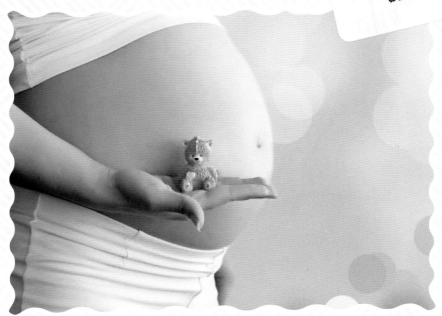

中国人口出版社
China Population Publishing House
全国百佳出版单位

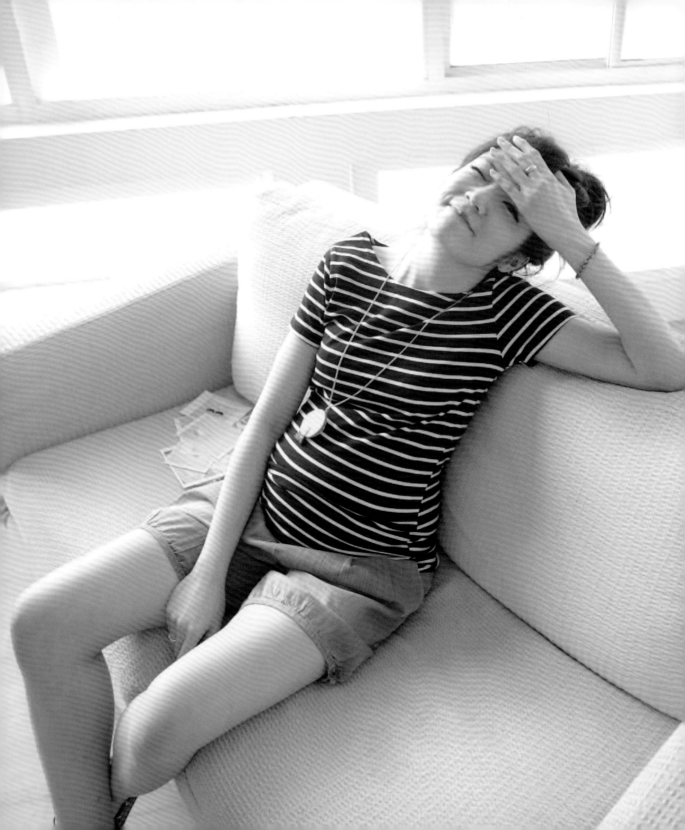

Part 1 妊娠早期保健（1～12周）

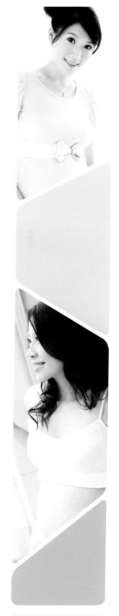

001

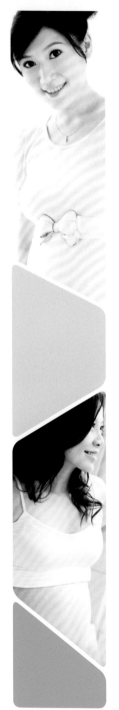

Part 2 妊娠中期保健（13～28周）

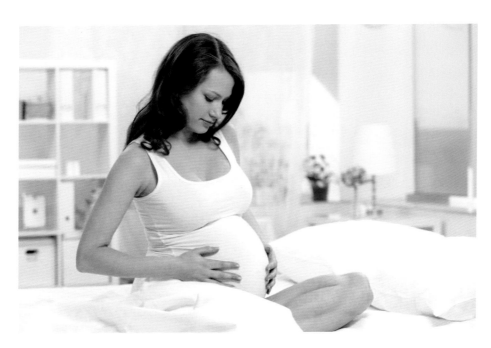

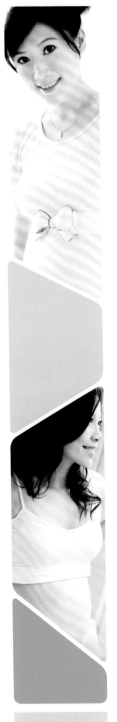

Part 3 妊娠晚期保健（29～40周）

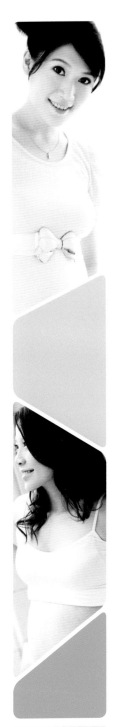

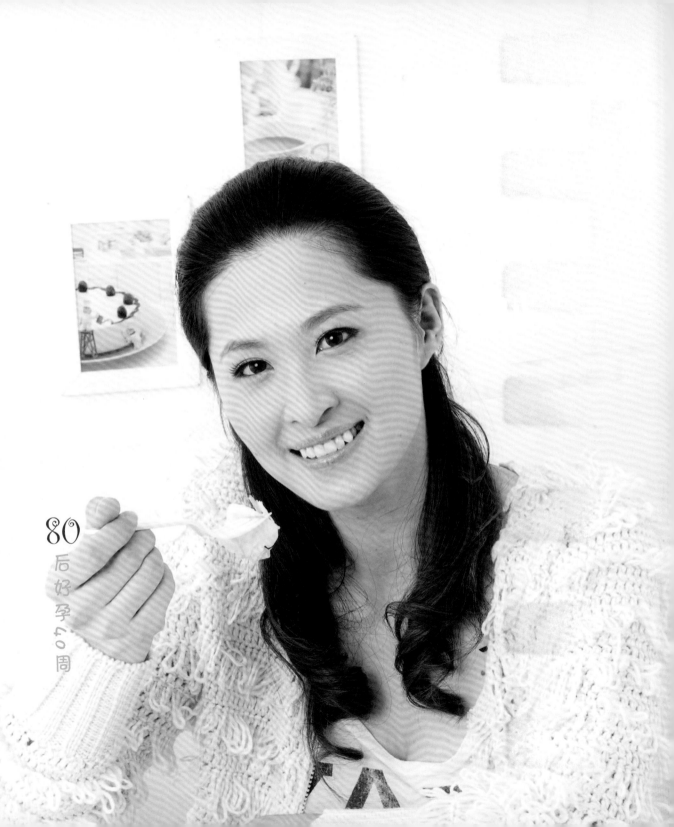

80
后好孕40周

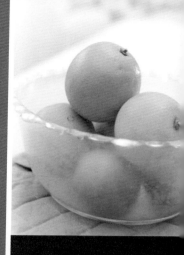

Part 1

妊娠早期保健
（1～12周）

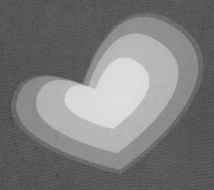

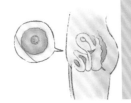

妊娠
第1周

怀孕12周以前，称为早期妊娠，或妊娠早期。此期间，建议您进行全面的病史询问和体格检查，并且选择好医院登记、建立母子保健手册。您还需要尽早检查是否患有贫血、高血压、心脏病、结核病等，以便给予及时治疗。根据医生建议，不宜继续妊娠者，要尽早终止妊娠。对可能有遗传病及胎儿畸形者，应当做产前诊断。

妊娠前8周，是胎儿各器官、脏器发育形成的关键时期，此时如果受到外界因素的干扰，如病毒感染、药物、放射线、有毒物质等影响，则可能产生胎儿畸形。因此，为了您和宝宝的健康平安，应当避免这些不良因素。

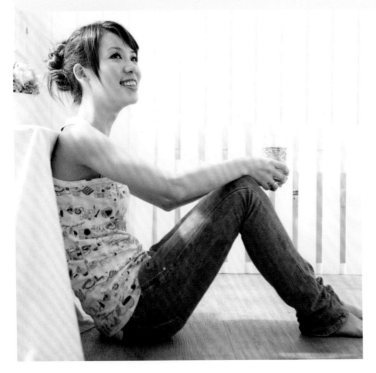

妈妈/宝宝

妈妈：准确地说，您还不是妈妈，连"准妈妈"也算不上，此时您还没有怀孕。建议想要做妈妈的您，了解或参阅相关知识和图书资料，为自己制订一个比较详细周到的怀孕计划。

宝宝：此时宝宝尚且不存在。至少，宝宝还分别以卵子和精子状态存在于妈妈和爸爸的体内。"精壮卵肥"是宝宝强壮健康的前提，而爸爸妈妈的营养状况，将会决定宝宝的体魄。

替您支招

怀孕计划可以包括以下内容：

🖤工作安排，医疗保健，营养饮食，日常起居，家庭理财计划。

🖤画一张基础体温图，每天测量体温，据此测算出自己的排卵期。

🖤了解相关优生优育知识，掌握科学孕育基础知识。

🖤加强营养，了解孕前营养储备概念，摄入高质量的蛋白质类食物、含叶酸的水果和蔬菜、充足的矿物质类食物，为孕期的自己和宝宝攒好"底子"。

🖤正常的运动和休息，给自己的身心一个调整期。

疾病防护

🖤孕前防疫。准备做妈妈的女性，希望在孕育宝宝的10个月里平平安安，不受疾病的打扰。除了加强锻炼、增强机体抵抗力这个根本之外，针对某些传染性疾病，最直接有效的办法就是注射疫苗。目前，我国还没有专门为准备怀孕阶段的女性设计的免疫计划。但有两种疫苗最好能提前注射：一是风疹疫苗，另一种是乙肝疫苗。因为如果准妈妈感染上这两种疾病，病毒可能会传播给胎儿。

🖤找好医院。根据自己的健康情况、需要、经济条件、居住区地点及医院所能提供的医疗服务水平，为自己选择一家孕期保健和分娩医院。一定要去大医院或正规专科医院，还要注意了解医院妇产科的医疗和服务水平，是否能为自己提供人性化的孕产期和围产期医疗保健服务及相关指导。

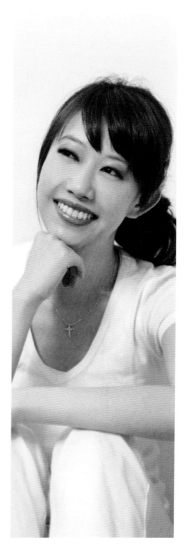

日常起居

告别高跟鞋、弹力袜和口红等化妆品。给自己选择一双舒服合脚的坡跟鞋，换上纯棉袜子，化妆品换上天然润肤露或者营养蜜。

把您的紧身衣服、牛仔裤归置起来，不妨逛一逛商店的孕装部，选择适合自己的式样。

讲究胸罩选择：戴胸罩，不仅是为了健美，更主要的是可以保护乳头，防止乳头擦伤或碰痛。随着妊娠期的增长，乳房会逐渐增大，选择好适合的胸罩，适时更换尺寸，既保护乳房，又能防止下垂。小小胸罩，关系到未来宝宝的"口粮"和您产后健美的恢复。

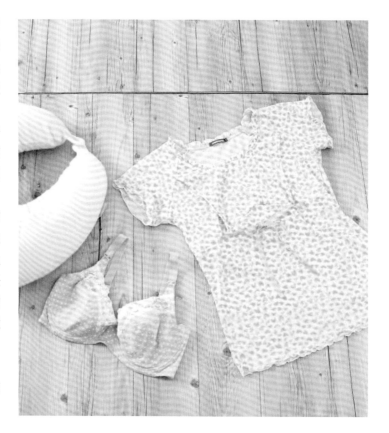

分享体验

孕期女性生理、心理上有很多变化，生活上要有相应的调适，宝宝的发育与您息息相关。"十年树木，百年树人"，为了您的健康和宝宝的成长，您需要学习很多知识，请从本周开始您的"育儿计划"。阅读有关孕期保健和胎儿生长的书籍，了解科学孕育知识和过程，还可以找朋友、同事中的准妈妈、新妈妈们交流相关体验，以便对宝宝在您体内孕育生长过程做到胸有成竹。

* **知识链接**

本周是月经行经的第一周，您如果准备怀孕，最大的受孕可能就是下次月经的前14天左右。

准备怀孕、选择做妈妈的您，可以通过计算排卵期，来较准确地测算自己是否怀孕。

♥什么是排卵期：正常育龄女性的卵巢，每月排出一枚成熟卵子，卵子被排出后进入输卵管，一般可以存活1～2天，而男性的精子则是连续产生的。精子通过性生活进入女性体内，通常能在女性生殖器内保持2～3天活性，因此，受孕能力在48小时之内。如果女性在排卵前后一定时间内有性生活，就有怀孕的可能。这段时间称为"排卵期"。

掌握排卵期很重要，一方面会使错过女性排卵期过性生活而导致不孕的夫妇，能有受孕的可能；另一方面也会使暂时不想怀孕的夫妇，在没有其他避孕措施的情况下，错过排卵期过性生活，以防止受孕。

♥常用推算排卵期的方法：

①宫颈黏液观察法。

②基础体温测定法。即：在人体经较长时间睡眠后醒来(一般在清晨)，尚未进行任何活动及说话前，所测得的体温，为基础体温。正常情况下，育龄女性的基础体温，于月经前半期较低，排卵期更低，排卵后24小时至几天内可突然或缓慢上升0.3～0.6℃。

因此测量基础体温最好从月经来潮第一天开始，坚持每天测量，并用坐标纸记录，以便观察分析。

♥使用排卵试纸：正常女性每月均会排卵，一个卵子在卵巢内成熟后，从卵巢排出，经由输卵管输送到子宫中，卵子排出后寿命不超过24小时，女性每个月经周期，尿液中的黄体生成激素（LH）会在排卵前24～48小时内出现高峰值，这时候就能够监测出LH的峰值水平，从而使女性能预知最佳的受孕时间或避孕时间。

♥用早孕试纸及早测怀孕：

如果育龄女性平时月经正常，又没有采取任何避孕措施，如果超过一周时间仍未来月经，则要考虑妊娠的可能。从理论上讲，排卵的第9天，也就是月经周期的第23天，若已经妊娠就可以用较敏感的方法检出是否怀孕。

为明确有无妊娠，可采用妊娠试验进行检测。妊娠试验是利用孕妇尿液及血清中含有绒毛膜促性腺激素的生物学或免疫学特点，检测体内有无绒毛膜促性腺激素的方法。目前临床上应用广泛的早早孕诊断试纸，也称单克隆抗体早孕检测，其原理与酶免疫法相同。检测结果为阳性，则说明尿绒毛膜促性腺激素最少在25U/L以上。临床一般在停经数天即可以通过此试验，检测出是否妊娠，但妊娠试纸只能确定有无妊娠而不能确定妊娠的部位，特别是对于有不规则阴道流血的育龄女性，若自己用妊娠试纸检测为阳性的话，一定要考虑是否有异位妊娠，也就是俗称宫外孕的可能，甚至还要考虑其他与妊娠有关的疾病，如滋养细胞疾病的可能。这两种异常情况都会严重影响育龄女性的身体健康。

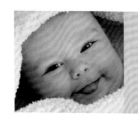

妊娠
第 2 周

妈妈/宝宝

妈妈：如果您的月经周期为28~30天，那么在妊娠第2周末会发生精子和卵子的结合。在本周末，准妈妈的排卵期将会开始。

您了解女性排卵过程吗？

女性从12~14岁卵巢发育成熟后，便开始排卵。一般情况下，每月排出一个成熟卵子，如果这个卵子与精子结合，便成为受精卵。受精卵如果在子宫内着床，便发育成胎儿。如果没有与精子结合，到下一个月经周期卵巢就会又排出一个成熟的卵子。卵子大小约有0.2毫米，算得上人体内最大的细胞。卵巢虽然与输卵管很近，却不直接与输卵管相连接，卵子从卵巢排出后，可能直接落入输卵管，也可能先落入腹腔，再进入输卵管。

在本周，女性的卵巢中有近20个卵子在充满液体的卵泡内开始成熟，其中有一个卵泡长得比所有的都要快，一旦成熟后卵泡囊破裂，释放出卵子。于是，其余的卵泡和其中的卵子便会萎缩并且死亡。

由于身体情况的差异，每个人的月经周期都会略有差异。但无论周期有多少天，排卵都会发生在周期结束前的14天。

宝宝：虽说宝宝还不存在，但组合它的一半儿——卵子却已经成为优胜者，从准妈妈体内第一轮竞争中脱颖而出，淘汰了近20名"对手"。

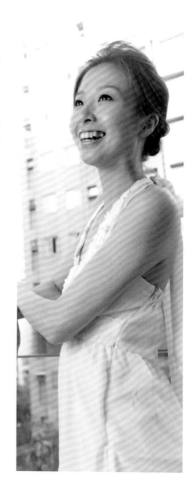

替您支招

测试基础体温的方法：

💗(1)早晨醒来不起床，不说话，不饮食，先测试体温（以口表为宜）；(2)每天早晨测试时间最好相同。

💗将测出的体温数标在体温图表上。

💗将每日所标出点用线段连接起来，形成曲线。

💗要每日测试记录，不可中断。

心情驿站

以享受的心情迎接清晨，您以为自己做不到吗？没问题的。

比如，大可不必闹钟一响，就从床上爬起来。您可以尽情地在床上伸伸懒腰，舒展一下，像猫一样！这样您可以将整个生物钟调到白天模式。

如果您能养成醒后侧身高抬腿的习惯，会有利您的腹部肌肉。起床时，伸展双臂，用微笑问候清晨，新的一天就这样舒服开朗地开始了。

日常起居

在您的日程表中一定要留有一行空缺，留出一处清闲给自己！在街上溜达闲逛，和要好的朋友品茶聊天，给日常生活安置一些让自己预先期待的亮点。若能让日常的活动与休息平衡好，做到一张一弛，您就可以更加从容地迎接宝宝。

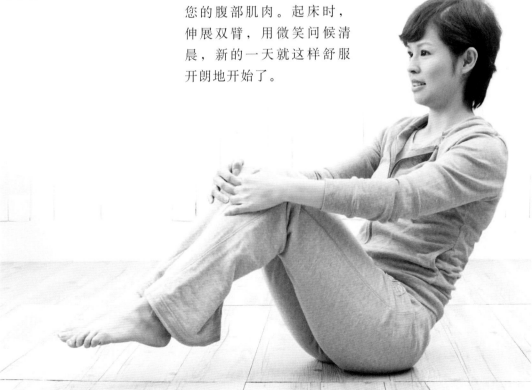

胎教点滴

古人认为，孕前要养精蓄锐，认真调理，做到："一曰寡欲，二曰节劳，三曰息怒，四曰戒酒，五曰慎味。""男子当益其精而节其欲，使阴道之常健。女子当养其血而平其气，使月事以时下。"就是说怀孕前，在身体、心理、营养上要做好充分准备。

虽说目前尚且无"胎"可"教"，但未雨绸缪，您需要规律起居，养成良好生活习惯。不要忘记：您是要做妈妈的人了，从现在起，您的良好生活习惯的养成，对于未来的宝宝至关重要。

每天清晨空腹喝一杯新鲜的白开水或矿泉水，可以洗涤体内器官，防止疾病。

调整饮食习惯，一日三餐按时、定量。别小看这件小事，它可关系到您的健康妊娠历程和宝宝强壮！

疾病防护

您知道妊娠期和妊娠月是怎样划分的吗？

整个妊娠期，从最末次月经的第一天算起，到分娩共40周280天，以28天为一个妊娠月，即孕月，每月4周。

根据妊娠各个阶段的不同特点，一般把妊娠期分为三个阶段：

妊娠前期三个月，即第1～12周，称为妊娠早期；

妊娠中期四个月，即13～28周，称为妊娠中期；

妊娠后期三个月，即第29～40周，称为妊娠晚期。

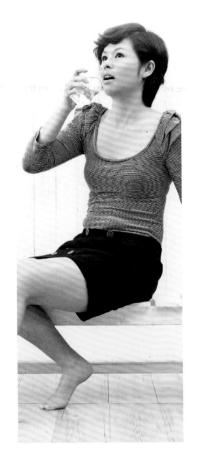

运动健身

养成慢跑、游泳、打太极拳等运动习惯，对于您健康平安度过整个孕期有益。适当的体育锻炼还可以帮助丈夫提高身体素质，确保精子的质量。因此，对于任何一个计划怀孕的家庭而言，夫妻双方应当进行一定时期有规律的运动后再怀孕。

分享体验

从本周起到第4周，饮食上要保证热能的充足供给，最好在每天正常人需要的2200千卡能量的基础上，适当增加，为受孕积蓄能量。

开始写妊娠日记：在妊娠期怀胎十月的历程中，准妈妈和腹中的宝宝会不断变化，也难免会出现这样和那样的不适感。莫不如您自己来建立起一份妊娠日记，认真记录妊娠期发生的情况，加强与医生的合作，为医生提供准确的诊断依据，同时也为自己、为家庭和孩子留下一份珍贵的记录。

妊娠日记除记述自己的情感和感受外，还需要记录以下内容：

末次月经日期。记录这个日期可以帮助医生计算预产期，并且据此判断胎儿生长发育情况。

早孕反应。记录早孕反应开始的时间及发生的程度，饮食调理的方法、进食数量以及医生治疗的情况等。

第一次胎动日期。胎动大多数发生于妊娠18~20周，胎动的日期也可以帮助计算预产期和判断胎儿发育情况。还应该记录每天胎动的次数，监测胎儿发育。

阴道流血。妊娠期出现阴道流血，大多属先兆流产，也可能是出现了异位妊娠。应当准确记录血色、血量及有没有其他组织物排出。

妊娠期患病及用药情况。日记要记录孕期不舒适的感觉，患病的症状，医生的诊断，服用药品的名称、剂量和服用时间的长短。

接受放射线等有毒有害物质情况。各种放射线均对胎儿不利，如果在孕期做过X线检查，或接触过其他放射性物质，应当记录照射部位、剂量和时间。如果孕期曾经接触过农药，或在化学制剂污染严重的环境工作，也应当记录下来。

性生活。一般说来，在妊娠早期和晚期是禁止性生活的。孕中期的性生活频率也不宜过多，而且每次性生活都要记录下来。

体重变化。妊娠女性要注意自己的体重变化，一方面供医生参考，另一方面可以根据体重变化情况，调节饮食。

检查情况。每次产前检查后，都要记录检查情况和日期，记录血压、尿蛋白、血红蛋白的检查结果，还要记录有无水肿及宫底高度。

其他情况。妊娠日记还应当记录妊娠期生活、工作、精神、心理上的重大变化。

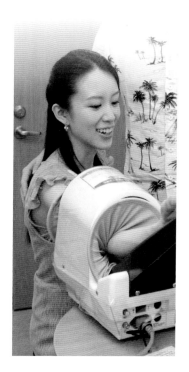

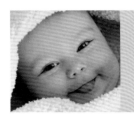

妊娠
第 3 周

妈妈/宝宝

妈妈：本周您已经进入排卵期。按照本书前两周的指导，您是否测试到，自己的基础体温有所变化呢？

您体内排出的卵子，在输卵管中的寿命仅仅只有12～36小时。精子的外形像一只小蝌蚪，长度约有1/20厘米，靠尾部的甩动运动。正常男性每次射精时，射出的精子平均有3亿个，而能够到达卵子的只有几百个，卵子会选择其中一个作为伙伴，一起形成受精卵，开始漫长的发育过程。其余的精子或被阴道的酸性环境所破坏，或被子宫内的净化细胞吞噬掉，或进错了输卵管，或者虽然进对了地方却没有碰上卵子，或碰上了卵子却没有能被选中。

女性体内的卵子在输卵管壶腹部与精子结合，完成受精的过程。受精卵渐渐向子宫移动，经过4～5天时间到达子宫腔。此时，受精卵分泌分解蛋白酶，有破坏子宫内膜的作用，在内膜表面造成一个缺口，并逐渐向内层侵蚀植入，而内膜上的缺口很快就得到修复，很快地把受精卵包裹在子宫内膜之中，这就是受精卵的着床过程。这时，大约已经是受精后的一周（7～8天），也就是囊胚的形成过程。囊胚植入后，发育迅速，到妊娠第一月末时，胚胎就能长到约5毫米。

宝宝：和淘汰掉20个"竞争对手"而脱颖而出的卵子相比较，精子已经过关斩将，从亿万个"对手"到几百个"竞争者"中胜出，成为一个有幸与卵子结合的胜利者。精子进入卵子后，便失去了自己的尾巴，头部的细胞核开始增大，一直增大到与卵细胞核大小基本相等为止。接着，两个细胞核逐渐靠近，然后接触，最后融为一体，这时，新生命的第一个细胞诞生了。

卵子在输卵管壶腹部受精，由于输卵管中纤毛及肌肉的运动，使受精卵渐渐向子宫方向移动，在受精后4～5天到达子宫腔，然后在子宫腔内停留3～4天。

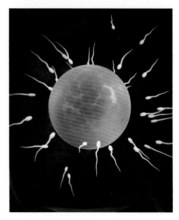

心情驿站

从现在起，您应该明白，妊娠意味着责任，这是一名女性一生中最重要的时刻，未来孩子的培养和教育的大事，从现在开始就交给您了，这是一件多么神圣和令人愉悦的事情！虽然您将要做出很多牺牲，但您的生活会因此充满了爱和自豪。您将怀着满心的喜悦盼望和等待您的孩子，奉献出您的精力、创造力和个人生活，创造丰富优美的胎教环境。

日常起居

在这个阶段，作为准妈妈，您一定要注意自己的衣着起居，特别是在冬、春季节等流感高发期，不要着凉，不去影剧院、商场等人多的公众场所，以避免患上风疹、流感、水痘等疾病。流感的发烧症状，不但会伤害到胎儿正在发育形成中的中枢神经系统，严重的还会造成流产、胎儿死亡、畸形等后果。此外，还须注意室内经常开窗通风，保持空气的新鲜。

*怀孕后该禁用的化妆品

❤染发剂。染发剂不仅会引起皮肤癌，而且还可能导致胎儿畸形。

❤冷烫精。妇女怀孕后，不但头发非常脆弱，而且极易脱落。若是再用化学冷烫精烫发，更会加剧头发脱落。此外，化学冷烫精还会影响孕妇体内胎儿的正常生长发育，少数妇女还会对其产生过敏反应。

❤口红。口红是由各种油脂、蜡质、颜料和香料等成分组成。其中油脂通常采用羊毛脂，羊毛脂除了会吸附空气中各种对人体有害的重金属微量元素，还可能吸附大肠杆菌进入胎儿体内，而且还有一定的渗透性。孕妇涂抹口红以后，空气中的一些有害物质很容易被吸附在嘴唇上，并随着唾液侵入体内，使腹中的胎儿受害。鉴于此，孕期最好不要涂口红，尤其是不要长期涂口红。

怀孕时期的皮肤仍然需要保护，因此高质量的滋润保湿产品、防晒用品，预防和减轻妊娠纹的身体滋润乳剂还是必需的。

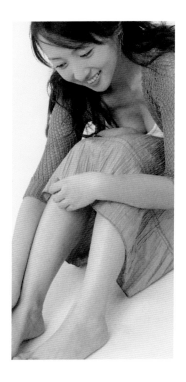

胎教点滴

人的生命，是从精子和卵子相结合的那一瞬间开始的，"0岁"这一概念便是承认从胎儿期即开始的人生历程。因此，必须重视并努力创造一个优良的子宫内环境，以适应一个新生命生长发育的需求。

从受精卵形成的那一刻起，环境就对新生命产生影响。因此，胎教应从精卵结合之时开始。母体的营养、疾病、服用的药物以及孕妈妈情绪变化所产生的内分泌改变，都构成了新机体生长的化学环境；子宫内的温度、压力、母体的身体姿势和运动以及体内外的声音等构成了胎儿生长的物理环境。所有这些直接和间接的刺激都会对胎儿的生理、心理发育产生有利或有害的影响。

注意孕期的营养、预防疾病、不滥用药物、保持良好的情绪，会为宝宝健康成长奠定坚实的基础。

疾病防护

孕期每天要有8～9小时的睡眠，中午最好休息1小时。卧室的窗户要常开，使空气流通，但室内的温度不宜过冷或过热。采取左侧睡姿，会减轻子宫的右旋程度，缓解韧带和系膜的紧张状态，血管供给胎儿的氧含量也就随之增加。

到室外参加体育锻炼，能呼吸到新鲜空气，经受阳光中紫外线的照射，使皮肤中的脱氢胆固醇变成维生素D，促进身体对钙的吸收利用，有助于胎儿的骨骼发育。

红绿灯

♥饮食方面，提倡少吃多餐，不吃油腻和辛辣食物，能缓解恶心、呕吐等妊娠反应。另外，可以吃一些酸味食品，如杨梅、柑橘、醋等，来增加食欲、帮助消化。

♥怀孕期间，不适宜养宠物。许多宠物身上都有弓形虫等寄生虫，感染孕妇后，会使宝宝神经系统受损害。怀孕或准备怀孕时，最好将宠物安置到其他地方，一旦接触了宠物，要马上洗手。如养宠物时怀孕了，一定要去医院检查是否感染。

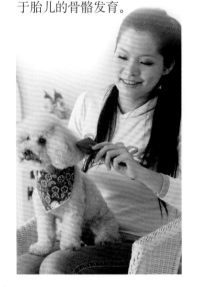

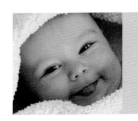

妊娠
第4周

妈妈/宝宝

妈妈：受精卵到达子宫腔后，分泌出分解蛋白质的酶，破坏子宫内膜，在内膜表面造成一个缺口，然后逐渐向里层侵蚀。当受精卵进入子宫内膜之后，子宫内膜上的缺口迅速修复，把受精卵包围在子宫内膜中。这时，受精卵便着床了，这发生在受精后的第7～8天。此时的胚称囊胚。

到妊娠第一个月末，子宫比妊娠前略增大，主要是增厚。子宫体由扁形变为圆形，子宫大小似鸭蛋。

宝宝：植入过程开始，胚胎黏附在母体子宫的表面，这样它就可以得到保护并从血管里吸取所需的氧气和营养。当植入过程进行时，胚胎钻入子宫，于是您可能会出现一些淡淡的出血。这可不是经血，是怀孕的开始。

植入过程完成，胚胎生长得十分迅速。胚胎期的胎儿是一个为自身创造环境的独立个体。

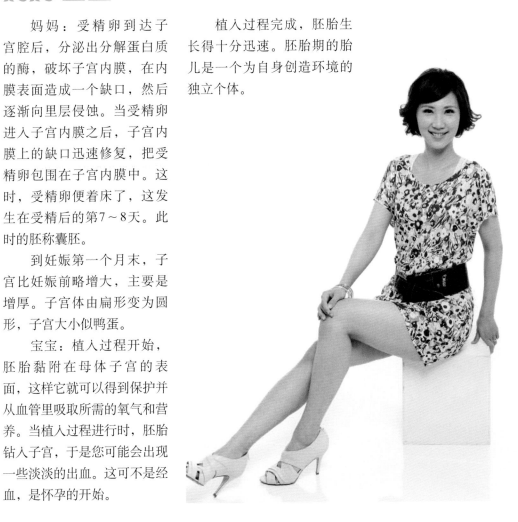

心情驿站

受孕期间，要保持心情舒畅，对于日常生活中的小事不必太在意，尽量不要与您的另一半发生争执，保持稳定的情绪，对宝宝很重要。大喜或大悲之后受孕，无疑会影响到受精卵的质量。

在早孕期间，您的情绪波动较大，易激动、烦躁、爱哭天抹泪等，甚至对家人产生莫名其妙的厌烦感。这些不正常的情绪，可通过身体机能和各种内分泌激素的变化，影响胎儿，所以准爸爸一定要注意自己的言行，不能和妻子吵嘴、生闷气，要学会谅解，给妻子更多的体贴和关怀。

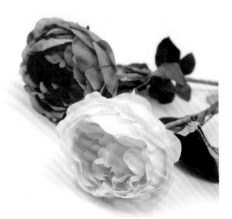

日常起居

在妊娠期，步行是最好的运动，每天可以走半小时，能促进血液循环，增加呼吸量，促进胃肠蠕动，增强腹部血液循环。因此，如果上班路程不远，最好不要乘公共汽车而改为步行。

孕期应选择安静、少噪声的生活环境，周围的清新无污染的空气以及清洁卫生的居室，会让怀孕女性轻松悠闲地度过孕期。环境选择适宜后，还应注意平时的生活起居，养成良好的生活习惯会保证胎儿的正常发育。

怀孕后，身体负担逐渐加重，为了适应这一变化，怀孕女性应注意生活起居要规律，适当增加休息和睡眠的时间。一般夜间睡眠不要少于8小时，有条件的应增加午睡，避免过于劳累。睡眠时，怀孕女性应注意选择舒适的体位，一般认为，左侧卧位可减轻子宫右旋对脐带的压迫，利于胎儿的血液供应。休息时，尽量抬高下肢，有助于减轻怀孕女性下肢水肿和静脉曲张。

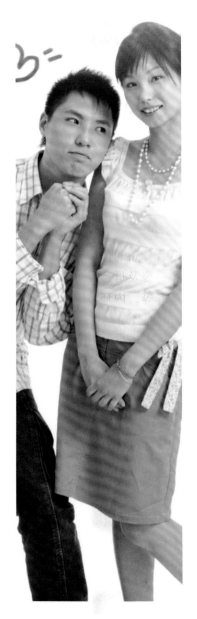

胎教点滴

孕期第一个月的胎教重点是使母亲精神愉快、身体健康，能对胎儿产生微妙的良性影响。

优境养胎的概念，是指为胎儿创造一个完好的生活环境，使胎儿受到更好的调养调教。胎儿的生活环境可分为内环境和外环境。

胎儿生活的内环境，包括母亲的精神状态、思想意识活动、母亲自身营养状况以及母亲的内脏器官、内分泌系统及母亲的自身品格和修养等。内环境直接作用于胎儿。外环境是指母体所处的自然和社会环境。

外界环境通过对怀孕女性的眼、耳、口、鼻等感觉器官的刺激，以及大脑的思维活动，间接地对胎儿发生作用，使胎儿的成长受到影响。积极的、高尚的、乐观的事物给胎儿以有利的影响，消极的、低级的、悲观的事物给胎儿以不利的影响。怀孕女性与胎儿之间虽无直接的神经联系，但胎儿可通过母体中化学物质的变化来感受母亲的情感。母亲的情绪会直接影响胎儿神经系统的发育和性格的形成，这是优境养胎的原理。

胎教不仅是孕妈妈的事，和准爸爸的关系也很大，父亲是母亲接触最多而又最亲密的人，父亲的一举一动，乃至情感态度，不仅影响到妻子，也影响到妻子腹中的胎儿。

准爸爸要协助妻子进行胎教。怀孕早期胎儿教育已经开始，主要表现在母亲怀孕期间心情要平和，情绪要愉快，尽量避免抑郁、悲伤、烦躁、惊恐和愤怒，生活要有规律，环境清洁卫生，多欣赏自然风景。

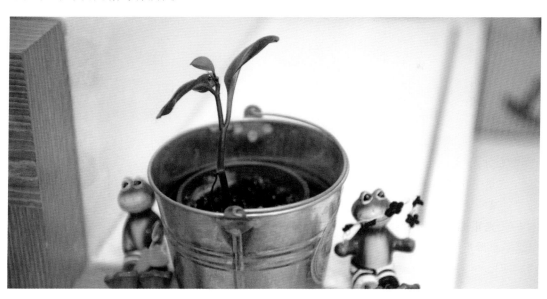

疾病防护

孕早期突然出现小腹剧痛，并伴有恶心、呕吐，甚至发生昏厥，或有少量阴道流血。遇到这种情况，应考虑到宫外孕。特别是输卵管妊娠，管腔破裂，出血会很急，严重者在短时间内大量失血休克，甚至死亡。因而遇到这种情况，一刻都不能停留，立即送医院检查。从事有放射性工作的医护人员，特别是女性，如果在妊娠前长期受到小剂量的放射线照射，能使卵细胞发生染色体畸变或基因突变，若此时妊娠，易发生胎儿畸形。妊娠后接受大量的放射线照射，会使胎儿染色体断裂、畸变，也会造成畸形。因此从事放射线工作的已婚待孕者，在妊娠前半年应停止接触放射线工作，妊娠后最好暂时离开此项工作，以免发生自然流产、新生儿死亡、先天畸形及遗传性疾病。

妊娠期阴道分泌物增多，要注意保持会阴部清洁。每天应用清水洗外阴部，但不要冲洗阴道内。大便后应清洗肛门，但不要先洗肛门再洗外阴。

分享体验

在孕期，您将拥有很多的空闲时间。请给自己买一本装饰漂亮的日记本吧，重温少女时代的纯真与甜蜜。每天都写上一段，记录一下您每一天的心情。

如果某一天心情特别好，不妨多写一些，尽可能详细地描述一下，不要忘了记下那些令您感受美好的细节和事物。这是一份长久的纪念，将来的某一天，您也许会与宝宝一起来重温这些精彩的片段，这些珍贵的细节，将使您获得更多的快乐。

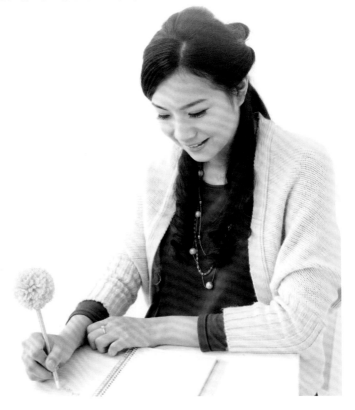

红绿灯

电热毯与微波炉。虽然人们感觉不到电磁波或微波的存在，但怀孕期间使用电热毯会影响胎儿器官的发育。

预防注射。预防注射常会导致机体不适和发热，对怀孕女性、胎儿不利，一般不宜施行。特殊情况须请教医生。

怀孕女性要尽量避免冷水的刺激，避免无节制的负重，少去人流拥挤的公共场所，怀孕期间不宜独自长时间的旅行。

控制不良嗜好。首先应戒烟。烟中尼古丁等有害物质可以通过胎盘进入胎儿体内，有资料表明，吸烟的怀孕女性发生流产、早产、胎儿宫内发育迟缓、死胎及新生儿死亡的比率均高于不吸烟的怀孕女性，其胎儿畸形尤其是先天性心脏病的发病率也将增多，将来儿童的智力发育也会受到影响。怀孕女性的被动吸烟，同样会对胎儿产生危害。所以，怀孕女性的丈夫也应戒烟，至少吸烟时要远离怀孕女性，

尽量保持怀孕女性所处环境的空气清新。

其次应戒酒。酗酒会造成慢性酒精中毒，影响受精卵和胚胎的发育，容易引起流产，孩子出生后也常有头、面、四肢、内脏畸

形，智力低下、反应迟钝等现象。所以，怀孕女性和丈夫均应戒酒。另外，孕期应尽量避免和减少食用含有咖啡因、过多糖分的饮料和食物，如咖啡、茶、巧克力及可乐等软饮料。

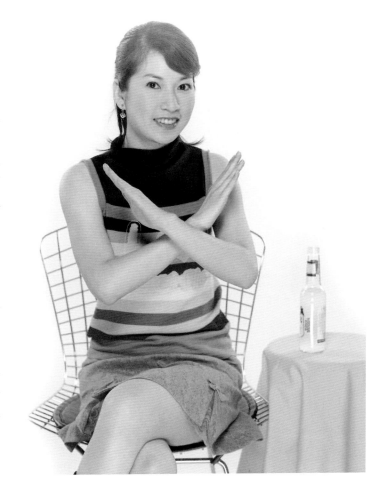

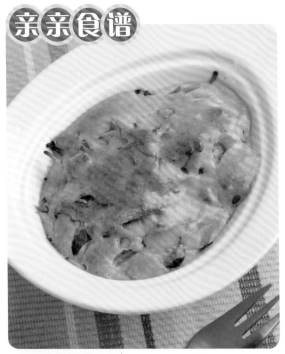

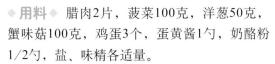

乳蛋饼

◆**用料** 腊肉2片,菠菜100克,洋葱50克,蟹味菇100克,鸡蛋3个,蛋黄酱1勺,奶酪粉1/2勺,盐、味精各适量。

◆**做法**◆

①将腊肉切成1厘米宽的小块;菠菜切段;洋葱切成薄片;蟹味菇撕成小块。②用中火在锅中翻炒腊肉炒出油分,然后按顺序放入洋葱、蟹味菇、菠菜继续翻炒,加入盐、味精调味,盛入耐热容器中。③将鸡蛋打入碗中搅碎,加入蛋黄酱、奶酪粉、盐、味精调味。④将所有配料混合在一起,淋入鸡蛋液。⑤放入烤箱中烤4~5分钟即可。

补血开胃

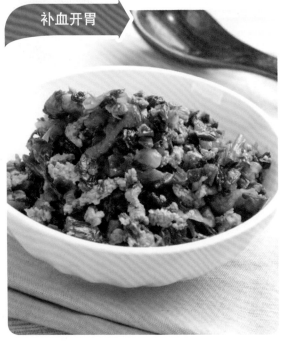

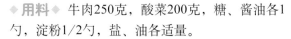

酸菜炒牛肉

◆**用料** 牛肉250克,酸菜200克,糖、酱油各1勺,淀粉1/2勺,盐、油各适量。

◆**做法**◆

①牛肉洗净,剁碎,用酱油、淀粉拌好备用。②酸菜洗净,挤掉水分,剁碎备用。③将油加入牛肉中调匀,再用少许油烧热锅,炒熟牛肉,装起备用。④用少许油起锅炒酸菜,加少许糖和盐,再倒入牛肉拌炒片刻即可。

酸甜猪肝

安胎

◆ **用料** ◆ 猪肝250克，菠萝肉75克，水发木耳30克，葱段10克，香油、糖、醋各1勺，酱油、水淀粉各1/2勺，油适量。

◆ **做法** ◆
①将猪肝、菠萝肉分别洗净，切成小片；水发木耳洗净，撕小片。②将猪肝放碗内，加酱油、水淀粉，拌匀上浆。③锅上火，放油，烧至六成热，下猪肝滑熟，捞出沥干。④原锅内放葱段、水发木耳、菠萝肉，略炒几下，加入醋、糖，沸后用水淀粉勾芡，倒入猪肝翻炒均匀，淋香油即可。

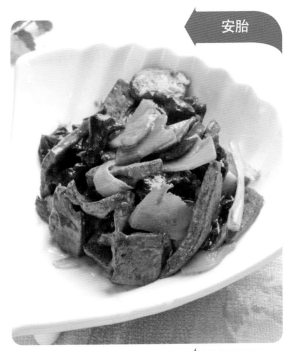

鸡汁粥

补气

◆ **用料** ◆ 母鸡1只约750克，粳米100克，盐适量。

◆ **做法** ◆
①先将母鸡洗干净，用开水氽烫。②将母鸡熬成汤，把肉捞出，将汤与粳米一起煮粥。③最后粥熟的时候加入适量盐调味即可。

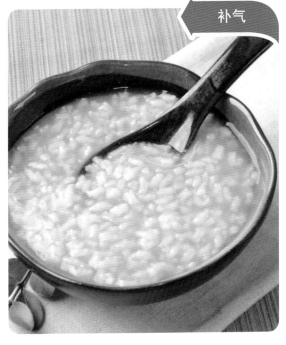

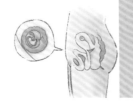

妊娠
第5周

妈妈/宝宝

妈妈：您如果一向月经周期规律，至末次月经的35天左右还没有来月经，就可以到医院化验尿液，检查是否已经怀孕。送检的尿液最好是清晨排出的第一次小便。如果检查为阴性，5天以后可再复查。

本周胚胎开始发育，无数绒毛的血管合起来形成三条大血管，一条动脉，两条静脉，三条血管通过脐带与胎儿相连。一些深入到子宫内膜组织间的绒毛，遇到小血管，便产生一些蛋白溶化物质，使血管壁受到破坏。绒毛从母体血液中摄取营养物质，并把胚胎体内的废物排入母体血液中。这叫作母胎间的物质交换。

母胎之间的交换并非畅通无阻。绒毛上皮虽然薄到只有百万分之一厘米厚，却在母胎之间形成了一道不易逾越的屏障，保卫着胎儿的安全，这道保护屏障允许有利胎儿的物质通过，抵制不利于胎儿的物质，当然，这种抵制的能力很有限。这样，母体内的营养物质和抗体，通过绒毛上皮进入胎体，使胎儿得以不断生长发育。

妊娠反应本周开始出现。一般多发生在怀孕女性停经后第5～8周，有的人会一直持续到第16～20周，有5%的怀孕女性在第20周后仍有呕吐现象。

宝宝：包围着胎儿的羊膜囊由两层组成，里面的一层膜称为羊膜，外面的一层称绒毛膜。绒毛膜提供组织以形成胎盘。发育到3周左右的胎芽，大小刚刚能用肉眼看到，重量不足1克，从外表上看身体是二等分（头部非常大，约占身长的一半），头部直接连着躯体，有长长的尾巴，其形状很像小海马。这时还看不出胎芽和动物的胎芽有什么区别，胳膊、腿大体上有了，但因为太小看不太清楚。表面被绒毛组织（细毛样突起组织）覆盖着，这不久将形成胎盘。脑、脊髓等神经系统，血液等循环器官的原型（形成基础的组织）几乎都已出现。

细胞在胚胎内部移动并形成内胚层、中胚层及外胚层三层组织。胎儿的所有细胞及组织都将由这三层组织形成。内胚层将形成腺体、肺的内层、舌头、扁桃体、尿道、副腺体、膀胱及消化道。中胚层将形成肌肉、骨骼、淋巴组织、脾脏、血细胞、心脏、肺，以及生殖系统和排泄系统。外胚层将形成皮肤、指甲、头发、眼睛晶状体、内耳外耳的内层、鼻子、嘴唇、肛门、牙釉质、脑下垂体、乳腺及神经系统的所有部分。

心情驿站

女性在怀孕后，性情往往会发生变化。原本属于温柔娴静的性格，此时会焦躁不安，喜怒无常；原来性格开朗好动的，此时会变得忧郁懒散。因为女性怀孕后，大脑皮层功能出现暂时的失调，兴奋和抑制不平衡，自制力减弱。所以或趋向抑制状态，表现为怠惰、嗜睡，对外界事物缺乏兴趣；或是趋向于兴奋状态，表现为易怒、激动、烦躁。总之，妊娠女性在家中常常表现得特别挑剔，精神上显得脆弱。

做丈夫的在此时，要理解妻子心理上的这种变化，不仅要避免与妻子发生冲突，而且要尽量宽慰她，使她心中的不快化解。对家庭琐事尽量迁就一些。在妻子与家庭其他成员之间发生矛盾时，要帮她处理得好一些，使她能够心情舒畅。在她感到身体不适时多加照顾，使她感到体贴与爱。在她懒散时动员她一起出去散一散心。

要尽可能多抽时间和妻子在一起，一起谈一谈，设想孩子的相貌和孩子的未来。一起去散一散步，看一看轻松愉快的电影，使妻子因怀孕带来的心理压力得到释放和平衡。

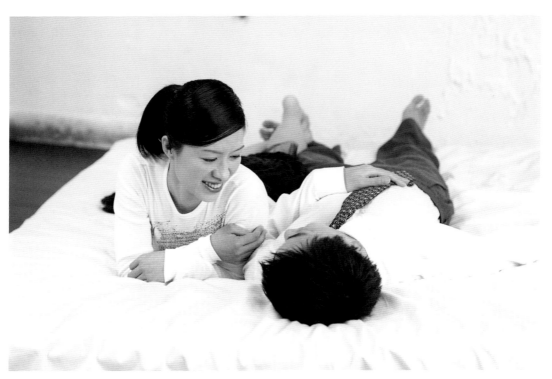

日常起居

进入妊娠期后，女性排汗明显增加。因此要经常清洗，保持皮肤清洁，如果有条件，应每天洗澡。洗澡时要注意，水过热会使人疲惫，过冷则会引起子宫收缩，因此以40℃水温为宜。洗澡的时间不宜过长，5～10分钟足够。在妊娠晚期不要洗盆浴，以免造成感染。

恬静又轻松的睡眠，对怀孕女性是十分重要的。如果过去每天习惯于睡8小时，怀孕后应再多睡一些。特别是在中午，要舒舒服服地睡个午觉：把鞋脱下来，把双脚垫高些，全身放松。

妊娠期的适当体育运动，可以调节神经系统功能，促进血液循环，减轻身体不适感。在室外活动可以呼吸新鲜空气，接受阳光直接照射，对母体和胎儿都很有益。体育运动还可以增加腹部肌肉力量，有助于分娩。因为母体适应胎儿生长发育，各系统均要发生一定变化，妊娠期运动与正常情况不同，应当注意：

在妊娠早期和晚期，应当避免剧烈运动，注意选择轻稳的动作，如散步、上下较平缓的扶手楼梯等。

要避免挤压和震动腹部的运动。避免仰卧运动，防止子宫压迫下腔静脉，使血液流通受阻。避免迅速改变体位的运动和动作。避免做平衡难度大的动作，如过较窄的桥或走小路等，以防因体态改变，影响到平衡而跌倒。

妊娠期女性韧带松弛，应当避免做关节紧张的动作，特别要防止扭伤腰部。

运动时要注意保护乳房，戴上合适的乳罩。穿合脚舒适的运动鞋。

不要空腹运动。

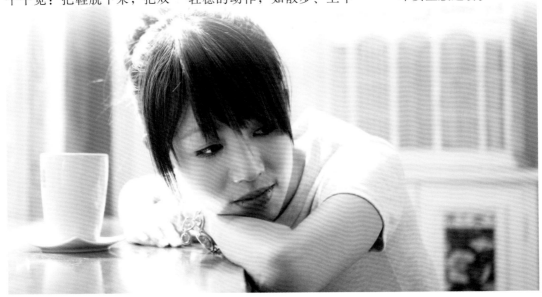

胎教点滴

我国传统医学典籍记载，妊娠第二月"毋食辛燥，居必静处"。"儿精成于胞里，当谨护勿惊动"。妊娠二月时已能确诊妊娠，虽然怀孕女性因生理上的变化会产生种种不快，心情忧郁，好耍小脾气，但要注意"孕借母气以生，呼吸相通，喜怒相应"——为了孩子，应当使自己情绪稳定下来。

虽然早孕反应会使您感到很不舒服，但为了孩子，要打起精神，尽量使自己愉快地度过这困难的一段时间。

要注意不宜缺水。做到定时饮水，至少每隔两小时喝一杯水，养成习惯。不要等到口渴时再喝水，以利于让体内有毒物质能及时通过尿液排出。但也不能喝太多水，以免加重肾脏负担。

疾病防护

在孕早期，怀孕女性往往特别嗜睡，甚至白天总是昏昏沉沉的；但到晚期则可能半夜醒来失眠，胎动和宫缩使怀孕女性不能安静。

由于唾液腺活动的增加，唾液分泌增多，出现口臭、舌干等，此为怀孕女性在消化系统方面的症状表现，有时还会出现胃痛、头昏、便秘和嗜睡等症状。

绝大多数怀孕女性到这个时期，会变得特别喜欢吃酸味食物；也有人对平时并不喜欢吃的东西突然变得很想吃，而平时喜欢吃的东西却变得不爱吃。这种在食物嗜好上的转变，也是妊娠反应的表现。

怀孕女性吃一些酸味食物，有助于满足母亲和胎儿的营养需求。

分享体验

胚胎期，是宝宝各器官分化发育的关键时期，许多导致畸形的因素会在这一时期发生作用。在妊娠第4～5周，宝宝的心脏、血管系统最敏感，最容易受到损伤。因此，在这个敏感时期，孕妈妈更要注意自己的生活环境和饮食起居，减少剧烈运动，保证宝宝平安健康成长。

作为怀孕女性，您必须从现在开始学习接受帮助，要明白"力所能及"这个词的含义，从现在起，您就要学会向老公、亲戚、朋友和同事们求助。当孩子出生后，您会了解自己的这个新能力有多重要。千万不可以再像您从前那样，风风火火地忙碌。记住：让自己只做愿意做的事，比如做一些小点心之类。

女性怀孕后，往往性欲减低，做爱会感到极不舒服，而且害怕胎儿受到伤害。一般来说，在妊娠早期（前三个月）和妊娠晚期（后三个月）禁止性生活，以免引起流产或感染。

怀孕女性不要在油烟较多的地方停留过久，厨房要通风或装抽油烟机；淘米洗菜时不要用凉水。

怀孕后可以量力而行，做一些较轻的家务事，但孕期女性往往照顾不了自己，需要别人的照顾。家人要理解怀孕女性的这种生理反应，想方设法满足要求，不要责怪她挑剔、娇气、烦躁易怒和动辄抹泪——这是生理现象使然，绝不是小气使性子。要多多迁就、多多疼爱，娇宠一时，让怀孕女性体味到被关爱和幸福！

每天运动30分钟，以散步为主。不要再游泳了，因为如果是不知不觉中有喜了，怀孕早期去游泳容易导致流产。

✳ 知识链接

产前检查很重要。产前要定期观察胎儿情况，及早发现异常，及早纠正和处理，同时了解怀孕女性的健康情况，及早治疗各种并发症。综合母胎情况，制订分娩方案。一般整个孕期的产前检查为9～13次。在妊娠6个月内应每月1次，妊娠28周后每2周1次，妊娠36周后每周1次。如发现异常，应当随时就诊。

产前检查包括以下内容：

询问病史：了解怀孕女性一般情况，既往病史、家族史、月经史、婚姻史、妊娠及分娩史等。本次妊娠经过，如早孕反应、病毒感染或服药、X线检查等情况。

全身检查：检查怀孕女性全身情况，营养情况，测量身高、体重、血压，检查乳房发育情况，并检查各脏器情况。

产科检查：腹部检查，阴道检查，骨盆测量。

化验检查：血常规、血型、尿常规，肝、肾功能及乙肝五项等。

首次产前检查，应当从月经停止及发生早孕反应时开始。在妊娠3个月左右时，还要做一次较全面的检查，并做详细记录。每次产前检查的记录都要妥善保存，作为分娩时医生诊断的依据。

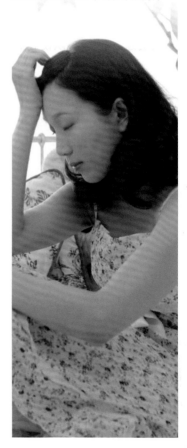

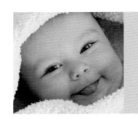

妊娠
第 6 周

妈妈/宝宝

妈妈：一旦确诊为怀孕，应在停经3个月内，到附近医院进行一次全面检查，建立保健手册，与医院的保健人员建立联系，以便在整个孕期和产褥期，受到科学的指导。第一次产前检查，除全身检查外，还要进行妇科检查，查血、尿常规、血型，确定怀孕女性生殖器官是否正常。

在本周，母体和胎儿的联系已很紧密，子宫内绒毛不断繁殖，开始制造胎盘，而且，成为脐带的组织也出现了。

怀孕女性在怀孕40天起到3个月内，常会出现恶心、厌食、呕吐、挑食、乏力等症状，这就是妊娠反应。这是由于受精卵在子宫内膜着床后，怀孕女性体内血液中，绒毛膜促性腺激素水平

升高，还分泌溶蛋白酶溶解子宫内膜，受精卵囊胚由此植入子宫内膜，这些激素和子宫内膜溶解后，使母体内对这些新物质的出现引起的反应，妊娠反应属于正常生理现象，一般不需要治疗。

宝宝：在妊娠第4周到第8周，胎儿的面部开始发育。第6周肝内开始造血，小肠在脐带内盘曲。第22天到23天时，两条心管融合成一条心管，心管出现舒缩。发育至第4周，胚体逐渐形成，神经管形成，脐带与胎盘形成。眼、鼻、耳原基初现。

到第6周，作为母亲和胎儿间营养、氧气及废物交换的器官——胎盘开始发挥作用。在宝宝出生之前，肾脏对于宝宝的发育并不重要，因为胎盘是胎儿期排泄的重要器官。

宝宝的手臂和腿部开始发育。胎儿主动脉开始形成，是身体里最大的动脉，将血液从心脏输送到全身的器官和组织。现在胎儿身长是指从头顶到尾部的距离，为3～5毫米。第4对体节以上的神经管发育成脑，第5对体节以下的神经管发育为脊髓。神经管早期的前、后神经孔分别于25天和27天左右封闭。

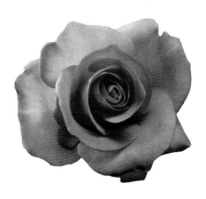

替您支招

　　上班一族的白领孕妈妈，在办公室、在路上可能会突然感到要吐，这难免使人感到狼狈不堪。不妨事先做好一点准备：平时随身携带毛巾和漱口用品，上下班时注意沿途的公用设施，计算去卫生间的最快路程。如果您还没有把怀孕的事告诉老板，那么要想好一个比较有说服力的理由。另外，您需要做一个有弹性的时间表，估计一下自己的承受力和可能遇到的困难，把工作安排好。

心情驿站

确认怀孕之后，女性通常会表现出两种心理反应的趋势。首先，可能表露出一种非寻常的喜悦，因为她即刻感到自己真正体验到人类之母的优越感与自豪感，已经和一切母亲一样成为伟大女性，并可以此来报答父母和丈夫所给予的爱。此时，虽表面上流露出羞怯，但欣喜之情溢于言表，可能感到周围的人们都在关注自己，并有一种想向所有人宣告的冲动。略有平静之后，又可能陷入一种茫然或担忧状态。此时，开始考虑种种将要面临的新问题而产生心理压力：如何适应由女人、妻子到母亲的社会角色的转变，如何孕育腹中的胎儿，以及在孕期和分娩中可能遭受的困苦。总会幻想着胎儿的健康与性别。

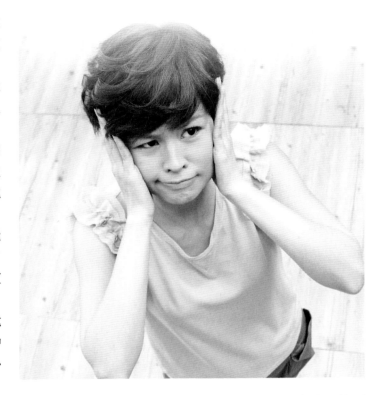

随着胚胎的生长发育，妊娠女性会伴有易疲劳、乳房触痛、恶心、尿频、性欲减退、情感脆弱等表现。情感脆弱表现为对外界情景的敏感，容易引起伤感、流泪、烦恼、不安与畏难。此时，会常因一些琐事而生气，听不进哪怕是稍微违愿的话，或是看什么都不太顺心，会比以前爱哭，动辄掉眼泪等。这个时期，家人要帮助怀孕女性认识自己的心理变化，积极调整心态，有益于胎儿的发育。

要注意疏导情绪，情绪有如流水，若要围堵控制，必定造成泛滥，应该顺势而导入正轨。情绪是先理智而发，如果任其自由发展，不以理智立即导入正轨，则情绪必定胜过理智，终而使理智盲目而被役使。比如常有人说："我就是脾气不好，我发起脾气来，什么都不顾了。"这是任情绪自由发展，没有以理智去疏导，显得没有修养。

日常起居

妊娠早期的孕妈妈容易感到疲累，因此需要适当休息。况且，过度劳累容易造成流产，尤其是那些高龄产妇、有过流产史、患有某些慢性疾病的孕妇，需要格外注意休息。在妊娠早期这三个月里，孕妈妈要避免过于劳累，避免剧烈运动，避免情绪激动，让自己尽量保持良好的精神状态。

孕早期种种不适感应对：

💗疲倦嗜睡。怀孕早期，孕妈妈容易感到疲倦，常常会想睡觉。许多女性会出现浑身乏力、疲倦，或没有兴趣做事情，整天昏昏欲睡，提不起精神。这是孕早期的正常反应之一，怀孕3个月后会自然好转。保证充足的睡眠。想要休息的时候就尽量休息，不要勉强自己。

💗尿频。刚怀孕的时候，老是想上厕所，总觉得尿不净，许多孕妈妈在刚怀孕时出现尿频现象。这是因为怀孕前3个月，子宫在骨盆腔中渐渐长大，压迫到膀胱，从而

使孕妈妈会一直产生尿意。到了怀孕中期，子宫会往上提到腹腔，尿频的现象就会得到改善。但到了怀孕晚期，尿频现象会再度出现。感觉到尿频时，不妨多上几次厕所，这没有关系，尽量不要憋尿。如果在小便时出现疼痛或烧灼感等异常现象时，要立即到医院寻求帮助。此外，临睡前1~2小时内不要喝水，可以减少起夜次数。

💗乳房不适感。刚刚怀孕的孕妈妈，乳房可能会出现刺痛、膨胀和瘙痒感，这也是怀孕早期的正常生理现象。您会觉得乳房肿胀，甚至有些疼痛，偶尔压挤乳头还会有黏稠淡黄的初乳产生。并且随着乳腺的肥大，乳房会长出类似肿块的东西。这些都是做母亲的必然经历，自受精卵着床的那一刻起，伴随着体内激素的改变，乳房也会做出相应反应，为以后的哺乳做好准备。孕妈妈可以采用热敷、按摩等方式来缓解乳房的不适感。每天要用手轻柔地按

摩乳房，促进乳腺发育，还要经常清洗乳头。

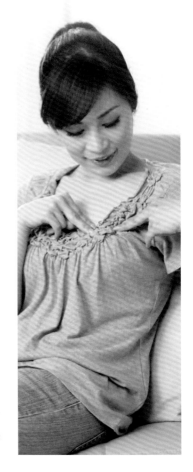

💙饥饿感。多数孕妈妈从怀孕开始，总感觉饥饿，这种饥饿感和以前空腹的感觉有所不同。怀孕后，孕妈妈的口味和胃口多少会起一些变化。在孕早期，许多人变得"爱吃"起来，这没多大关系，想吃就吃，在怀孕早期时没必要压抑自己的食欲。当然，食物最好以清淡、易消化的为主。平时随身带一些食物，感觉饿的时候方便拿出来吃。不要一下子吃太多，秉着少食多餐的原则。

💙阴道分泌物增多。有些女性在怀孕早期发现自己的阴道分泌物较往常多。怀孕早期，受激素急剧增加的影响，阴道分泌物增多是正常的现象。如果外阴不发痒，白带也无臭味，就不用担心。但如出现外阴瘙痒、疼痛，白带呈黄色，有怪味、臭味等症状时，就需要去医院就诊，这可能是因为外阴或阴道疾病所致。如听之任之，会影响胎儿的生长发育。出现类似问题，应注意清洁卫生，勤换内裤，保持内裤及会阴部清洁。

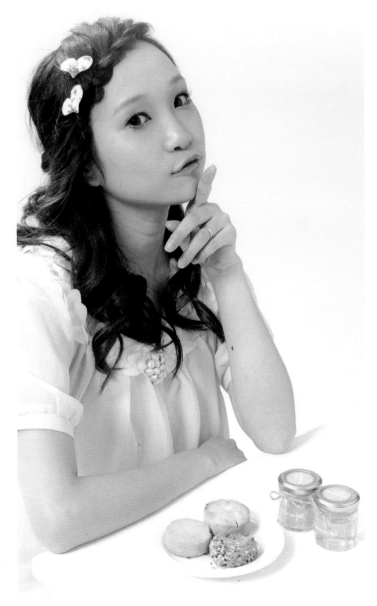

胎教点滴

行为胎教：行为也是一种语言，只不过它是一种不说话的语言。怀孕女性的行为，通过信息传递可以影响到胎儿。我国古人在这方面就早有论述，古人认为，胎儿在母体内就应该接受母亲言行的感化，因此要求妇女在怀胎时就应该清心养性，守礼仪，循规蹈矩，品行端正，给胎儿以良好的影响。

胎教音乐推荐：莫扎特《弦乐小夜曲》、《摇篮曲》、《幻想曲》、抒情《圣笛五重奏》、《嬉游曲》、《午夜的月光》、《安睡吧小宝贝》等都可以用作胎教音乐。

情绪胎教：妊娠后生理机能的变化，家庭成员对胎儿的期望或猜想，特别是如祖父母对生男生女的偏好，都会有形或无形地给怀孕女性的精神蒙上阴影。妊娠后横膈抬高，心脏的活动受到影响，肺活量减少。如果情绪异常，心率加快，更促使每一次心脏收缩时的搏出量减少，使孕妇及胎儿的血液循环都相应

地减少。情绪紧张或环境剧变时，人体肾上腺素的分泌会增加，交感神经系统的活动明显加强。研究证明，在惊恐状态下，人体血液中去甲肾上腺素浓度可增加到正常时的100倍，引起心率加快、心脏收缩力加强，使血液重新分配；肝糖原及脂肪分解，血糖和游离脂肪酸增加。去甲肾上腺素增多可以引起怀孕女性周围血管收缩，使胎盘供血、供氧不足。去甲肾上腺素还能导致子宫平滑肌收缩，进一步使缺氧的胎儿血液循环受限，引起发育畸形、流产、早产。

我国古代特别重视强调怀孕女性个人的修养，主张"自妊娠之后，则需行为端严，性情和悦"。"常处静室，多听美言，令人诵读诗书，陈说礼乐，耳不闻非言，目不观恶事"。有些怀孕女性要注意自己的行为修养，有人开口说话，脏话连篇，动辄与人口角，动小心眼，斤斤计较，这些表现，都会给胎儿带来不好的影响。

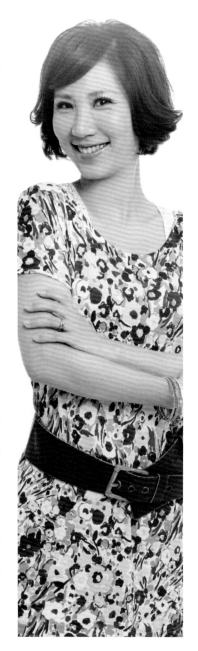

疾病防护

对孕妈妈来说，在怀孕早期，最危险的事情莫过于宫外孕与流产，而发生这两种情况时孕妈妈都会发生腹痛、阴道流血。因此，如果一旦发现腹痛或阴道流血，须及时就医。孕早期的准妈妈，哪怕只是普通的腹痛腹泻，也有引起流产的可能，也需要就医治疗，不要马虎。

有些怀孕女性从第二个月开始直至分娩，经常感到胃部不适，有烧灼感，出现心口窝痛，并在胸骨后向上放射，有时烧灼感加重，变成烧灼样痛，病痛的部位在剑突下方，医学上称为妊娠期胃灼热症。如果胃烧灼加重，可在医生指导下用药。为预防胃灼热症，怀孕女性在生活中应注意少食多餐，禁烟戒酒，避免肥胖，营养适度，适当活动，谨慎服药。

分享体验

宝宝被孕育后，最期待的是被接纳和在爱的环境中长大，所以进行胎教的首要关键就是爱。爱是天然而来，所以不管父母的学历背景如何，对孩子都有一份爱。孕妈妈和准爸爸对于胎儿的性别不要过于期待，要能以平常心接纳。

有些怀孕女性晨起刷牙、饮水、进食时都引起恶心呕吐，呕吐频繁，丈夫应该帮助妻子，做一些清淡可口、营养丰富的食物。少食多餐，可以有效地克服孕吐。此阶段胎儿正处于脑神经系统优先发育的阶段，是神经系统发育的关键期，需要优质营养和充足的氧气，绝不要因为孕吐而听之任之，一点不吃。

红绿灯

❤勤刷牙。由于孕吐反应，准妈妈需要勤刷牙，以避免牙齿遭呕吐残留物的摧残。另外，刚怀孕的准妈妈喜欢吃酸的食物，而这些酸的食物最容易把牙齿弄坏了。

❤走路小心。怀孕最初的3个月，最容易引起流产，准妈妈出行、上下楼、进出浴室时一定要当心，避免摔倒。

❤吃药遵医嘱。如果身体有什么异样、不适，最好去妇产科就诊，绝不可以自己随意用药。以前一直服用的药物，也需要在医生同意后才能继续服用。

❤不接触烟酒。不接触烟酒，不仅仅是指自己不抽烟不喝酒，还包括平时不在有烟环境内久待，被动吸烟也会对胎儿造成伤害。

❤看电视时离电视机远一些，使用微波炉时要离远，不要把手机挂在胸前。

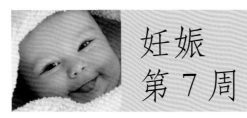

妊娠
第7周

妈妈/宝宝

妈妈：妊娠期间，由于宫颈血管增多，组织水肿，淋巴管扩张，宫颈变软，因此呈现紫色，宫颈管上皮增生，同时有半透明的黏液栓堵住颈管口，似一道屏障，防止细菌侵入阴道内。

母体阴道内酸度增高，不利于细菌生长，原因是阴道上皮细胞糖原积聚，在阴道杆菌作用下分解产生乳酸；此外，阴道分泌物增多。会阴皮肤在妊娠后色素沉着变黑，血管充血，组织变软，伸展性增大，利于胎儿娩出。

宝宝：本月内，胎儿皮肤的表层开始形成。淋巴组织开始发育，胎儿的眼睛已经发育。大脑已经分别形成了人脑所具备的前脑、中脑及后脑三个部分。心脏分隔完毕，主要血管形成，原始淋巴囊出现。手臂和腿、手和脚甚至手指和脚趾出现，胚胎看起来像一个人了。胎儿现在身长6～7毫米。大脑及头部继续迅速发育，嘴唇出现。

胎儿在第7周就会蠕动，但此时由于活动幅度很小，只能借助B超才可以观察到。当胎儿发育到16～20周时活动能力增大，表现多种多样，如吸吮手、握拳、伸腿、眯眼、吞咽，甚至转身、翻跟斗等。

宝宝的发育需要大量的水分，因此请您每天务必饮用大量的水。

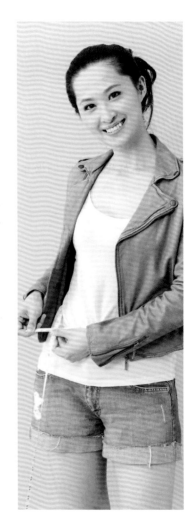

心情驿站

近期内，您最显著的情绪是易激动发怒。人与人相处，不免发生摩擦而致动怒。许多人容易遇事理直气壮，必欲倾吐自己的理由而后快。其实，让一步，受益的是胎儿。

怀孕女性及其家人应重视不良情绪对胎儿的影响。对正常人来说，人在情绪急剧变化的情况下，除面部表情、身体和声音等外部表现有所变化外，还会引起身体内部的变化。特别是植物神经系统，常会发生明显的机能变化，如呼吸加快、加深，心跳加速、加强，血压升高，血糖增加，血液含氧量也随之增加。同时，中枢神经系统控制下的内分泌腺也发生变化。怀孕女性如发生强烈情绪变化，会刺激胎儿。长时期的持续不良刺激，会影响胎儿身心发育。

日常起居

不要做过重的家务，如洗大件的衣服、搬重物、登高等。在妊娠早、晚期做重活会容易引起流产和早产。在妊娠早期，怀孕女性食欲不好，这时应尽量不要做饭，以免烟熏呛后，会更加重厌食症。

秋冬季，更要多在室外活动，晒太阳，以利吸收紫外线，帮助皮肤合成维生素D，促进钙的吸收。

怀孕女性经常洗澡能保持身体清洁，促进身体的血液循环，可以消除疲劳，但是洗澡时千万注意不要滑倒。怀孕期洗淋浴最好，避免盆腔感染，洗澡时间不宜过长，以免引起疲劳。由于洗澡时空气较差，容易出现头晕现象，水温过热过冷都有造成流产的危险，注意水温要适宜，防止洗澡后受凉感冒。

如果您常常有忧郁感，可以通过做一些自己喜欢的事情，来调节情绪。选择一种或几种适合自己身体状况的体育锻炼方式，可以跳一跳慢步舞、做柔软体操、练习瑜伽、打太极拳、散步等，也可以整理一下家中的老照片和录像资料。找到妈妈或者婆婆一起回忆自己和先生儿时趣事，也可以和朋友们小聚等。这样做，有助于使精神得到放松。

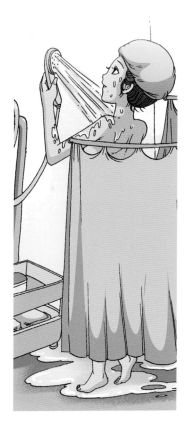

胎教点滴

胎教，是人们关心的问题。怀孕女性经常欣赏音乐，心情保持舒畅，对未来婴儿的心理健康和情绪平稳有益。同样，胎儿经常接受音乐刺激，有益于大脑右半球的发育，会为未来婴幼儿的智能和想象力的发展提供良好的条件。因此，孕妈妈准爸爸都应当重视胎教，让您可爱的宝宝赢在起跑线上。

经研究，古典音乐中的巴洛克式乐曲风格，如巴赫、亨德尔、莫扎特及威瓦尔第等人最具代表性，这类音乐节奏速度和人在正常状态下的心跳速度接近，一般为每分钟60～70拍。研究证实，巴洛克音乐可以刺激大脑，能产生安定精神的作用。

胎教音乐推荐：

愉悦心情：柴可夫斯基《花之圆舞曲》、亨德尔《水上音乐》、德彪西《小组曲》。

平缓、安定情绪：舒曼《儿时情景》、莫扎特《土耳其进行曲》。

疾病防护

风疹病毒、巨细胞病毒、单纯疱疹病毒、流感病毒、肝炎病毒、梅毒螺旋体、弓形体病等，均能使胎儿发育畸形。因此，怀孕女性要做好个人卫生，一定要防止感染。

感冒如何安全用药，常常是孕妈妈最关心的话题，其实感冒没有特效药，只能对症治疗。若合并发烧时，体温不宜过39℃以上，不要使用西药退烧或遵医嘱，也不宜使用感冒西药。可多饮水果汁、秋梨膏，必要时口服一些中成药，注意休息。

妊娠第二个月的4周，是胎儿发育的关键时期，维持胎儿生命的最重要器官正在生长形成，因此，营养对于宝宝更加重要。

怀孕以后，孕妈妈在生理上会发生很大的变化。内脏器官负担加重，活动不便，容易疲劳，出现喜静厌动的慵懒现象，往往一坐下就再不愿意起身。站着想坐，坐着想靠着，靠着想躺下，躺下不愿意起来。娇慵懒惰会导致新陈代谢功能减弱，抵抗力下降，体质会慢慢变差。

做适当的体育锻炼，能调节神经系统功能，增强内脏功能，帮助消化，促使血液循环，有利于减轻腰酸腿痛、下肢水肿等压迫性症状。孕期宜多在户外活动，既能呼吸到新鲜空气，又能受到阳光紫外线照射，促进身体对钙、磷的吸收利用，有助于胎儿骨骼发育，防止发生骨质软化症。

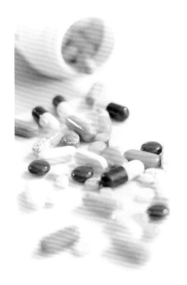

分享体验

实验证明，新生儿爱哭爱闹，与母亲在妊娠期有过长时间焦虑情绪有关；幼儿神经质与暴躁，可以追溯到母亲怀孕时经常发怒或常常有恐惧感。因此，怀孕女性除应当注意营养和休息，还应控制过激情绪，制怒节哀，无忧少虑，有选择地参加娱乐活动，丰富精神生活。另外，还要使自己的生活，自己的情绪更外向一些，不要脱离过去的生活环境，使生活更积极，更充满乐趣。

怀孕女性的心理是复杂的，她们在孕期性格可能会变得内向，凡事消极被动，依赖性强，对爱抚充满了渴望，得不到满足时则心情抑郁。

现代女性应当学会排解不良情绪，提高孕期生活质量，让您的280天孕期成为快乐无比、终生难忘的有益体验。

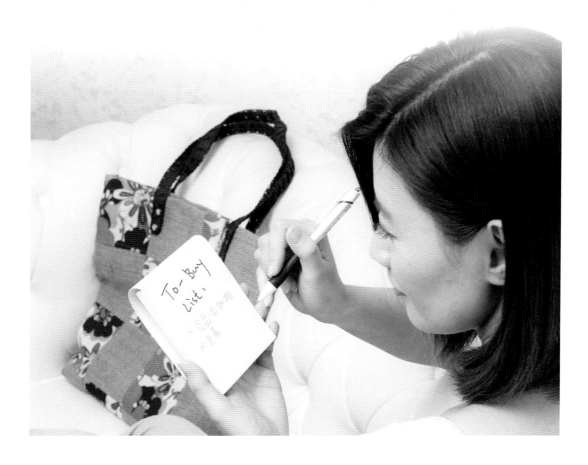

红绿灯

在孕早期的妊娠12周以前，胚胎和胎盘正处在形成时期，胚胎着床尚不稳定，如果有性生活的刺激，容易发生子宫收缩，从而导致流产；或者在性生活中易将阴道内的细菌带进子宫而发生感染，造成妊娠中晚期发生早产及胎膜早剥的隐患。无论从优生角度，还是对怀孕女性本身都是很不利的。特别是有习惯性流产史的怀孕女性，在妊娠头3个月，更是绝对禁忌性生活，以免惊动胎儿，触发流产。

怀孕女性不宜饮可乐、浓咖啡和浓茶等含咖啡因的饮料，宜饮淡茶和白开水。

＊知识链接

许多年以来，在我国民间祖祖辈辈流传着"酸儿辣女"的说法，这是不正确的。一些人甚至认为，只要多吃酸或辣，便可转变胎儿性别，这是非常不科学的无稽之谈。

羊水检查，要到妊娠16～20周才能进行，科学家们经过苦心钻研，发明了绒毛细胞检查，这就可把检查的时间提前到妊娠6～8周。可诊断严重的染色体疾病。一般来说，有以下情况的孕妇可以做绒毛细胞检查：

35岁以上的高龄孕妇。

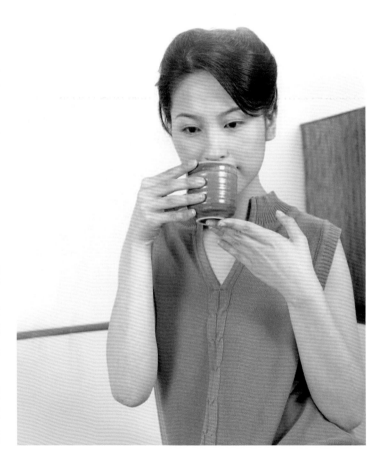

以前生过一个染色体异常儿的孕妇。

有某些遗传病家族史的孕妇。

夫妇一方有染色体平衡易位者。

有多次流产、死产史的孕妇。

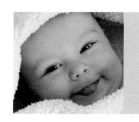

妊娠
第8周

妈妈/宝宝

妈妈：到妊娠第8周时，您已停经两个月，此时妊娠反应明显，可以确诊为妊娠。在做妇科检查时，能发现子宫颈发蓝、变软，子宫体增大。做妊娠试验结果，尿妊娠试验阳性，或血绒毛膜促性腺激素（HCG）升高，做超声波扫描能显示出胎囊的影像。

妊娠8周时，母体子宫如拳头般大小，质地柔软。

宝宝：从本周起，宝宝可以开始称作胎儿，胎儿的发育特点是骨架形成，人形毕现，尾巴完全消失。胎儿大脑皮层开始出现，脑细胞迅速发育，对母体传来的信息比较敏感。从第1周到第15周，羊水每周增加25毫升。胎儿眼睛内的视网膜也有了色素。头要占到胚全长的1/2，在第8周初手指明显，有蹼。胎儿的听觉器官已经开始发育，胚胎神经系统初步形成，听神经开始发育。在胎儿发育的第一个40天内，每天能生长1毫米，但并不是全身一起长，某一天可能长头，另一天或许会长鼻子。

到第二个妊娠月末时，胚胎已与胚外组织分开，胚胎初具人形，先出现两条胳膊，然后出现两条腿。头大，脸出现轮廓，可分辨出眼、耳、口、鼻。骨组织开始骨化。胚胎的头与身体各占一半。

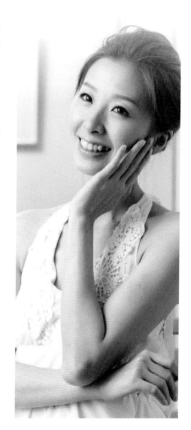

心情驿站

当您确定自己怀孕的时候，实际上已经在妊娠的第2个月了，在这一个多月的时间里，腹中的小生命已经快速地发育。

您的精神面貌，对于腹中宝宝健康成形有至关重要的作用，因此，妊娠之始，怀孕女性保持良好的心态十分重要。

打起精神来，克服妊娠早期生理和心理上的不适感。建议您每天清晨起来，对着镜子里的自己开心地笑一笑，或者夸赞自己一句，或者对自己喊一声"加油"，别看这样做显得事小，却能使您以愉悦的心情来应对新的一天！

替您支招

让灰暗的日子色彩绚丽起来：色彩是心灵的维生素。色彩疗法的主将是黄色，太阳的颜色，张扬着乐天和注重沟通的颜色。如花瓶中黄色的花朵，黄色的枕头、靠垫或者黄色的桌布。当您的眼睛饱餐了欢快的颜色，心情自然也调配到开心一档。

在感到委屈、不愉快的时候，您不妨做一做深呼吸：深深地吸入新鲜空气，快速呼出，吸气的时间比呼气长两三倍以上。

连续做上几次，您的不愉快、不适感和低落情绪都会有所改善。

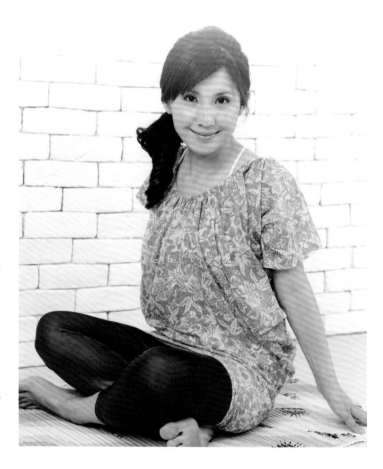

日常起居

适当休息，适当活动。如果发生呕吐剧烈现象，要卧床休息，必要时应输液补充营养。还要适当活动，如到空气清新的绿化带散步，转移注意力，增加饥饿感。

进行适当强度、有规律的体育锻炼，是保证胎儿健康生活的基础。锻炼可以改善心血管的健康状况，降低血压，有助于控制体重，并保护机体免受各类疾病的困扰。锻炼通过提高全身的健康状况来加强免疫系统功能。更直接的是，锻炼可以促进身体的血液循环，从而保证机体的细胞和免疫系统的各个组成部分更有效地工作。锻炼能够增加自然杀伤细胞的数量和活性，这类细胞可以帮助机体对抗外来的病原体。

从孕早期开始，乳腺即开始增大，孕妈妈常会感觉乳房发胀。同时乳头也逐渐增大，并有勃起性。因为乳腺腺体及组织增大，可摸到乳房中有一些硬结节。在孕期要注意保护好乳房，科学地选用合适的乳罩。

胎教点滴

现在，您已经确定自己怀上了一个宝宝，在激动与欣喜之余，别忘了给还未出生的宝宝进行科学而有规律的音乐胎教。虽然宝宝现在还不能"听"，但您的爱心与细心，定会为宝宝未来的聪明伶俐打下良好的基础。

胎教音乐推荐：大岛清巴哈《夏康舞曲》、德彪西《月光曲》、拉威尔《戏水》、古诺《小夜曲》、李斯特《爱之梦》、威瓦尔第《四季组曲》、传统民乐合奏《春江花月夜》。

孕期营养主要来源于饮食。饮食与怀孕女性及胎儿健康有着密切的关系。如果怀孕女性有乳糖不耐受症状，包括喝了牛奶后发生腹泻、胃肠胀气等，或者不习惯于喝牛奶，应当在医生指导下补钙。

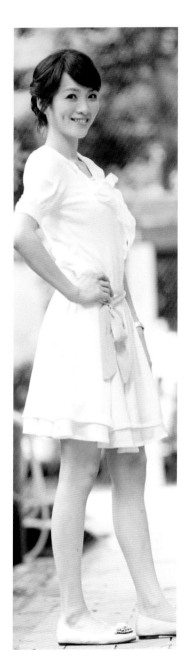

疾病防护

氧对胎儿大脑神经系统发育影响很大，缺氧会造成胎儿脑畸形和智力低下。

双胎或多胎均称作多胎妊娠。多胎妊娠，会给怀孕女性带来成倍的负担，因此要早诊断，做好孕期保健，在妊娠8～10周即可诊断是否多胎。

妊娠期间，如果乳头内陷，可经常用手向外轻轻牵拉或用吸乳器吸引，使乳头突出，为婴儿吸吮做好准备。

偶尔感冒是正常的，它不代表您的免疫系统出了问题。但是，如果您持续疲劳、发热或有其他的感染症状，就要去医院进行检查。

分享体验

一个成熟的受精卵，经过"十月怀胎"，成长为重量达3千克左右的成熟胎儿。也就是说，在短短的266天内，从一个成熟的受精卵到一个成熟的胎儿，重量增加6亿倍以上。到第2个月末，母体子宫如拳头大，子宫底上缘可在耻骨联合上缘摸到。

温存的抚摩：伴侣的抚摩是没有任何固定模式的。研究证明，轻柔地接触和抚摩可以明显提高人的健康。它刺激循环和淋巴系统，有利于放松，增强免疫力。只要您觉得舒服，就可以让爱人随意给您做一做抚摩和按摩，要注意的是，脊柱处的按摩应该让专业技师来做。

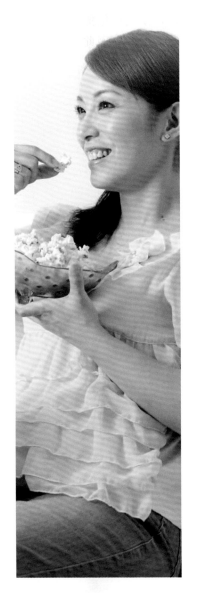

*进一步采取措施应对呕吐

💗 如果孕期呕吐严重，应多吃些口味温和而不辛辣的食品。

💗 睡觉前吃些点心后，再服用维生素，不要空腹服药。

💗 早晨起床去卫生间前，先吃一块小点心。

💗 含一块糖或者一片生姜。

红绿灯

💗怀孕女性在怀孕早期感染弓形体可造成流产或死胎，晚期感染能引起胎儿先天性疾病。因此怀孕女性不要吃生的或未煮熟的肉类；切生肉时不要用手触口和眼，切过后要彻底洗手；不要玩猫及接触小动物，因为弓形体常存在于猫粪内。

💗这段时间最容易发生先兆流产或自然流产，怀孕女性应当尽可能避免做用力动作，避免剧烈运动。

💗因为妊娠反应强烈，多数孕妈妈会变得很倦怠，总是懒于活动，加上吃饭也较为精细，极易发生便秘。可以多吃一些苹果、香蕉等水果来防止。为保证母子安全，发生便秘后，不宜使用泻药，而要采取调理饮食的方法来改善，也可外用甘油润肠或使用开塞露辅助排便，但一定要经医生指导。

💗因为工作忙，喜欢在外面买现成的食品食用的怀孕女性，应当特别注意食品质量，选择近期制作出厂、外观新鲜、没有碰撞或破裂、不含色素及防腐剂的食品。不要选择腌熏制品，如腌肉、熏鱼等食品。因为质量不好的食品食用后会引起食物中毒，含亚硝胺高的食品，对孕妇和胎儿百害无一利。

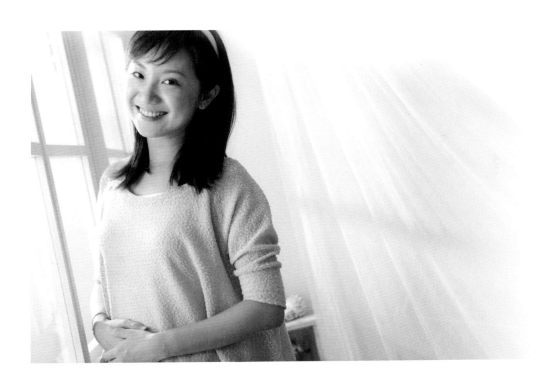

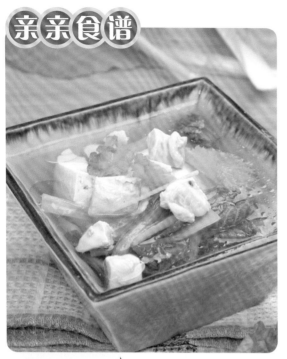

鸡汤豆腐小白菜 ▌▌

◆ **用料** ◆ 豆腐、鸡肉各100克，小白菜50克，鸡汤1碗，姜丝2克，鸡精、盐各少许，清水适量。

◆ **做法** ◆

①豆腐洗净，切成3厘米见方、1厘米厚的小块，用沸水氽烫后捞起备用；将鸡肉洗净切块，用沸水氽烫，捞出来沥干水分备用；小白菜洗净切段备用。②锅置火上，加入鸡汤，放入鸡肉块，加适量盐、清水同煮。③待鸡肉熟后，放入豆腐、小白菜、姜丝，煮开后加入鸡精调味即可。

补充蛋白质

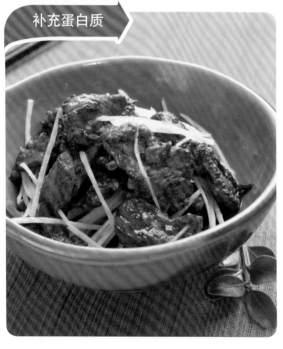

姜丝牛肉 ▌▌

◆ **用料** ◆ 牛肉100克，姜丝5克，蒜末1克，淀粉、酱油、香油、米酒、麻油各1勺，盐适量。

◆ **做法** ◆

①牛肉切成薄片，加入除姜丝以外的所有调料腌约20分钟。②起锅入油，待油热后以大火快炒牛肉片，牛肉熟后即可起锅。③将姜丝与牛肉片搭配在一起食用。

黄金山药条

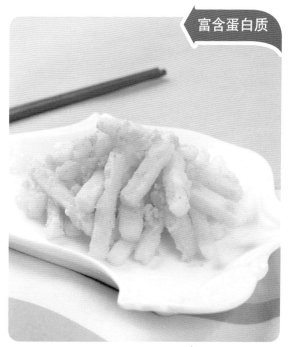

富含蛋白质

◆**用料**◆ 山药300克，熟咸鸭蛋黄100克，植物油、白糖、味精各适量。

◆**做法**◆

①山药去皮洗净，切条；熟咸鸭蛋黄用刀压碎，加白糖、味精调匀。②炒锅倒油烧热，倒入山药条，炸至呈金黄色捞出。③锅留底油烧热，加咸鸭蛋黄炒匀，加入山药条颠炒均匀即成。

蒜香排骨

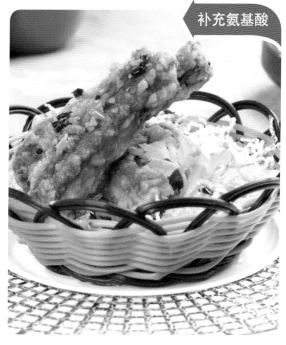

补充氨基酸

◆**用料**◆ 猪排骨300克，鸡蛋2个，葱末、姜末、红柿子椒末各2克，炸蒜蓉10克，糖、料酒、蒜香粉各1勺，盐、味精、植物油各适量。

◆**做法**◆

①排骨改寸段，洗净。②将猪排骨加蒜香粉调味，加鸡蛋液、味精、糖、油、料酒、盐腌渍入味。③锅中加油，烧至五成热时，慢火炸透猪排骨，捞出。④另起锅，加油烧热，加葱末、姜末和炸蒜蓉炒香，放入炸好的猪排骨炒匀即可。

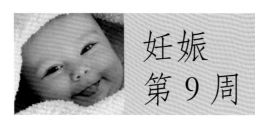

妊娠
第 9 周

妈妈/宝宝

妈妈：胎儿在宫内生长的速度有一定的规律性，子宫底的高度随妊娠月份而变化，怀孕女性体重也随月份增加。如果子宫增大速度与妊娠月份不符，有两种可能，一是子宫增大速度过慢，可能是胎儿发育迟缓或胎死宫内；二是子宫增大过快，可能是多胎妊娠、羊水过多或葡萄胎等，应请医生诊断。

本周，子宫底已在耻骨耻合上2～3横指，通过妇科检查能查出增大。腹部外形无明显变化。在妊娠1～12周，怀孕女性体重增加2～3千克。

孕吐又称妊娠呕吐，在本周进入最严重的时期，除了恶心之外，胃部感觉也不佳。同时，胸部还会有发闷

症状。腹部虽说还不够明显变大，但由于子宫已经变得像拳头大小，会直接压迫膀胱，造成尿频现象。腰部也会感到疼痛，腿脚水肿，此外，分泌物增加，容易发生便秘、腹泻等。本周，乳房会更加胀大，乳晕和乳头的颜色变得更深。

宝宝：从怀孕第3个月即第9周开始，从胚胎期升为胎儿期，胚胎期与胎儿期两者之间并无绝对的界限，后者是前者的继续，此时胎儿身体的各个系统已相当发达，生殖系统开始发育。

9周时，两眼闭合，外生殖器男女不分，有脐疝。手指及脚趾都已出现，它们很短小并且相互之间有皮肤皱褶相连接。因为皮肤还是透明的，可以从胎儿外部看到皮下血管和

内脏等。心脏、肝脏、胃、肠等更加发达，肾脏也渐发达，已有了输尿管，胎儿已经能进行微量排泄。

胎儿现在有13～17毫米，骨头开始逐渐变硬、骨化，手指和脚趾的指甲逐渐长出，每个脚趾都可以分得清。头部很大，而脸形初具，眼睑、声带、鼻子已经明显，胎儿的鼻孔及鼻尖开始形成。中枢神经系统包括脊髓及各阶段神经均已具备，脑室、脉络膜、大脑、间脑、小脑、垂体、乳头隆起、松果体、视丘和下视丘均已形成。

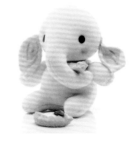

心情驿站

人的第一感觉就是视觉，而对视觉影响最大的则是色彩。色彩能够影响人的精神和情绪，作为一种外在的刺激，通过人的视觉产生不同感受的结果，给人以某种精神作用。因此，精神上感到舒畅或是沉闷，都与色彩的视觉感受有着直接的关系。可以说，不舒服的色彩如同噪声一样，使人感到烦躁不安，而协调悦目的色彩则是种美的享受。因而室内色彩布置得协调，对怀孕女性十分有益。

怀孕女性在妊娠期间的心理状态，对胎儿的身心发育有很大影响，怀孕女性在妊娠期间易受不良心理状态的困扰。研究发现，怀孕女性在妊娠期间若有过度紧张和焦虑心理，胎儿出生后表现为多动，容易激动，好哭闹，长大以后又会表现为情绪不稳定，易焦躁、被激怒。

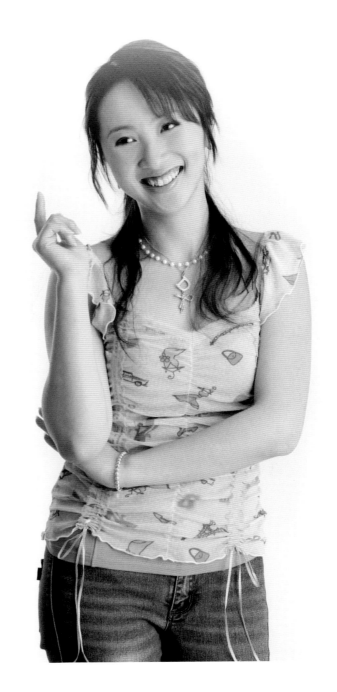

日常起居

夏季的室温在25～30℃最为理想。除室温之外，还有湿度、风力、辐射等，这些统称为"室内小气候"。孕产妇的居室要保持湿度在50%左右，经常通风，但不宜总开电扇直吹。在室外避免中午太阳直射。

孕期衣着包括外衣、内衣、鞋子等，应当注意：

款式要适合孕期形体。由于腹部日渐膨大，无论内衣和外衣都要适合变化的体形，使行动方便，感到舒适，而且有利于胎儿的生长发育。如果衣着过于紧身，在外力压迫下会致胎儿骨骼变形、组织发育不良或使胎位不正。如果衣服不合体，还会使孕妈妈的体形变得看上去更加臃肿笨重，尤其是鞋子，应当随着孕期不同时期脚的变化更换，以穿着舒适为原则，使鞋子适合变化了的脚形。千万不能穿高跟鞋，也不宜穿凉鞋和高跟木屐，最好选用软底布鞋或旅游鞋。孕晚期脚部会有水肿发生，要注意选用比平时稍大一些的鞋子。

孕妈妈的衣服用料要讲究卫生，尤其是贴身内衣，必须使用有利健康的材料，以防带来疾病。现在，衣服用料品种极多，如果选择不当，会伤害孕妇健康和影响胎儿成长。

胸罩要合适和有益健康。孕期乳房发育变化极大，逐渐丰满变胀，要根据孕期不同时间的变化选择大小适宜的胸罩，尤其是用料更要讲究科学，应该选择纯棉的，不要选用化纤制品。因为孕期易出汗，化纤制品透气性以及吸湿性均差；另外化学纤维物会进入乳腺导管，在哺乳时会被孩子吸吮进体内。使用纯棉制品，才有利于保护乳房并易于将来的哺乳。

内裤也是关键，内裤直接接触到外阴，如果用料不当或大小不适，都会给外阴和子宫带来麻烦。内裤不仅要随着怀孕月龄增大而更换得合体一些，还要多备几条，以便勤更换用。

宽松为佳，是孕期衣着的基本原则，柔软、舒适、不宜贴身是选择衣服的要求。冬天要注意保暖、厚实、宽松并重。腹部不能有紧扎的带子。选择布料可以以竖纹为主，衣裙和衣裤设计以上小下大的A字形为主，会看上去顺眼得多。

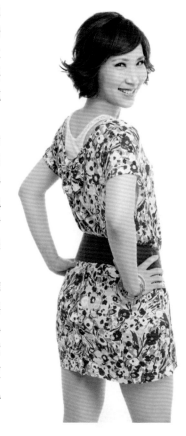

胎教点滴

胎教的音乐内容一般可按孕期分为早、中、晚三个阶段。早期怀孕女性应听一些轻松、愉快、诙谐、有趣、优美、动听的音乐，使怀孕女性感到心情舒畅。

习惯培养：每一个人都有着各自的生活习惯，有的人习惯于早睡早起，而有的人喜欢晚睡晚起，但不论每个人有什么习惯，养成一种良好的生活习惯是不容易的，有的人可能一辈子生活都没有规律。通过实验可以得出一个结论：胎儿出生几个月内，可能和母亲在某些方面就有着共同的节律。母亲的习惯将会直接影响到胎儿的习惯。如果有些母亲本身生活无规律，习惯不良，那么从怀孕开始起，就要从自身做起，养成一个良好的习惯，才能培养出具有良好习惯的胎儿。

形象意念：母亲与胎儿具有心理与生理上的相通，从胎教的角度来看，怀孕女性的想象是通过母亲的意念，构成胎教的重要因素，转化、渗透在胎儿的身心感受之中。同时母亲在为胎儿形象的构想中，会使情绪达到最佳的状态，而促进体内具有美容作用的激素增多，使胎儿面部器官的结构组合及皮肤的发育良好，从而塑造出自己理想中的胎儿。

推荐胎教音乐，提高记忆力的音乐：亨德尔《快乐的铁匠》、贝多芬《宫殿独奏曲》、柴可夫斯基《弦乐四重奏》第二章《如歌的行板》。

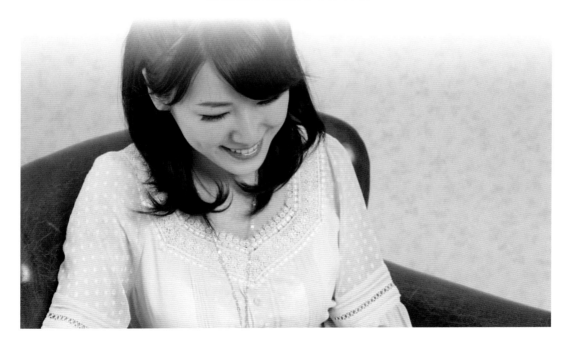

疾病防护

可以防止或减轻水肿的方法：穿弹力强的裤袜，坐着时抬高腿部，不要长时间站立，避免体重增加过多，每天适量运动30分钟。

在妊娠期，乳房不断增大，所以要按乳房大小更换乳罩，否则易引发乳腺疾病。选购乳罩前要量好尺寸，可先用皮尺通过两个乳头处量取最大胸围。然后再量两侧乳房下面反折线处的最小胸围，市售的乳罩号码是最小胸围数。还要用最大胸围减去最小胸围，除以2，求出乳房的近似高度。挑选乳罩时，不仅要号码合适，还要量下乳罩

锥形隆起的高度是否与自己乳房的近似高度相适应，圆锥能否容纳乳房，并不是所有市售乳罩的设计都很科学，也不是按号购买的乳罩都能够合适自己使用，很多乳罩起不到向上托起稳定的保护乳房的作用，因此，选择的时候一定要仔细一些。

保持外阴部清洁很重要。细菌易于侵入阴道。阴道的后方就是肛门，粪便里有大量细菌，极易污染阴道。特别是有些怀孕女性患有外痔，大便后如不清洗，更易弄脏内裤，污染阴道及泌尿道。

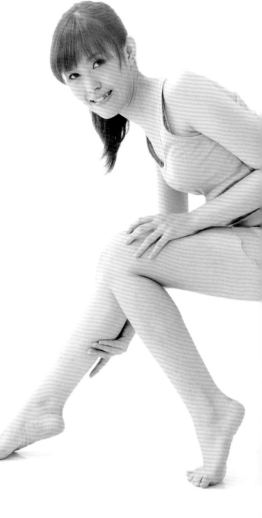

分享体验

怀孕女性腹部膨大，活动不便，操劳过度或激烈运动，会使胎儿躁动不安，甚至流产。做丈夫的要自觉地多分担家务事，不要让妻子做重活，要让怀孕的妻子有充分的睡眠和休息。在乘汽车、逛商

店时，要保护妻子，避免腹部直接受到冲撞和挤压。

您现在还感觉不到宝宝在子宫内的伸展，由于宝宝的外生殖器还没有发育，因此，也不能断定您的宝宝是男孩还是女孩。

红绿灯

💗一般来说，担心吃得太多的女士们，都被要求避免边看电视边吃东西，但是，您现在不必遵守这个规定。看电视的时候，或者您正在读我们的这本书的时候，您不妨为自己准备一杯果汁或者牛奶、几片饼干，或者一点核桃、瓜子之类的坚果，边看边吃。这样做，可以转移您对食物的注意力，减轻早孕反应。

💗充分的休息，足够的养分，大量的饮水，适量的运动，保持愉快的心情，远离药品及酒精，尽自己所能，给腹内宝宝提供最好的环境条件。

💗开水、水果和蔬菜汁，对软化大便和促进消化道内食物的分解有很好效果。

运动健身

散步是最佳的健身运动。每天养成步行20～30分钟的习惯，可以减轻怀孕女性将来分娩时的产痛，有助于生产过程中的肌肉放松。

本周，向您推荐鼓胸运动。

妊娠后，子宫变大，腹压增高，怀孕女性常常会感觉到胸闷、呼吸困难，因此，每天做几次鼓胸运动会让您感到舒服一些。

鼓胸运动的基本做法：坐姿，全身放松，双手交叉放在胸前。随着呼吸节奏，双臂带动胸部向两侧扩展，慢慢地吸气，轻轻地呼出来。

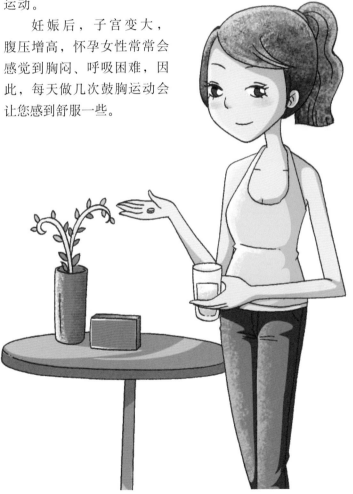

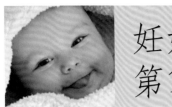

妊娠
第10周

妈妈/宝宝

妈妈：本周孕妈妈身体虽有轻度变化，但不太明显，尤其是初次怀孕的女性，还看不出腹部的变化。怀孕后，多数孕妈妈想象力极为丰富，往往会产生许多问题和愿望。例如，怀孕后如何穿着打扮？我还会像以往那样美丽动人吗？老公会怎么样看自己呢？产后体形会变成什么样子？有了宝宝能适应今后的生活吗？甚至还会担心孩子会不会有问题，是否健康聪明等。在此期间，孕妈妈会变得多愁善感，爱想入非非，还会因为一点点小事就发脾气，有时候还会感到孤独、忧郁。其实，这种情绪变化是很正常的，而且有可能在整个妊娠期都伴随着您，只是轻重程度不同，时好时坏而已。

在整个孕期，卵巢中的卵泡停止发育，不再排出新的卵子；卵巢排卵后的黄体变为妊娠黄体，功能为分泌孕激素以维持妊娠，在孕10周后妊娠黄体逐渐退化，功能被胎盘替代。

宝宝：怀孕第10周时，胎龄8周。胎儿的面部逐渐形成。胎儿头至臀长约有3厘米，体重约8克，跟李子大小差不多。在这之前，胎儿体重较轻，而且不容易测量，每周的差别很小，从本周起，胎儿的体重将会逐步增加。胎头比较大，占胚胎全长1/3，颈明显，手指甲出现。胎儿的心脏有力地跳动，脐带也见长，上嘴唇已完全形成。胃开始产生一些消化液，肝脏开始制造血细胞，肾脏也可以从胎儿血液中析出尿酸等废物。胎儿的视网膜已完全着色，仍然能看见尾巴。外生殖器已经开始发育，尚不易分辨男、女。最初的骨化中心点，开始在长骨中形成。

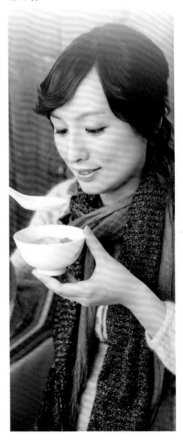

心情驿站

　　您可能会情绪不稳定，易于激动或者动辄流眼泪，也可能会变得沉默寡言、好静不好动，会对事物过分敏感，心情极其容易受到伤害。因此，只要不影响到别人，您不妨适度地放松自己，借此以调整心态，并且培养自己的豁达大度。

　　从现在起，您的兴趣和爱好会发生巨大变化，您会开始对儿歌、童谣、孩子们的游戏兴趣倍增，这可是一件大好事，说明您在适应自身的生理变化，开始进入眷恋未来小生命的母爱，成功进行了角色转换。还要告诉您的私房话是：您有可能对夫妻性爱生活很畏惧，总是回避，这都属于正常现象。

　　良好的心理有利于胎儿的健康发育，孕妈妈要积极调整好自己的心理，使自己的心理处于最佳状态。孕妈妈心理调整的过程，也就是胎教的过程。

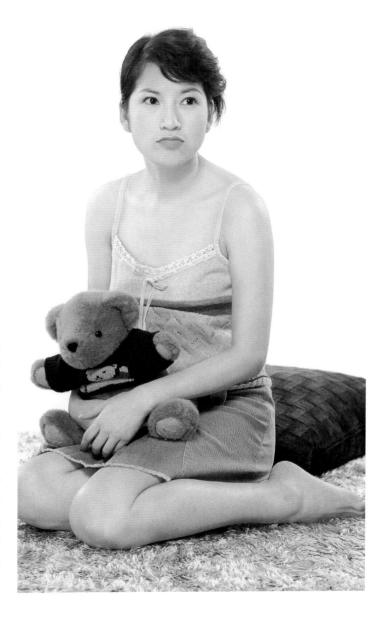

日常起居

怀孕期间，由于内分泌的变化，孕妈妈面部易生出粉刺、蝴蝶斑等，人也比怀孕前憔悴。但这只是一段时间的变化，不要用化妆品掩盖修饰，化妆品会引起过敏，有些对胎儿还有致畸作用。

噪声也是一种污染，噪声刺激会损害胎儿听觉和神经发育，还会引起胎儿畸形、新生儿体重减轻，并会引起孕妈妈子宫收缩，导致流产、早产，因此，孕妈妈应远离噪声。

孕妈妈的居住环境应当清洁、卫生、无噪声，有充足的新鲜空气，光线充足。睡眠不安、情绪烦躁会影响胎儿发育，要平心静气，要坚持午睡。

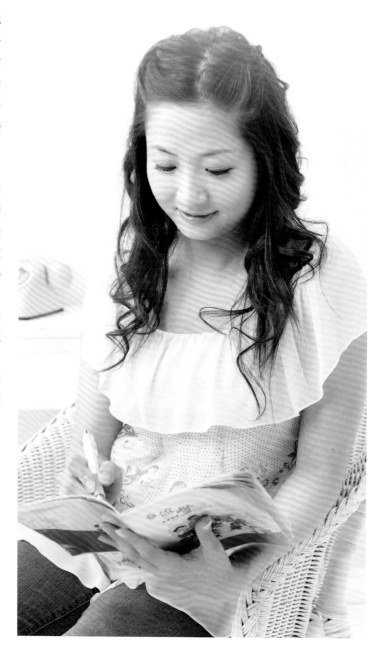

胎教点滴

美学培养：我们生活的这个世界，充满了各种各样的美，人们通过看、听、体会享受着这美的一切。然而对胎儿进行美学的培养，则需要母亲将感受到的美通过神经传导给胎儿，美学培养也是胎教的一个组成部分。主要包括音乐美学、形体美学和大自然美学三部分。

给准爸爸的建议：胎儿的发育需要适宜的环境，还需要各种良性的刺激和锻炼，胎儿除生理上需要各种营养物质供给之外，还需要与精神活动有关的刺激和锻炼，和妻子适度地开一开玩笑，幽默风趣的会话，会使夫妻感情更融洽。您不妨陪伴妻子看一看戏剧和影片，探望久别的亲人，尽可能让妻子心情愉快，孕妈妈身体的内环境稳定，有利于胎儿的发育。

适宜入睡的音乐：海顿《小喇叭协奏曲》、普罗高菲夫组曲《彼得与狼》。

在日常生活中，胎教时时刻刻都在进行，食、衣、住、行、育、乐，都是胎教，不要太多强调胎教是为了教养出天才宝宝，胎教的主要目的是要爱孩子，若强调太多的技术手段，可能会有刺激过度的情形发生，也会揠苗助长，总之，胎教重要的根本是母亲的关爱。

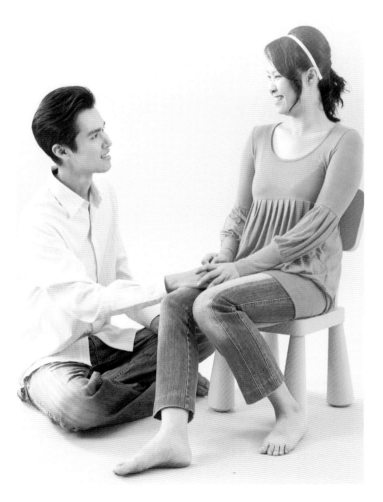

疾病防护

B超不仅能对早期妊娠、异位和异常妊娠做出诊断，而且能对胎儿生长情况及生长速度、胎儿存活、胎儿大小、胎盘位置、胎盘成熟度、羊水多少等进行探查。对胎儿神经管畸形（无脑儿、脊椎裂等）及胎儿体内结构异常（如心脏、肾脏异常等）均可做出较准确的诊断。B超可以诊断以下重点内容：

- 曾生过一胎畸形儿。
- 羊水过多的孕妈妈。
- 羊水过少的孕妈妈。
- 怀疑双胎者。
- 胎儿生长迟缓者。
- 需探查胎盘供血情况者。
- 胎位不清楚者。

分享体验

孕期内，阴道少量地断断续续流血俗称见红，如果有见红但无腹痛，或者腹痛轻微，可以先卧床休息。如果没有好转，应当立即去医院检查。如果感觉到腰酸、腰痛，可以吃一些有安胎养血作用的食疗食物。

一般说来，正常的孕妈

工作时如何照顾自己的身体？

把脚抬高：可以在座位前放一只箱子，把脚放在上面，减轻腿部水肿。

穿舒适柔软的平跟鞋，减少脚部压力。

穿柔软的保暖的衣服。

适当休息：工作一段时间后要适当地做做伸展运动，抬腿并适当按摩小腿部以放松压力。

多喝水：准备一个能盛水的大杯子，经常保持充盈状态。

不要憋尿：如果您想方便，千万别憋着。

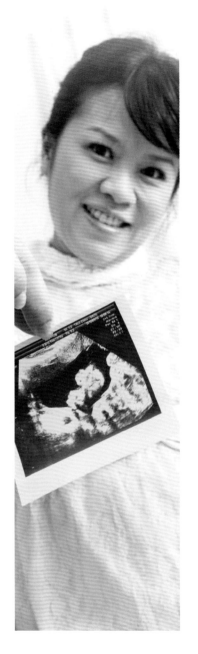

妈不会有阴道出血并伴随腰痛，所以，出现类似问题多半为先兆性流产的征兆，应当引起重视，及时治疗。如果出血量超过月经量，就更不正常。如果伴有组织物排出，应当立即去医院，并且要带上阴道排出物样本，以供医生检查和确诊。

运动健身

适当的体育运动，能增强心脏功能，对孕妈妈是非常有利的。在这个阶段，如果孕妈妈的心肺功能较强，就能保证供给胎儿足够的氧气，有利于胎儿正常发育，减轻妊娠期间出现的腰腿疼、下肢水肿、心跳气短、呼吸困难等症状。妊娠期间，孕妈妈应当适当地进行一些体育活动，过多的卧床休息会使胃肠蠕动减少，从而引起食欲下降、消化不良、便秘等，对胎儿发育不利，也不利于分娩。因此，妊娠期间应当适当活动，做到有劳有逸。

适量的体育锻炼，能使全身肌肉的血液循环状况得到改善，肌肉组织的营养增加，使肌肉贮备较多的力量。经常进行体育锻炼，还能使骨骼更为坚实，能防止出现妊娠期牙齿松动、骨质软化等症状。体育锻炼还能增强神经系统的机能，使器官系统能有效协调地工作，有助于母体各系统在妊娠期间发生一系列适应性变化。

妊娠头两个月，胎儿尚且处于胚胎阶段，孕妈妈的活动量不宜过大。不宜做跳跃、旋转和突然转身等剧烈的大运动量锻炼，以免引起流产。尤其是曾有过流产史的女性更加要注意。在这一时期，可以散散步，打打太极拳，做做广播体操。到妊娠中期后，再根据个人条件、习惯和爱好，进行一些力所能及的活动。但活动时间不宜太长，以自我感觉不劳累为宜。一般说来，可以自我判断，如果停止活动后10分钟内，能恢复活动前的心率，身体无任何不适感，便是合适的活动量。运动后如查每分钟心跳超过130次时，应当终止类似活动。

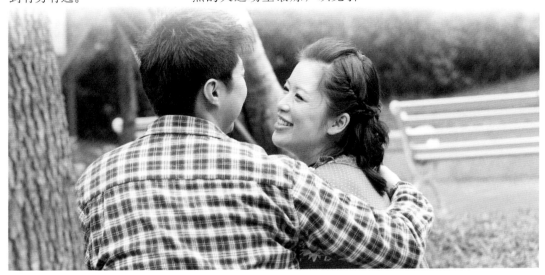

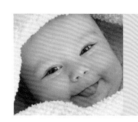

妊娠
第11周

妈妈/宝宝

妈妈：到本周已经怀孕2个多月了。现在您的子宫相当于一个中等橙子那么大，胎儿发生了那么大的变化，而您甚至没有任何感觉，这是多么奇妙的一件事。

妊娠早期作为一个特殊阶段，就要接近尾声。现在，早孕反应开始减轻，再过不了几天，您的恶心呕吐、食欲不振等现象就会消失。届时，您会时常感觉到饥饿，每天吃进大量的食物都不能满足您的食量。

现在，如果您轻轻用手触摸自己的耻骨上缘，会摸到子宫。您可能已经发现自己的腰变得粗了，但是，还用不着穿孕妇装。

宝宝：胎儿到11周时，能使两脚交替伸出，做出"走"的动作和"蹬自行车"的动作，这被称作"原始行走"，胎儿在母体内就已经开始学习走路了。女性胎儿的阴道开始发育，男性胎儿的阴茎也可以辨认得出了。胎儿在母体内的姿势看起来更直。

在短短的一月内，宝宝的长度几乎翻了一倍，重量则增长了不止一倍。现阶段胎儿的触觉中最舒服的，是子宫收缩波及羊水引起的皮肤刺激。到妊娠12周的胎儿，已会咬手指头，也会用小嘴巴吸吮。

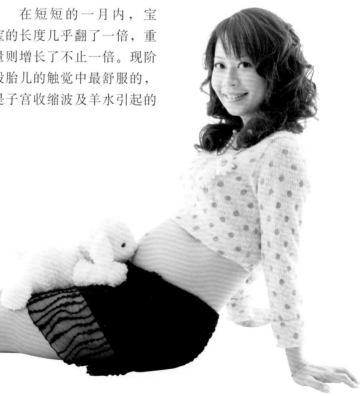

替您支招

即将成为一位妈妈的您，也应当时常提醒自己要坚强。面对暂时的困难和生理不适感，您要尽量坚持，要相信自己可以应对，并且有能力渡过这个难关。在您想要吐的时候，不要马上跑到水池边上去吐，不妨尽可能先忍一忍、稳一稳，也许这一时的恶心就能挺过去。在您吃东西的时候，多想一想肚子里的宝宝，告诉自己："这些东西很好吃，都是我喜欢的，吃一点儿我就不会再恶心、再吐了！"这样的自我心理暗示，会对您有所帮助。

有人认为，吃一点儿东西再去刷牙，可以避免孕吐，您不妨试一试。

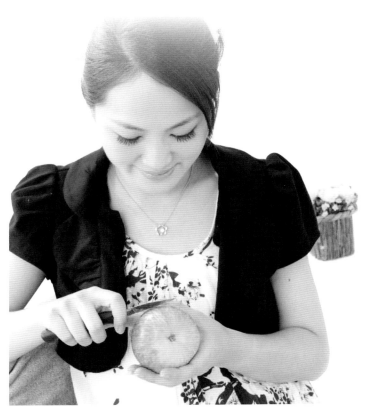

心情驿站

孕妈妈要控制好自己的情绪，把个人的喜、怒、哀、乐等情绪激动程度减至最低。多看看美丽的风景、图画，多接触美好的事物，避开令自己情绪激动的东西，不要看恐怖、悲伤的书籍或电影，令母体心境平和舒坦，让胎儿在母体内轻松成长。

连续站立和工作不要超过40分钟，午间可以适当小睡一会儿。不要以为一人吃两人饭而去吃两份食物，要定期测体重。不要过劳，避免患忧郁症，做一个快乐的准妈妈。

有一些妊娠反应严重的孕妈妈，常常会感觉到全身倦怠，无精打采。但是要注意的是，如果不是医生建议您卧床静养，请不要放弃工作。

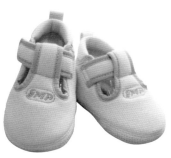

日常起居

孕期适当地做些家务，参加劳动，对母子都是有益的。适量劳动能改善睡眠，增加食欲，增强体力，预防过胖，减少便秘。总之，孕期只静不动不可取。但孕期家务劳动要适度，要有选择，并且要孕妈妈感觉愉快才好。心情不愉快或者不愿意做时，千万不要勉强。

长时间洗热水淋浴也对身体有害。淋浴时热水被喷射分解成无数颗细小微粒，产生大量水蒸气，使室内物品中的有害化学毒物挥发加剧。据测试，淋浴时空气中的有毒物质是盆浴时的2倍，且淋浴时间越长，水温越高，空气中的化学物质就越多。为了减少热水浴带来的危害，孕妈妈在洗澡时，应尽量缩短时间，降低水温，洗完后应尽快打开门窗，通风换气。

孕期要劳逸结合，起居有常。日常生活中要注意尽量使腹部放松，避免增加腹压的动作，因为腹部紧张、增加腹压和振动身体均易发生流产。如上下楼梯、提携重物、往高处伸手取物的动作，长久站立，穿高跟鞋或步行3千米以上路途，用力排便、严重咳嗽、剧烈运动和舞蹈等，都是孕妈妈应当禁忌的。

孕产妇夏季适合穿颜色素淡、吸热差的衣服，以白、淡黄和浅绿色为宜。衣料要选用散热量大的麻纱和散热性能好的丝织品。另外，孕产妇衣服款式宜宽大、松软，切不可穿紧身裤。夏季应该勤饮水。

站立时要保持身体直立，这可尽力收缩前方的腹壁肌肉，使骨盆前缘上举不致倾斜过甚导致背痛。

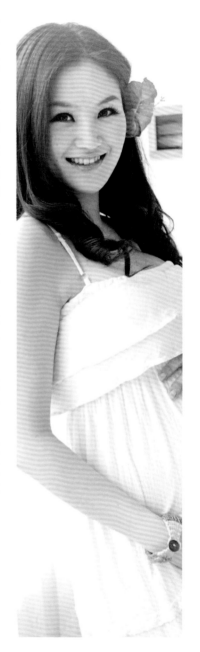

胎教点滴

生命在于运动，胎儿也适宜运动。胎教理论主张适当、适时地对胎儿进行运动刺激和训练，也就是说，要适时适当地进行一些体育胎教，能促进胎儿的身心发育。但妊娠早期或有不适的孕妈妈要慎重。

孕妈妈可以尽量多去欣赏一些艺术作品，如参观工艺美术展览、历史文物展览、美术展览等，也可买一些画册，在休息时细细品读玩味。西方的人体艺术作品，往往高度融合了人的内在美和形体美，

使人产生对完美的人与自由的生命的渴望。文艺复兴时期的圣母像以圣母的博爱、恬静吸引人们，孕妈妈欣赏它，更能体会到为人之母的幸福和满足。

可以在闲暇之时阅读文学作品。一部长篇小说需长时间阅读，如果其中充满缠绵悱恻的伤感、人生坎坷的境遇、血腥的暴力凶杀，会使孕妈妈的情感陷于其中，情绪失控，加重心理负担，对胎儿也不利。古今的优秀散文最适于孕妈妈阅读，这些散文思想境界较高，情

景交融，感情细腻，孕妈妈易引起共鸣。如朱自清的《荷塘月色》、杨朔的《荔枝蜜》、陶渊明的《桃花源记》、柳宗元的《永州八记》等，都是值得反复阅读体味的。清新婉约的古代诗词也是陶冶性情的好教材，特别是白居易、王维、温庭筠等名家的作品，神采飘逸，落落大方。古代诗歌音韵优美，读起来朗朗上口，孕妈妈低声吟诵，对胎儿十分有益。但注意不要诵读那些悲怆、伤感的诗词。

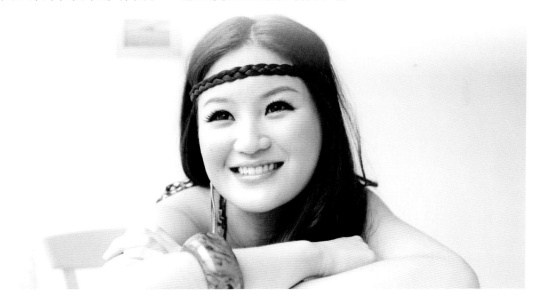

疾病防护

TORCH，是指5类病原体的感染性疾病。这5种疾病的特点是孕妈妈感染后自身症状很轻，但能引起胎儿感染。这5类疾病是：T，弓形体感染；O，梅毒螺旋体、单核细胞增多性李氏杆菌感染等；R，风疹病毒感染；C，巨细胞病毒感染；H，单纯疱疹病毒感染。

多胎妊娠会使子宫迅速膨大，胎盘面积和重量较大，产生的激素水平也高，使孕妈妈的消耗远远大于单胎妊娠。所以多胎孕妈妈易于发生孕吐、流产、早产、贫血、妊娠高血压综合征等。妊娠期牙龈炎一般在怀孕后2～4个月出现，分娩后逐渐消失。妊娠前已有牙龈炎，妊娠期则可使症状加剧。孕妈妈若患有妊娠期牙龈炎，应及时到医院进行诊治，否则会影响到腹中胎儿的健康。

分享体验

孕妈妈要减少繁重的体力劳动，如果要做家务活或上班，尽可能坐着进行。因为女性正常姿势主要靠韧带支持，怀孕期间，腹部重量日增，单靠韧带支持不够，还要靠部分肌肉的帮助，坐下可缓和韧带与肌肉所受的压力，减少腰背痛。

孕妈妈坐时最好选择有靠背的椅子，坐下来身体挺直地靠在椅背上。这样一方面可以避免身体弯曲而增加腹部的压力，另一方面可把身体的重力转移于椅背，从而得到充分的休息。端坐时，不妨用小椅子来垫脚，两腿适当地分开，以免压迫腹部。切忌双腿交叠，因为这会阻碍血液的运行，影响胎儿发育。

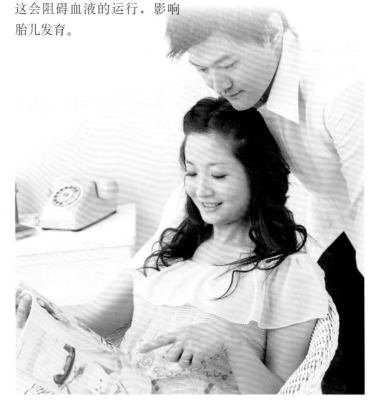

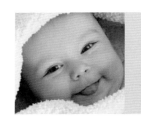

妊娠
第12周

妈妈/宝宝

妈妈：妊娠早期3个月是流产高发期，由于胎盘尚未完全形成，胎儿与母体的联系不很牢固。现在，这个时期即将过去，困扰您的恶心、呕吐、疲劳、嗜睡等症状减轻，您会重新感到精力充沛。近期，您的皮肤可能会有一些变化，有些孕妈妈的脸和脖子上会不同程度地出现黄褐斑，属于正常的妊娠特征，产后自然会逐渐消退。如果注意看，您还会发现，小腹部从肚脐到耻骨还会出现一条垂直的黑褐色妊娠线。

为了与胎儿的成长相适应，胎儿的居住地——母体子宫由小逐渐增大，开始速度较慢，3个月后子宫即高出骨盆腔，从下腹部能触及，子宫底可以达到耻骨联合上2～3横指，在膀胱充盈时更为明显。未怀孕时子宫内腔长6.5～7.5厘米，重约50克，容积4～7毫升，到孕晚期时子宫腔长达36厘米，重1000克，容积达5000毫升，这些变化主要是子宫的肌纤维增宽、伸长，肌细胞增殖，子宫血管变粗，弹性增强。到本周末，子宫有新生儿胎头大小，子宫底达耻骨联合上2～3横指。

提醒您：如果第一次产前检查正常，应当在妊娠36周前，每4周去医院检查一次，直到妊娠晚期，而孕晚期则最好每周检查一次，直到分娩。

宝宝：到12周末，胎儿躯体迅速增长，胎儿长7～9厘米，重21～22克，完全形成了一个小人形，但是头部圆大，占身体全长的1/2。胎儿发育速度有所减缓。胎儿体重达到20克左右；长度也增加到70～90毫升。12周时，

性别分明，头颈分明，刺激后有吸吮样动作，眼皮也会有反应，现在开始有呼吸。骨髓开始造血，肾脏开始分泌尿液，胆汁也开始分泌。胎儿的指甲会从指甲床开始生长。胎儿全身的皮肤对触摸很敏感——任何触摸都会使胎儿活动。宝宝刚刚形成的肌肉还很柔弱，母体子宫才刚刚开始膨胀，而且现在还被髂骨所包围着。小家伙能把羊水吞进去又吐出来，有时还排尿，还能做出各种特殊的反应，能移动腿脚、手指和头，嘴能张开、吞咽，碰一碰眼睑，会眨眼睛，碰到脚趾会把脚趾张开。胎儿上颚中坚硬多骨的部分现在已完全形成了，嘴巴和鼻子分开，这样胎儿就可以同时呼吸和进食。

随着您度过妊娠期第12周末，孕早期结束。

心情驿站

运用节制法调节心理：所谓节制法，就是调和、节制情感，防止心情过激，达到心理平衡。要尽量开心，少生气，凡事要看得开一些，即使不为自己着想，也要为自己肚子里的宝宝着想。如果总是精神不振、萎靡、情绪低落，会严重影响胎儿的健康。因此，一定要注意调整情绪，避免恶性刺激。

由于即将成为母亲，您会经常反省自己与自己的母亲的关系。这是一种复杂的心理现象，常常会伴有内疚和矛盾的心理。但这正是您作为一位女性成熟的标志，通过反省，您可能形成自己独特的母亲特性，这对于您更好地定位自己，确认作为女性和母亲的双重身份，是非常关键和有益的。此后，您的身上、您的举止都会焕发出前所未有的母性之美，恬静、大方、安详兼而有之，充分享受人类最伟大的爱的焕发过程吧！

日常起居

美化外部环境，为孕妈妈保持房间整洁、安静、幽雅、舒适。可以在房间里挂上几张活泼可爱的娃娃画像，对优化怀孕女性的心境有积极作用。还可以选择美术及书法作品，使整个居室充满美的享受。也可以养几条金鱼、种几盆花，或者在卧室和餐桌上的花瓶里插一束鲜花。

妊娠中期以后，孕妈妈总会觉得自己很丑，会很难为情，不愿意修饰边幅，更不愿意出头露面，甚至整天躲在家里。其实，妊娠是人生一个特殊阶段，充满母爱的孕妈妈拥有恬静、安详、宁谧的自然仪态，是您一生中最美的时刻，对此，您应当充满自信！您为什么不用心打扮自己，装点自己呢？但不要化浓妆，因为妊娠时皮肤比较敏感，使用过多的化妆品，会对皮肤刺激较大，可能会引起皮肤过敏。

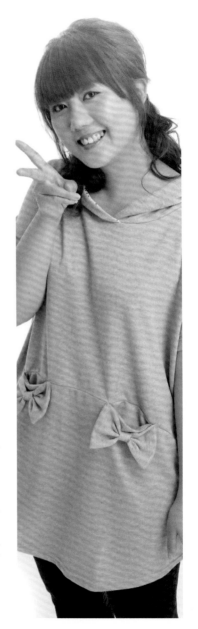

胎教点滴

如果您能注意饮食营养，远离烟酒，如果您能注意避免各种感染和用药，如果您能保持平和的心态、愉快的情绪，您就给了孩子一个极好的开端。

如果您每天能适当、适度地抚摩腹部，为胎儿做做体操，如果您每天能对胎儿说说话，请胎儿听听优美的音乐，那么，您就作为未来宝宝的第一任教师上任了。

胎教实际上是对胎儿进行良性刺激，主要通过感觉的刺激发展胎儿的视觉，以培养观察力；发展胎儿的听觉，以培养对事物反应的敏感性；发展胎儿的动作，以培养动作协调、反应敏捷、心灵手巧。

怀孕女性应当多接触琴棋书画，多看画展、花展、科技展，阅读一些轻松乐观、文字优美的文学作品，学习插花、摄影和刺绣等知识和操作，陶冶自己的情操，与胎儿进行心灵情感的交流。

能消除紧张情绪的音乐：海顿《交响曲第100号军队》、西贝流士《花兰颂》、法雅《芭蕾组曲〈三角帽子〉》、鲍罗定《中亚细亚草原》。

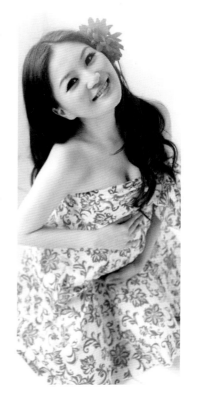

疾病防护

适当的体育活动能调节神经系统功能，增强四肢功能，帮助消化，促进腰部及下肢血液循环，减轻腰酸腿痛、下肢水肿等压迫性症状。

参加锻炼，通过肌肉的收缩运动，能增强腹肌的收缩力量，防止因腹壁松弛造成的胎位不正和难产，还能防止怀孕女性发生骨质软化症。由于运动和锻炼，增强了腹肌、腰背肌和骨盆肌肉的力量及弹性，从而能缩短分娩时间，防止容易发生的产道撕裂伤和产后出血现象。

有些人平时稍有不适，便自己选两种中成药服用，在妊娠期切不可这样做，如需用药，应在医生指导下服用，以免对胎儿造成损害。

替您支招

重视脚部的保健，防止脚痛。

怀孕后负担最重的是心脏。由于母体子宫的增大，提高了横膈，90%的怀孕女性会有功能性的心脏杂音，平均每分钟增加10～15次心跳，心搏出量也会增加25%～50%。

被称为人体第二心脏的脚，在怀孕后的负担也不轻。首先要支撑增加的10～14.5千克体重，脊椎前弯、重心改变，怀孕晚期由于松弛素的分泌，颈、肩、腰背常常酸痛，脚更不堪重负，足底痛时有发生。

怀孕3个月之后，要穿宽松、舒适的鞋，前后留有1厘米余地。鞋底防滑，鞋后跟以2厘米为好。怀孕女性的脚容易水肿，最好选择柔软天然材质的软皮或布鞋，可有效减少脚的疲劳。合成革或不透气的劣质旅游鞋，沉重而且不透气，会使水肿加重，跌跤的可能性大。

怀孕后脚痛，还有一种原因是先天性平足。平时无症状，孕期的生理变化往往使平足加重。人体的足弓由横弓和纵弓组成，横弓在足底的前部，内侧纵弓较多，外侧纵弓较少。足弓正常时，站立和行走主要由第一、五跖骨和跟骨负重，怀孕女性常因为体重增加，使维持足弓的肌肉和韧带疲劳，不能维持正常足弓。

每天做适当身体运动，不要忘记做几节足操：用足缘行走；用足趾行走；足趾捡物；手扶椅背，双足并拢，提足跟外旋。

做足操有助于预防脚痛，而矫形平足鞋垫则能治疗足变形。这是根据个人足形，由变压泡沫做成鞋垫来矫治，材质近似人体结缔组织，能帮助足弓均匀分散和承担体重。

每日用温热水做足浴，能让生完小宝宝的妈妈迅速恢复步态优雅风姿。

分享体验

在保证营养饮食的条件下，尽量避免不必要的体重增加。体重过重会加剧不适感，增加产生妊娠纹的机会，也会使产后减肥更艰难。

＊知识链接

超声波检查发现，12周的胎儿已经有咬手指头的情形产生。不光手指头，还有腕、肩、脐带、子宫壁等，任何在胎内与胎儿嘴巴接触的，宝宝都会去舔。这种吸吮的能力表示胎儿已有皮肤的感觉。

胎儿并不像人们想象得那样混沌一团，而是具有一定的意识，在妈妈的腹中，胎儿可以听到和感觉到运动。新生儿能分辨出妈妈与众不同的声音，更喜欢听到妈妈的说话声，而不喜欢陌生人的声音。尤其喜欢听到低沉的声音，因为那样的声音听起来特别亲切，就像在母腹中通过羊水听到的妈妈的声音一样，这时的新生儿还不适应清晰正常的声音。

青年女性每只乳房重100～200克。隆起的乳房不仅是女性体态美的表现，而且是哺育新生命的"有功之臣"。妊娠后，由于内分泌激素的刺激，乳房中乳腺管增生，乳腺泡增多，乳房增大，重量增加。为了防止乳房下垂，怀孕女性白天应该戴乳罩，晚间松解，避免乳罩紧束压迫胸部。

戴乳罩有很多优点，不仅支持和扶托乳房，有利于乳房血液循环及乳房增大，防止因局部血液循环壅滞而患乳腺疾病，还能保护乳头，防止磨伤和碰疼，维持乳房美观，避免下垂，减轻在劳动和行走时乳房的震荡。

戴乳罩应当注意几点：

不用化纤布、不透气或不吸水的布做乳罩，以免发生湿疹；

用细软的棉布制作乳罩；

乳罩宁大勿小，有利于淋巴液的正常流通；

不要把乳罩放在洗衣机中与其他衣物混洗；

每次更换乳罩前，应该把内侧绒尘拂尽，以防内衣纤维堵塞乳管，导致产后缺乳。

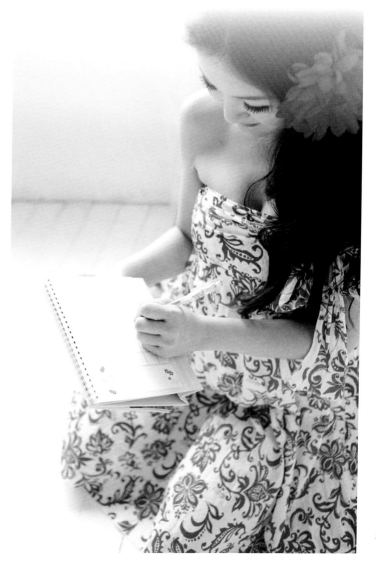

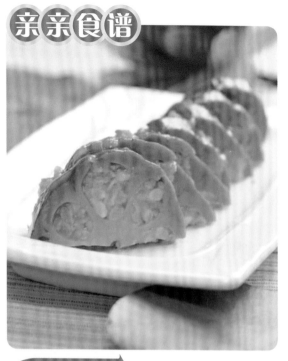

糯米莲藕

◆ **用料** ◆ 莲藕1节约400克，糯米150克，蜂蜜1勺。

◆ **做法** ◆

①将糯米洗净，用水浸泡6小时以上。②莲藕洗净。③选莲藕大头的一端切开一小段，冲净藕孔，把糯米灌满藕孔，盖严大头的一端，用牙签扎牢。④放入蒸锅，大火蒸40分钟。⑤取出凉凉，切片后码盘，淋匀蜂蜜即可。

提高食欲

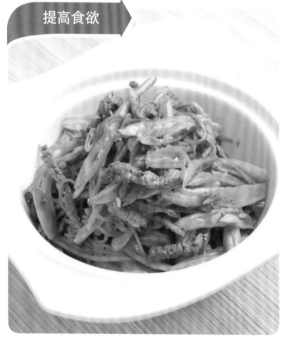

酱肉四季豆

◆ **用料** ◆ 四季豆200克，牛肉、胡萝卜各100克，黑胡椒牛排酱1包，姜2片，醪糟1/2勺，淀粉、香油各少许，盐、植物油各适量。

◆ **做法** ◆

①牛肉洗净，切粗丝，放入碗中，加入黑胡椒牛排酱、醪糟、淀粉，搅拌均匀，腌渍10分钟。②将四季豆洗净，斜切成丝；将胡萝卜和姜洗净去皮，切丝。③锅内倒油烧热，加入姜丝爆香，再加入腌好的牛肉丝，大火翻炒均匀，盛出。④锅留底油烧热，依次加入四季豆、胡萝卜丝，中火炒匀，加入少许水，小火焖煮至四季豆熟后将牛肉丝倒入拌匀，加入盐，淋上香油即可。

牛奶番茄

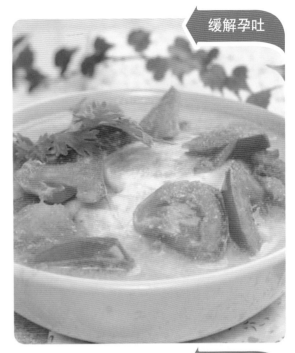

缓解孕吐

◆**用料**◆ 鲜牛奶200毫升，番茄250克，鲜鸡蛋3个，淀粉、糖各1勺，盐、味精各适量。

◆**做法**◆

①先将番茄洗净，切块备用；鲜牛奶加入淀粉调匀；鸡蛋煎成荷包蛋待用。②鲜牛奶汁煮沸，加入番茄、荷包蛋煮片刻。③加入盐、糖、味精调匀即可。

杂粮瘦肉粥

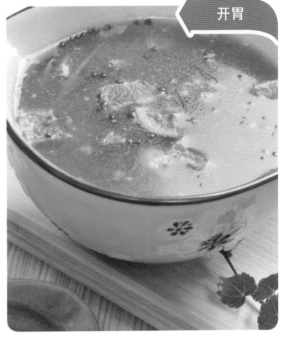

开胃

◆**用料**◆ 猪肉丝50克，小米、高粱米、糯米、紫米、糙米等五谷杂粮共100克，皮蛋1/2个，鸡蛋1个，虾皮、水发香菇各10克，盐、味精、葱丝、清水、植物油各适量。

◆**做法**◆

①将小米、高粱米、糯米、紫米、糙米等五谷杂粮洗净，煮熟备用；皮蛋去壳切块；水发香菇洗净切丝，备用。②锅中倒油加热，放入香菇丝、虾皮爆香后，加水煮开。③放入各色杂粮、猪肉丝和皮蛋，煮熟后加上打散的鸡蛋加盐、味精调味，撒上葱丝即可。

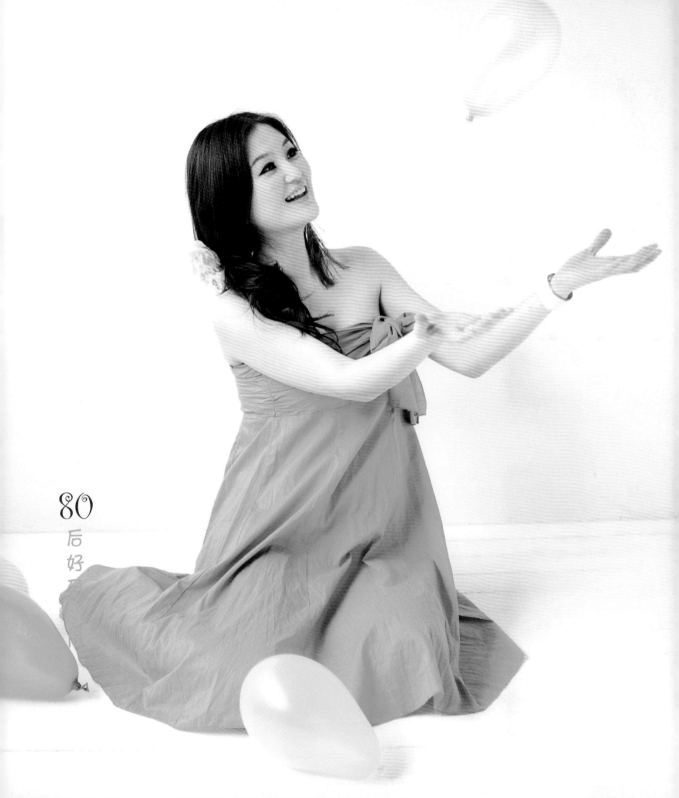

80
后好

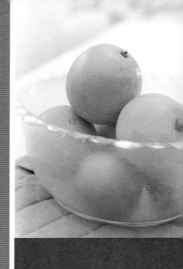

Part 2

妊娠中期保健
（13～28周）

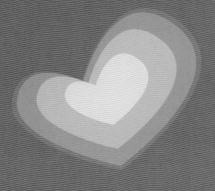

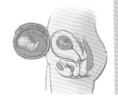

妊娠
第13周

妈妈/宝宝

妈妈：本周您的子宫又增大了一些，像触及又软又滑的球。子宫底在脐与耻骨联合之间，下腹部轻微隆起，用手能摸到增大的子宫。此时，腹部会出现妊娠纹。如果早孕反应较重，不能正常进食，您的体重可能会减轻，反之则体重会增加。身体总体上趋于稳定，妊娠反应消失，食欲好。开始感到胎动。

宝宝：怀孕13周时，胎龄11周，胎儿生长得非常快，头至臀长度6.5~7.5厘米，体重14~20克，像一只梨大小，初具雏形的器官和组织快速生长发育。4个月时，胎儿对光就有反应，如果用胎儿镜观察，就不难发现。当胎儿入睡或有体位改变时，胎儿的眼睛也在活动。怀孕晚期如果送光进子宫内，胎儿的眼球活动次数就会增加，而且从脑电图还可以看出大脑对光的照射产生反应。

自本周起，胎儿头部的生长速度减慢，但胎体生长发育速度加快。胎头的长度在整个身体长度的比例中下降。胎儿的脸进一步发育，位于头颅两侧的眼睛继续向前靠拢，双耳开始固定在头部两侧，外生殖器的形状已经能看清楚。胎儿的肠子已经由早期在脐带中变得形成一个囊肿样物收入腹腔。如果宝宝的原始肠腔没有完全收入腹腔，胎儿出生时会形成脐膨出，这种情况可以进行手术修补，发生概率小于千分之一。

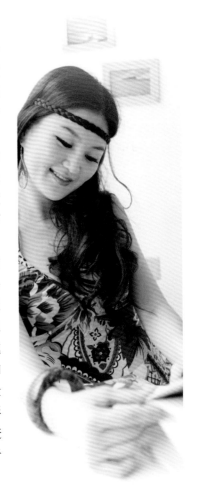

心情驿站

我国素有以柔克刚之说，孕期里为人处处谦和、心平气和、情绪稳定，胎儿会受益匪浅。

平日多想一些愉快的事，多看一些轻松、幽默的书籍，多看一些喜剧片和动画片，这样会缓解一些心理上的烦乱情绪。每天到环境幽雅的地方散步，和自己喜欢的人聊天，精神上的放松，能使孕妈妈体内循环畅通，从而减轻妊娠的不良反应，减轻孕期的烦躁心理。

从现在起，您就要进入一个良性发展的时期，保持愉快心情，让腹中的宝宝和您一起快乐度过，健康成长。

日常起居

孕期看电视要注意：

每次看电视不超过两小时；

人与电视的距离要超过两米；

不要看影响情绪的节目，看电视是为了休闲，如果看电视造成紧张、恐惧、烦闷，则不利孕妈妈情绪及胎教；

看电视时坐姿要端正；

看电视时少吃零食；

看电视室时室内要通风；

电视音量不要放得太大。

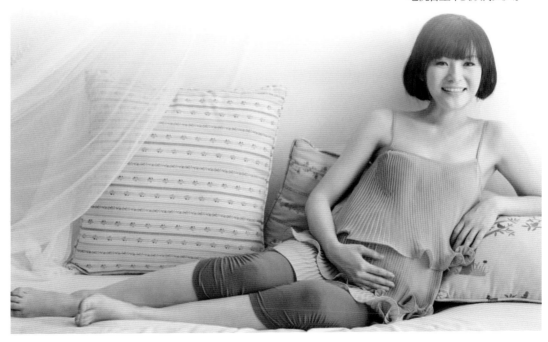

胎教点滴

爱抚法：从妊娠3个月开始，全身放松，呼吸匀称，心平气和，面部呈微笑状，双手轻轻放在腹部的胎儿位置上，双手从上至下、从左至右，轻柔缓慢地抚摩胎儿，感觉好像真的在爱抚可爱的小宝宝，感到喜悦和幸福，节奏徐缓而轻轻地说"宝宝，妈妈跟你在一起"，"宝宝好舒服、好幸福"，"宝宝好聪明、好可爱"。每次2～5分钟。

性格培养：性格是儿童心理发展的一个重要组成部分，它在人生的发展中起到举足轻重的作用。人的性格早在胎儿期已经开始形成，这一点已被证实，因此在怀孕期注重胎儿性格方面的培养就显得非常必要。胎儿性格的形成离不开生活环境的影响，母亲的子宫是胎儿的第一个环境。小生命在这个环境里的感受将直接影响到胎儿性格的形成和发展。

胎教音乐推荐：莫扎特《交响曲第四十一号〈丘比特第四乐章〉》、华格纳《歌剧场好色序曲》、艾尔加《进行曲〈威风堂堂〉第一章》。

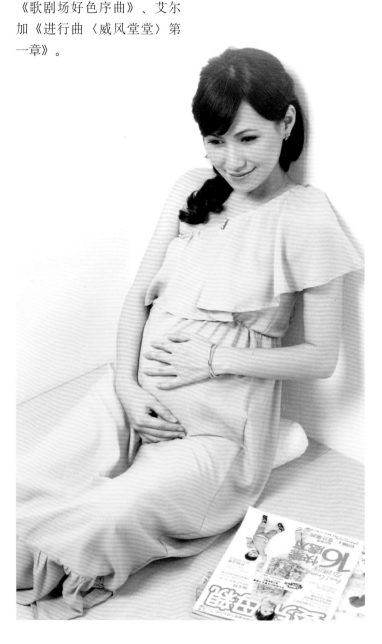

疾病防护

孕期脸上长蝴蝶斑时，不要急于使用祛斑霜等护肤品。要注意防晒，待到产后蝴蝶斑多数能消退或减轻。也可以做按摩，按摩能加快血液循环，滋养皮肤。

面部按摩的步骤是：先洗脸，把水擦干，然后用中指和无名指从脸的中线向外螺旋式揉按，最后用热毛巾敷一下。

如果出现阴道流血，要尽快到医院检查，如诊断为先兆流产，孕妈妈要卧床休息，绝对禁止性生活。必要时需服用镇静剂，口服维生素E等。经过诊断如果必要，可使用黄体酮制剂安胎。经过休息治疗，如果出血减少，腹痛减轻，可继续妊娠。如果出血增多，从阴道排出胚胎组织，一定要保存好，马上请医生查看。如果经检查已难保胎，最好终止妊娠，以保护孕妈妈的健康。

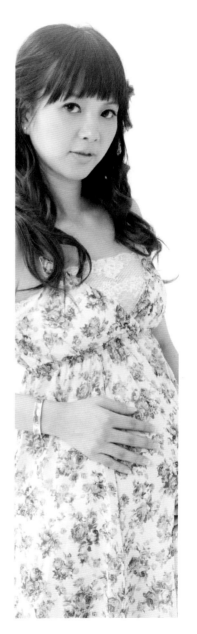

分享体验

如果您对某些特殊的气味有好感，可以在室内放一些切开的香橙、西柚或草莓、香蕉、苹果等新鲜水果，避免喷洒合成香精。

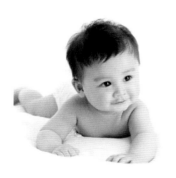

气候适宜时，每天到公园、绿地散步一小时，如果有花粉过敏症，则请您远离鲜花。

不妨在室内贴一些漂亮宝宝的画片，憧憬自己未来宝宝的可爱，也是调整心情的好办法。

如果方便，在医院做检查和候诊的时候，您不妨主动结交一些孕妈妈当朋友，大家常常在一起交流，多多聊天沟通，帮助您顺利度过情绪波动的时期。

运动健身

怀孕早、中期锻炼的项目、强度要因人而异，特别要注意孕妇的健康状态。孕前习惯于跑步者可继续进行，但要降低等级与速度，不要进行跳跃、扭曲或快速旋转的运动项目。在进行体育锻炼时，检查母体及胎儿的脉搏就会发现，母体的脉搏随着运动而明显增加，而胎儿的脉搏则几乎没有变化，这证明运动对胎儿来说是安全的。

有人担心，运动会使母体血液集中到运动系统的血管中去，从而导致子宫的血液量减少，引起胎儿氧气不足。而实验证明，一般程度的运动对子宫血液量几乎没有影响，只有剧烈的运动才会使子宫血液量减少约30%。

妊娠中期，干一些家务也是一种运动，只要自己不觉得累，可以像正常情况一样去做。因为妊娠后身体的变化，行动会越来越不方便，干家务也要适可而止，有些活动要避免。应当注意事项：

不登高，不搬抬重物，不弯腰擦拭物件和捡拾东西。

洗衣服不宜使用冷水，避免受凉感冒。一次不要洗得过多，以免过累引起流产或早产。晾衣服时，回避使劲儿往高处挂晾的动作，以防抻拉腰腹部动作幅度过大，影响到腹部。

避免站立过久而引起下肢水肿。

孕妈妈应该做适当的体育活动，通过运动能促进机体的新陈代谢和血液循环，增强心肺和消化功能，锻炼肌肉力量，从而保持健康的体魄和充沛的精力。

户外活动能呼吸到新鲜空气，获得充分的阳光照射，避免维生素D的缺乏。活动量要适当，以活动后身体不感到疲劳和紧张为度。平时如果骑自行车上下班，怀孕后可以照常。骑车本身也是一种运动，只要留下充裕的时间，车速不要太快，避免在颠簸的路上行驶，上下车要小心，不可撞击腹部，坐垫放低一些更安全。还可

以根据个人爱好选择散步、太极拳、慢舞等。

一般说来，在早孕反应消失后，便可以安排活动，每次活动时间不要太长，以20分钟左右为宜，如果感到疲劳随时可以停止，不必勉强。妊娠晚期，身体负担较重，活动不便，散步是最为适宜的活动。各种球类、田径运动、跳水、骑马等运动量大，易发生意外，不宜参加。凡是带有比赛性质的活动，都易造成精神紧张，孕期都不适宜参加。

上述活动适宜于正常孕妇，如果有流产或早产症状、不良孕史或患有其他并发症者，不在此列。

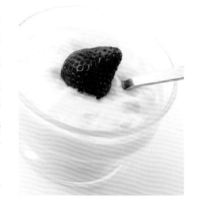

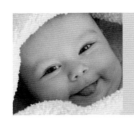

妊娠
第14周

妈妈/宝宝

妈妈：现在，您的子宫已经长大了许多，但是周围的人们还是不太容易看出您怀孕了。一般情况下，现在发生流产的危险性已经减小，早孕症状也开始减轻，晨吐趋于平静，胃酸大量分泌替代了恶心。这一时期，由于体内雌性激素水平较高，阴道和宫颈的分泌物开始增多，属正常现象。此期间母亲腹部微微突起，子宫变大，多尿，骨盆腔充血，并影响到结肠，会经常发生便秘。

宝宝：宝宝还很小，手指上开始长出代表个人特征的指纹印儿来，手指和脚趾已经完全成形。宝宝的软骨已经形成，骨骼正在迅速发育。心脏搏动更加活跃，内脏发育也完成，消化器官与泌尿器官已开始发生功能，并有尿意，从由肝脏制造血液而转移到脾脏制造血液。胎儿在子宫里练习着呼吸运动，羊水被吸进肺里又被呼出，羊水呼吸对肺部的发育有必不可少的作用。

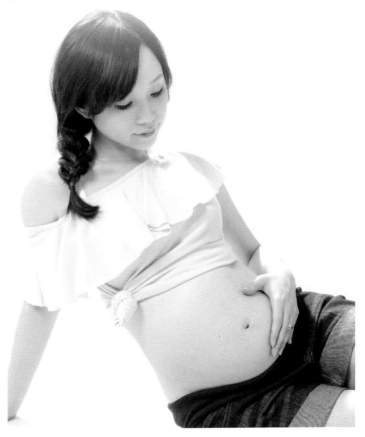

心情驿站

随着早孕反应的减轻，您的心情会显得放松了。现在，您可以饶有兴趣地逛街、购物，但每次的时间都不宜太长。可以为自己买上两三件合适的胸罩和内衣，添置一两双合脚的鞋子。至于孕妇装，想必您早已经备妥或相中了自己喜欢的式样。

您可能对将要发生的事情有恐惧心理，会担心孩子会不会有缺陷，担心自己过去接触过有害有毒物质对胎儿产生不良影响，担心自己服用过的药物会影响胎儿的发育，诸如此类，会使孕妈妈处在不良心理状态中。如果您有疑虑，尽早到医院咨询，随时听取医生的建议，以消除顾虑。

替您支招

怀孕女性最好每天都能保持一定的运动量，增加血液循环，加强心肺功能。

针对重点：针对手部、腿部以及骨盆附近肌肉训练设计。由于早期容易孕吐，体力较差，从缓和方式入门，开始锻炼体力。孕妈妈可以视个人体力，每回练习6～8次。目标：锻炼体力、舒活筋骨。

适合月份：怀孕3个月以上。

A——1.坐在地板上，双手并拢，手臂与身体成90度；

A——2.用力，向外扩张，记得手臂要尽量与身体垂直；

A——3.双手回来并拢，重新再做。

B——1.躺在地上，单脚膝盖弯曲；

B——2.接着膝盖往侧下压；

B——3.回来；

B——4.脚伸直，换脚按同样的步骤再做。

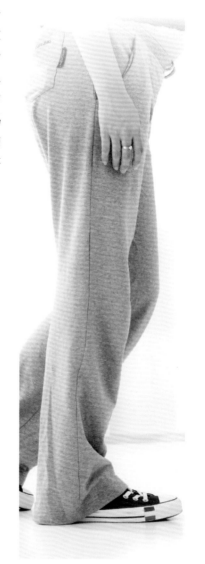

日常起居

由于体内雌性激素的增加，您的秀发会变得越来越乌黑发亮，很少有头皮屑，出现一生中难得的天然美发质。在保护您的秀发时，不宜多洗，不宜吹风，可以常常用梳子梳理头发，改善脑部血液循环。

精心打扮一下自己，随着身体不适期的结束，心情的好转，您会重新振作精神，做一个漂亮、自信的孕妈妈。

很多妊娠女性发现，自己莫名其妙地变得尿频，为查明原因不得不去医院检查，结果往往出乎意料，原来"祸首"是怀孕了。为什么怀孕后会经常想上厕所呢？频繁有尿意，通常是确定怀孕的标志之一。通常很多人是在发现尿频而去医院检查的时候，才发现自己怀孕的，而这种情况主要是因为女性身体激素分泌改变而导致的。

到目前为止，还没有特别好的办法来控制妊娠期尿频的情况发生。唯一可行的方法就是控制饮水量，要想不在晚上频繁起床，最好在临睡前1~2小时内不要喝水。不少孕妈妈谈到这段时间的体验时，认为："产前尿频未尝不是件好事情，因为它也能算作提前锻炼，作为晚间起床的训练！"

通常情况下，尿频仅仅是小便频繁，身体不出现其他症状和不适。如果您在小便时出现疼痛、烧灼感等异常现象时，要立即到医院做检查，否则可能会牵连到肾脏等其他脏器。

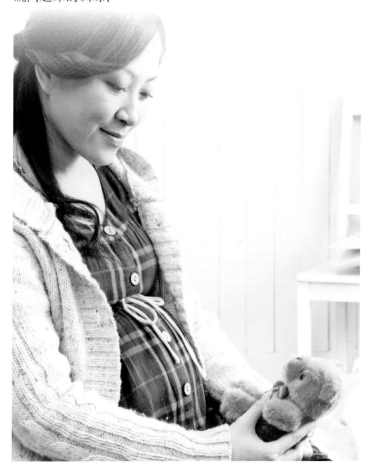

胎教点滴

呼唤胎教：又称作母胎对话，是孕妈妈及准爸爸与胎儿的语言沟通。孕妈妈可以经常对胎儿讲一些日常用语，或有选择、分层次地给胎儿讲一些简易的儿歌。实施母胎对话时，准爸爸也应当积极参与，使孩子感受到父爱，有利于孩子出生后与父亲建立亲切、深厚的关系。

胎儿从4个月起对光线就非常敏感，科研人员对母亲腹壁直接进行光线照射时，应用B超探测观察，可以见到胎儿出现的躲避反射，背过脸去。这说明胎儿发育过程中，视觉也在缓慢发育，具有一定功能。

宝宝在母体子宫内似暗箱，不能视物，当母腹部在日光照射下，胎儿能感觉到光线强弱的变化。有人主张在胎儿觉醒时，可以进行视觉功能的训练。对胎儿进行视觉训练时，可用4节一号电池的手电筒，一闪一灭地放在母亲腹部进行光线照射，每日3次，每次30秒钟，并记录下胎儿的反应。进行视觉训练能促进视觉发育，增加视觉范围，同时有助于强化昼夜周期，即晚上睡觉，白天觉醒，并可促进动作行为的发展。切忌用强光，照射时间也不宜过长，避免直接对着胎儿眼部照射。

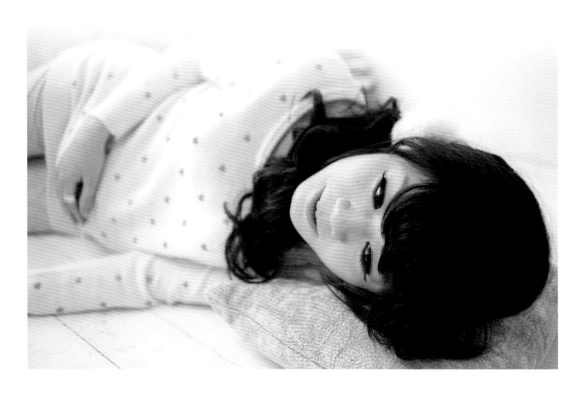

疾病防护

近期内要注意保持外阴部的清洁。内裤首选纯棉织品，并每天更换，用皂液清洗，洗过后最好在阳光下晒干。

病毒性感冒对妊娠妇女的危害是多方面的。因此，在冬春季节孕妈妈要尽量避免到人多、空气污浊的地方去，尽量避开患感冒的人。外出时，应戴口罩，回家后要先用淡盐水漱口。在室内，要注意空气流通，保持室内清洁。最好的预防方法是加强体育锻炼，多做户外活动，多晒太阳，提高机体对气候变化的适应性。同时，要增加营养，以增强体质。

孕妈妈患任何一种疾病，对胎儿都是不利的，父亲得了传染病，则会通过母体危及胎儿。不论父亲母亲，在疾病流行季节，都要少去公共场所。丈夫一旦得了传染病，要与妻子隔离。

孕前患有甲亢的孕妈妈，在妊娠期病情可以减轻，但在流产或分娩后，病情有可能突然加重，甚至发生甲亢危象。孕妈妈要注意增加营养，注意休息，同时在医生指导下进行合理治疗，一般不采取手术及同位素治疗。

合理适量用药，对孕妈妈及胎儿没有太大的影响。但如果用药不当，抗甲状腺药物可使胎儿发生先天性呆小症。产后服药的母亲不要用母乳喂养婴儿，应采用人工喂养。

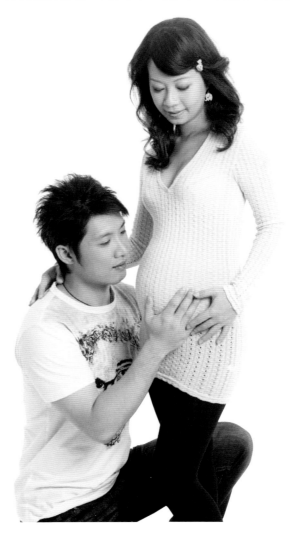

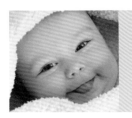

妊娠
第15周

妈妈/宝宝

妈妈：由于体内激素水平的变化引起内分泌改变，机体对雌性激素的需求增加，近期内您要特别注意口腔卫生。孕妈妈的牙龈多有充血或出血，同时由于饮食结构不当、身体慵懒不愿活动、吃零食次数多而没有及时刷牙等，都有可能引发牙周炎。如果您在孕前准备时期没有去治疗牙疾，现在，您该去看一看牙医。

宝宝：胎儿在此期已有各种运动，在宽广的羊水腔中可以慢慢地游动，重复做相同的动作，能移动位置和改变位置，并能做全身上下的运动——双手紧握、吃手、皱眉头、斜视、做鬼脸、翻跟头。像游泳健将似的在羊水中游动，胎儿的手指、脚趾、手腕等部位相当发达，同时手可移动到身体的各个部位，如摸摸腿或将手插到大腿当中，或摸摸膝盖、胎盘、脐带，把两手放在脸部前面做有节奏的移动，偶尔也可做跳跃似的运动，还可用手挠头挠脸等，常喜欢做踢腿运动，用脚踢子宫壁是胎儿最熟练的动作。这些动作能帮助宝宝更好地发育大脑。现在，宝宝身体内最坚硬的物质是牙釉质。

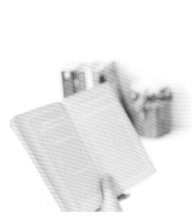

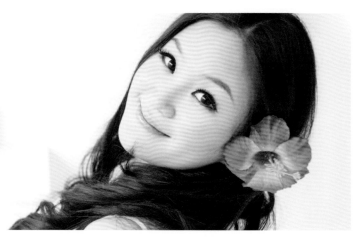

心情驿站

作为未来的母亲，您应当拥有平稳、乐观、温和的心境，才能使胎儿的身心健康发展。但是，生活的道路上并不总是充满阳光，妊娠反应的不适、对分娩的恐惧以及工作中的矛盾等因素，常常左右着您的情绪，使您忧虑不安，甚至变得爱发脾气、易冲动。显然，这对于胎教来说是十分不利的，怎样才能摆脱消极情绪呢？不妨试试以下几种方法：

告诫法：经常这样告诉自己，不要生气，不要着急，宝宝正在看着呢。

转移法：有时消除烦恼的最好办法，就是离开那种使您不愉快的情境，可以通过一项能引起您喜欢的活动，如听音乐、看画册、郊游等，使您的情绪由焦虑转向欢乐。

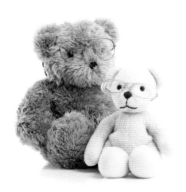

释放法：可以通过写日记或向可靠的朋友叙说自己的处境和感情，使您的烦恼烟消云散，得到令人满意的释放。

社交法：闭门索居只会使您郁郁寡欢，因此应广交朋友，把自己置身于乐观向上的人群中，充分享受友情的欢乐，从而使您的情绪得到积极的感染，从中得到满足和快慰。

协调法：每天抽出30分钟的时间，到附近草木茂盛的宁静小路上散一散步、做一做体操，心情会变得非常舒畅，美妙的大自然更能帮助您消除紧张情绪。

美容法：不妨经常改变一下自己的形象，如变一下发型、换一件衣服，点缀一下周围的环境等，使自己保持良好的心境。

总的说来，您首先要稳定情绪，尽量给自己制造良好的心理和情绪环境。

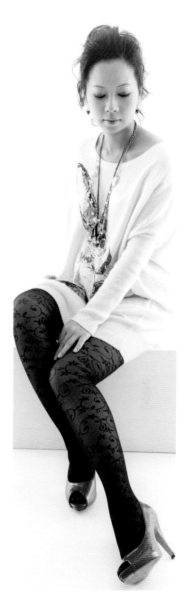

日常起居

怀孕是一种生理现象而并非疾病，没有必要刻意地改变日常生活。胎儿必需的氧气和营养素是通过胎盘由母体输送的，因此，胎儿的健康与否，完全依赖母体的健康状况和心理状态。所以，孕妈妈应当保持规律的生活，均衡摄取多种类的营养，避免罹患各种疾病，不要过度操劳，而且要放松心情，开朗地度过人生这最美好的40周。家人的帮助，尤其是丈夫的精神支持，将给予孕妈妈最大的动力。

日常起居给您的建议包括：

💗生活规律最重要：为了自在度过孕期每一天，生活中的基本事项如就寝、起床、吃饭等时间都应当妥善安排，最好能制订计划，每天都有规律地生活。计划当然必须根据环境、职业、家庭成员等实际情况来定。一般说来，应当以基本生活为主，参考各个方面的情况仔细规划，尤其是妊娠周数增加和过程的变化都应当考虑

在内。上班族孕妈妈会因为工作的缘故，导致生活不规律而影响到健康，必须多费一番心思。此外，不妨以休假日为主，制订出下周的安排，尽量排除不必要的应酬聚会，有效利用闲暇时间。

💗充分休息和睡眠：孕妈妈每天的睡眠时间最少需要8小时，由于午睡对于恢复精力极有帮助，孕期最好养成午睡的习惯。即使睡不着，一天中至少也需要躺下来休息一小时，特别是在妊娠晚期，睡姿也应该经常改变，避免长期压迫身体某一个部位。

💗适度运动与散步：怀孕前经常做的轻松运动可以继续做，并无妨碍。若是怀孕后才开始做的运动，或者长时间的剧烈活动，都可能造成流产，应当尽量避免。然而，临产时必须运用肌肉的力量，使分娩过程顺利完成，产前如果完全不运动，则容易使肌肉松弛，阵痛劲力微弱，使不上劲儿导致延长分娩时间，会使子宫恢复

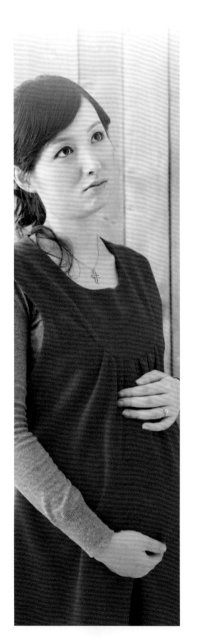

迟缓。因此，妊娠期间仍旧需要适当运动。

💗注意日常动作：妊娠早期，在胎盘未发育完成前，最容易造成流产，必须格外小心。随着妊娠月份的增加，腹部变得越来越大，身体容易失去平衡，反应也相对变得迟钝许多，要加倍小心防止发生意外危险。到了孕中期，虽说情况比较安定，仍然应当避免剧烈运动，防止身体过度疲劳

或肌肉遭受严重冲击。妊娠晚期，腹部更膨大，重心失衡，极容易跌倒，必须十分注意走路的步伐。任何举动都不可过于急躁，一切要以安全为第一。

💗居家出门求安全：一旦确定怀孕，您的居家和出门一切活动都必须力求安全，以防意外发生。妊娠期间特别注意：家庭走廊和地板不宜打蜡；容易滑倒的阶梯最好安装上护栏、扶手；

尽量减少家具的凸出部分，以免万一跌倒后撞击腹部；物品按照使用的频率和顺序排列，把常用物品放在易拿到的地方；电器用品的电线要避免缠绕不清，以防绊倒；上卫生间时尽量使用坐便器，非不得已使用蹲式马桶时，最好用手扶着两侧墙壁或把手；已经损坏或有裂痕的危险扶手、栏杆或家庭晒物台要仔细检查，以防发生意外。

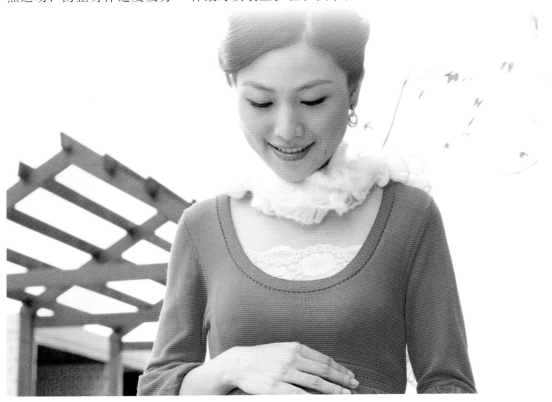

胎教点滴

形体美学：主要指孕妈妈本人的气质，首先要有良好的道德修养和高雅的情趣，知识广博，举止文雅，具有内在美。其次是修饰打扮要恰到好处，显得精神焕发。孕妈妈化妆打扮也是胎教的一种，使胎儿在母体内受到美的感染而获得初步的审美观。

每一位未来的母亲都应充分认识大自然交给自己的使命，在妊娠每一天的活动中，倾注博大的母爱，仔细捕捉来自胎儿的每一个信息，母子之间进行亲切友好的交流，以一颗充满母爱的心浇灌萌芽中的生命，这就是人们所希望的基础胎教。

对胎儿的运动训练，即按摩孕妈妈的腹部。一般在怀孕3个月内及临近产期时均不宜进行，先兆流产或先兆早产的孕妈妈也不宜进行。此外，手法要轻柔，要循序渐进，不可操之过急，每次时间不宜超过10分钟，否则将适得其反。

疾病防护

在妊娠15~18周期间，可能要根据医生的建议，做一次产前诊断，通过对胎儿进行特异性检查，以判断胎儿是否患有先天性或遗传性疾病。有以下情况的孕妇需要做产前诊断：近亲结婚者、35岁以上的大龄孕妇、分娩过染色体病患儿的孕妇、有过自然流产史或死胎史的孕妇。

另外，这个阶段还应当检查一下是否母婴血型不合。

从现在起，孕妈妈子宫膨隆，使腹部向前突出，腰椎前凸增加，骨盆前倾。身体重心前移，加重了背部肌肉的负担，所以孕妈妈常常会感到腰痛。此外，骨盆韧带还会出现生理性松弛，造成关节的稳定性降低。

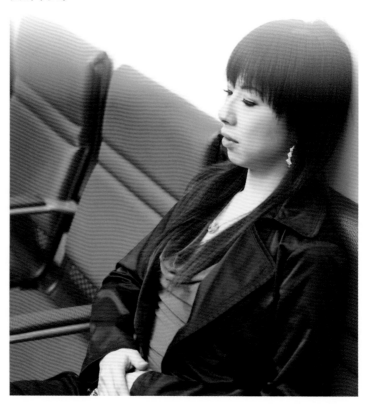

分享体验

随着妊娠月份的增加，孕妈妈体态曲线会发生变化，体重逐月增加，使日常生活与工作受到限制，加重了心理压力。孕妈妈的内分泌变化，使面部及躯体部皮肤色素加深，出现色素沉着斑块，毛发增多，出现痤疮样皮炎，面部失去光泽，水肿。孕妈妈可能会因此而自卑、忧虑和紧张、烦躁，担心形体不能恢复到原有状态，担心在今后的工作中失去自己的位置。随着胎儿的发育，母体心肺功能负荷增加，心率增速，呼吸加快、加深等也加重了原有的焦虑情绪，孕妈妈的忍耐力受到严峻考验。

第一次做产前检查，第一次通过B超看到自己宝宝的图片，第一次听到宝宝的心跳声，初为人母的您是否怦然心动？从现在起，您可以真真切切地感受到小家伙的存在了。别忘了，把宝宝第一次的"玉照"——B超图存入您的妊娠日记中，这可是为孩子将来备下完整的档案中的弥足珍贵的一部分。

红绿灯

● 养成餐后漱口、早晚刷牙的习惯非常必要。

● 35岁以上的大龄孕妈妈，本周要注意检测羊水多少，保证胎儿生存环境的健康。

● 应注意坚持适度的体育活动，做到有劳有逸，张弛适度。

● 夏日在室温25℃左右的环境中为好，湿度在50%左右为宜。要注意室内通风，避免空调或电扇直吹，睡觉时更要注意。

* 知识链接

患有子宫肌瘤的妇女也可以怀孕，怀孕后，要按医嘱定期进行检查。随着子宫和胎儿的逐渐增大，肌瘤体积也迅速增大，使胎儿活动受限，发生胎位不正。在分娩时，如果肌瘤数目多，体积大，会影响子宫收缩。分娩后因收缩不良，会使产后出血增多。

胎儿在宫内可能出现发育迟缓，孕妈妈要密切观察自己宝宝的情况，出现胎儿危象及时救治。平时孕妈妈应增加间断性休息和左侧卧位休息，使盆腔血量相应增加。要积极治疗孕期综合征，如有贫血应尽早纠正。如有条件应每日给孕妈妈吸2～3次氧，每次1小时，同时给予药物治疗。宫内发育迟缓的胎儿出生以后，生长和发育通常较同龄婴儿差，但经过精心科学的喂养，大多是能赶上同龄儿的。

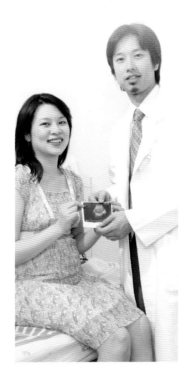

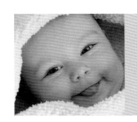

妊娠
第16周

妈妈/宝宝

妈妈：令人兴奋的时刻来到，您马上就能感觉到胎动了。胎动一般在16~20周时明显起来，您可以感觉到子宫在蠕动，胃里发出饥饿时的咕噜声。初孕妈妈能感觉到首次胎动的时间可能会晚一些。当您第一次感觉到胎动时，一定要记录下时间，下次去医院体检时告诉医生。

宝宝：宝宝现在的身长大约有16厘米，体重达200克，看上去还很小，差不多正好能放在您的手心里。本周，宝宝开始学会打嗝了，这可不是因为吃得不舒服，而是呼吸动作的先兆。当然，您是听不见的，因为宝宝生存的环境充满了羊水，没有空气，所以不会有响声。

对于外来的刺激，宝宝身体反应不灵敏，因为中脑部位开始支配动作。胎儿开始练习做喝羊水的动作，是从游动下颌做开口运动开始，或从舌头部位做咽下运动开始，这些动作反复进行，使胃部逐渐变大。手、脐带或胎盘等接触到口部时，会反射性地做开口运动。

在妊娠4个月时，胎儿舌头上的味蕾已经发育完全。尽管胎儿的舌头很小，整个舌面上已经分布50万个味觉细胞。在味蕾尖端小孔内含有味觉感受器，感受着各种不同的味道。虽然味觉感受器很小，但有着惊人的感觉能力，能感受到6‰浓度的蔗糖溶液中的甜味，只要1.4~4毫秒就会把甜味传到神经中枢，比视觉快10倍左右。

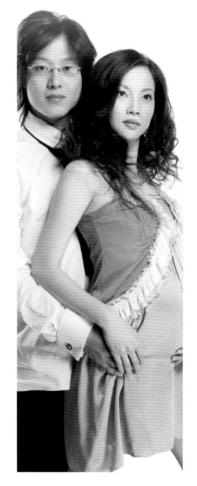

替您支招

计数胎动：仰卧或左侧卧位。两手掌放在腹壁上，能感觉到胎儿有伸手、蹬腿等活动，即胎动。胎动一般在怀孕后4个月开始，7～8个月较明显，其次是一天有两个高峰，一个在下午19～21时，一个是午夜23时至次日凌晨1时，早晨最低。胎动是胎儿健康状况良好的一种表现。

心情驿站

因为度过了妊娠早期生理上难受的阶段，您现在精力、体力是否都开始恢复了呢？对性生活的渴望和兴趣也会增加了吧！妊娠中期的性生活是安全无碍的，只要没有医学上的禁忌，规律的性生活能调节紧张的心情，排解焦虑情绪。因为怀孕的原因，您会发现性生活比以前更令自己兴奋和舒服、美满。在这个问题上，顺应自己的感觉，大胆地享受吧！

如果因为太慵懒或娇气，总是躺在床上不工作、不活动是不可取的，会造成许多疾病。长期不活动，身体消耗能量少，脂肪堆积起来，会令人变得肥胖，肌肉松弛，腹部没有力量，会造成临产分娩困难。所以，必要的工作、活动还是应该有的，充实的生活给人带来的愉悦，对孕妈妈和胎儿都是有益的。

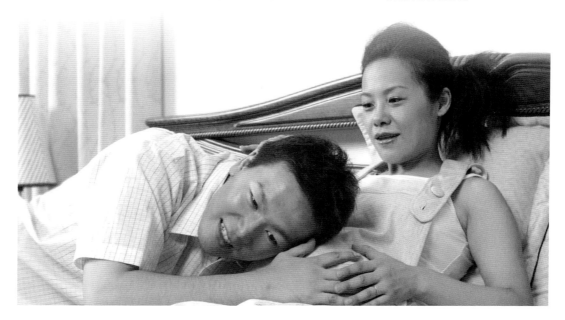

日常起居

* 日常生活须注意事项

💗驾车：腹部膨大后，不便于方向盘的操纵，同时，怀孕会使人的身体敏感性和神经反应变得迟钝，容易发生事故。下腹部也容易因为受到刺激或撞击而流产或早产。所以，妊娠期最好避免驾车，迫不得已时，也要慢行慎驾，注意安全。有些人习惯于用自行车购物，由于骑自行车下肢的活动剧烈，易形成下腹充血，导致流产或早产，应当尽量少骑车。若非骑不可时，时间不宜过久，须选择较平缓的路，慢慢骑，注意周遭防止意外。

💗外出旅行：妊娠中期可以在咨询医生后适当旅行，但首要考虑的是体力负荷承受能力，避免前往人多处，旅途的时间也不可安排得过于仓促。妊娠期间最好不要安排长途跋涉。尤其是在孕早期和孕晚期，更当谨慎从事。迫不得已的旅行宜安排在妊娠16~28周时间里，且必须要请医生诊察，听取意见和建议。为防途中发生意外，事先应当了解沿途和目的地医院所在，最好有家人陪同。无论选择什么交通工具，都要注意避免拥挤和震动，要注意途中不可同一姿势久坐，避免负重。

💗身体保洁：怀孕期间，孕妈妈新陈代谢旺盛，身体容易出汗。因为激素作用，阴道分泌物增加，容易感染疾病，须特别注意保持身体清洁。

入浴：应当天天洗澡，至少也要每天用温水擦拭全身。水温过热或洗浴过久，容易产生疲倦、头晕、身体发冷现象，坐浴不宜于孕期，应当以淋浴为主。随着妊娠期增加，下肢负担加重，双脚疲倦度高，洗澡时不妨做一做足部按摩，以促进血液循环，预防肌肉痉挛。浴室一般地滑，要加倍小心，最好能在浴室铺上防滑布。

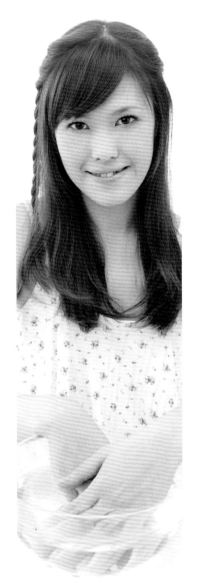

外阴部清洁：孕妈妈的外阴部会因为分泌物增加而特别容易感染细菌，应当用温水仔细擦拭，每天更换内裤，最好不要穿合成纤维内衣裤。非医生指示，要避免冲洗阴道内部。如果分泌物呈脓状，外阴出现痛或痒症，应找医生及早治疗。

口腔卫生：妊娠期激素会影响到唾液分泌，使口腔和牙齿发生变化。如唾液的黏稠性增加，食物残渣容易附着在牙齿上，滋生细菌，造成口腔污染。为减轻妊娠呕吐时的痛苦，有些人会有吃零食的习惯，若不注意口腔清洁，极易发生蛀牙。怀孕还会造成牙龈肿胀、发红，因此，妊娠前最好能检查是否患有牙龈炎或长有牙垢，以免妊娠期症状恶化。

饭后、就寝前一定要刷牙，吃完零食后至少要漱口，保持口腔卫生是预防牙病的唯一方法。此外，妊娠早期和晚期都要接受牙医检查，若有牙病及时治疗，以防危害自身和胎儿健康。

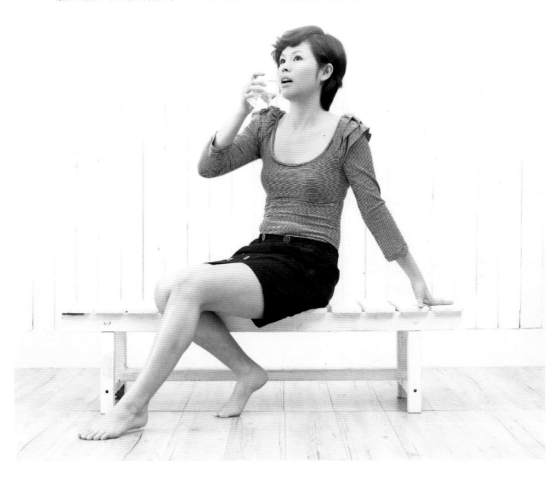

胎教点滴

研究表明，凡是在宫内受过运动训练的胎儿，出生后翻身、坐立、爬行、走路及跳跃等动作的发育都明显早于一般孩子。他们身体健壮，手脚灵敏，智、体全面发展。因此，运动胎教也是一种积极有效的胎教。

运动胎教："生命在于运动"，运动可以促进胎儿生长发育得更好。早在第7周开始，胎儿就在母体内蠕动，由于活动幅度很小，只能借助B超才可以观察到。当胎儿发育到16~20周时，活动能力大增，表现出多种多样的活动形式。如吸吮手、握拳、伸脚、眯眼、吞咽，甚至转身、翻跟头等。

父母通过动作和声音与腹中的胎儿对话是一种积极有益的胎教手段。但每次时间不宜过长，1分钟足够。对话内容不限，可以问候，可以聊天，可以讲故事，以简单、轻松、明快为原则。每次都以相同的询问开头和结尾，这样循环往复，不断强化，效果较好。

由于胎儿还没有关于这个世界的认识，不知道父母谈话的内容，只能感觉到声音的波长和频率，而且，并不是完全用耳听，而是用大脑来感觉，接受着母体的感情。

所以，在与胎儿对话时，孕妈妈要使自己的精神和全身的肌肉放松，精力集中，呼吸顺畅，排除杂念，心中只想着腹中的宝宝，把胎儿当成一个站在面前的活生生的孩子，娓娓道来，这样才能收到预期的效果。

疾病防护

怀孕后，孕妈妈的心、脾、肾等内脏器官负担加重，孕妈妈会感到活动不方便，容易疲劳，出现喜静厌动现象，甚至不想去上班，更不愿意活动，结果体质越来越差。适当的体育活动，可以减少妊娠并发症的发生。

妊娠4个月保健的重点，是使孕妈妈摄取足够的营养。因为在这个时期，由于早孕反应的结束，身心皆很舒适，胎儿的内环境也很安定，母体进入食欲突然旺盛的时期，过去一直不太需要营养的胎儿现在进入了急速生长的时期。

母体会有疲倦、便秘、胃灼热和消化不良、胀气和水肿等不适症状出现。乳房继续膨胀；偶尔会有头痛或晕眩、鼻塞；偶尔流鼻血，耳痛、牙龈出血；脚和足踝轻微水肿，腿部静脉曲张或痔疮；有少许的白带。

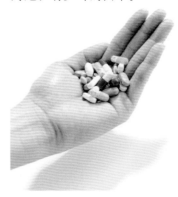

分享体验

如果您觉得坐着比站着要舒服得多，坐下来之前，给自己加一个暖热的垫子可能舒缓腹部和背部的肌肉。建议您随身携带纸巾和马桶垫纸，以便随时使用。

从进入怀孕中期开始，每天轻轻按摩乳房。可先涂上润肤油，用一只手轻拉乳头，并来回捻动。另一只手由上向下抚摩乳房，再由下向上推，使乳房、乳头慢慢变长、变大。注意用力适度，每次做5分钟即可。

红绿灯

💗怀孕期间保持健康运动，孕妈妈能顺利分娩，产后身材也会恢复得更快。最好经常做运动，而不要偶尔一次去做大量运动。

💗孕期是磨炼孕妈妈的耐力、给予女性自信心的一个最佳时期。经受过种种生理和心理方面的考验后，回过头来看一看，会为自己的耐受能力而惊叹。

💗如果有疑虑，尽早到医院咨询，随时听取医生的建议，以消除顾虑，以免不良情绪影响到胎儿的正常发育。

✳ 知识链接

胎儿的视网膜在4周大时即形成，视力在怀孕第7个月左右就会产生。但胎儿并不睁开眼去看，而是通过母亲来区别黑夜和白昼。人脑中的松果腺素在眼睛看到亮的地方时，所分泌的激素减少，看暗的地方时则相反。在妊娠期，母亲大脑中松果腺素的分泌信号，会传至胎儿脑中。

准爸爸除了让妻子多看一些能激发母子情感的书籍或影视片外，还要多与妻子谈一谈胎儿的情况，如：询问胎动，提醒妻子注意胎儿的各种反应；与妻子一起描绘胎儿在"宫廷"中安详、活泼、自由自在的形象；一起猜想孩子的小脸蛋多漂亮逗人，体形多么健壮完美。不要小看这些，要知道这对增加母子生理、心理上的联系，增进母子感情都非常重要。切不可因妊娠反应、妊娠负担或因肚子大起来影响了外貌、体形，面部出现色素沉着、损害了自己容颜等，去怨恨腹中胎儿。实验证明，母亲与胎儿有着密切的心理联系，母亲对胎儿有任何厌恶情绪和念头，都不利于胎儿的身心健康。

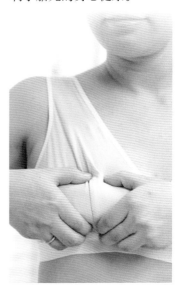

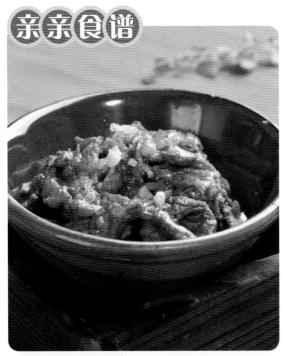

亲亲食谱

榨菜蒸牛肉片

◆**用料**◆ 牛肉（肥瘦各一半）200克，涪陵榨菜50克，酱油2勺，淀粉、糖各1勺，盐、味精、橄榄油、凉开水各适量。

◆**做法**◆
①牛肉洗净，切成3厘米见方、0.5厘米厚的片备用。②将涪陵榨菜用清水淘洗几遍，切成碎末备用。③将牛肉片放入碗中，加入酱油、盐、味精、淀粉、橄榄油及凉开水，搅拌均匀，腌渍10分钟左右。④将涪陵榨菜末用糖拌匀，拌入牛肉片中。⑤蒸锅加水烧开，将盛牛肉片的碗放入笼屉中，蒸15分钟左右即可。

防止孕吐

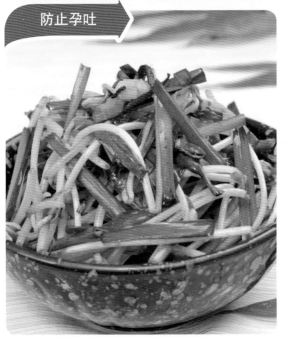

韭菜炒豆芽

◆**用料**◆ 韭菜、绿豆芽各100克，酱油、香油各1勺，鸡精、盐、植物油各适量。

◆**做法**◆
①先将韭菜彻底洗净，切成3厘米长的段；把绿豆芽择去头尾，洗净备用。②锅内加入油烧至七成热，放入绿豆芽和韭菜段一起翻炒，加入酱油、盐再炒几下。③最后加入鸡精，淋上香油，出锅装盘即可。

素炒三鲜

◆ **用料** ◆ 竹笋肉250克，雪菜100克，水发香菇50克，麻油1勺，盐、味精、清水、植物油各适量。

◆ **做法** ◆
①将竹笋肉切成丝，放入沸水锅里烫一烫，入凉水洗净，沥干水分，备用；把水发香菇切去老蒂，清水洗净，切成丝，备用；将雪菜择去杂质，清水洗净，切成末，备用。②锅置大火上，起油锅，下入竹笋肉、香菇丝，煸炒片刻。③加适量清水，大火煮开后，转用小火焖煮3~5分钟，下入雪菜末。④炒15分钟，加盐、味精调味，淋上麻油即可食用。

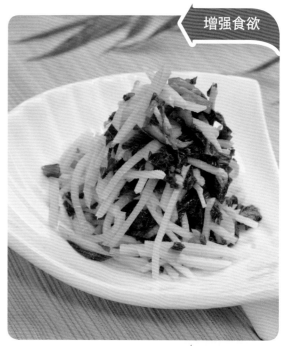
增强食欲

豆芽炒猪肝

◆ **用料** ◆ 豆芽400克，猪肝100克，姜2克，醋1勺，酱油、料酒各1/2勺，鸡精、盐、植物油各适量。

◆ **做法** ◆
①将豆芽洗净，用沸水氽烫后，捞出来沥干水分备用。②将猪肝洗净，剔去筋膜，放入锅中煮熟，取出凉凉，切成薄片备用；姜洗净，切丝备用。③锅内加入油烧热，放入姜丝爆香，倒入豆芽，大火翻炒均匀，烹入适量醋后炒匀，盛入盘中。④另起锅加入油烧热后，倒入猪肝片，迅速炒散，加入酱油、料酒，翻炒均匀后将炒好的豆芽倒入锅内，加入鸡精、盐，翻炒均匀即可。

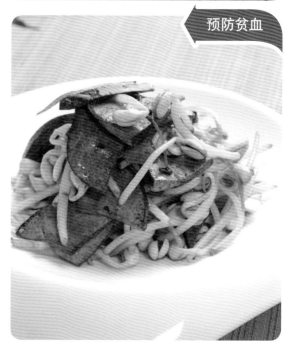
预防贫血

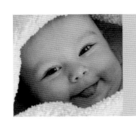

妊娠
第17周

妈妈/宝宝

妈妈：本周下腹部能明显看出隆起，子宫继续增大，在脐下3～5厘米处可以触摸到。

随着妊娠月份的增长，体重会增加，除了胎儿的肌肉、骨骼、内脏及其他组织不断生长外，还有胎盘、羊水，母体的脂肪、乳房等。

一般情况下，妊娠早期因早孕反应，孕妈妈会因为厌食、挑食甚至呕吐，体重增加不明显。到妊娠13周以后，食欲增加，食量大增，体重逐渐增加，平均每周增加350克左右，不超过500克，直到足月为止。

宝宝：妊娠17周时，胎龄15周。当胎儿全部伸展开来，能有手掌大小，随着妊娠的进展，胎动越来越频繁，而正常的胎动，标志妊娠正按照正常的步骤健康发展。

胎儿皮肤呈暗红色，皮脂腺已发育，并且开始分泌。脱落的上皮细胞与皮脂黏合而成为胎脂，覆盖在胎儿皮肤表面。胎儿开始有吞咽动作，羊水量达400毫升。有明显胎动。胎儿心脏功能增强，用听诊器可以听到胎儿的心音。皮肤渐渐显现出红色，皮下脂肪开始沉着，皮肤不再透明，皮肤触觉已发育完全，耳廓外突出长成外耳形状，骨骼钙化逐渐扩展，骨骼肌肉发育健壮，胳膊腿的活动开始活跃。

本周起，宝宝全身胎毛分布，头发盖满头皮，头比重渐减小到全长的1/4。胎儿和胎盘大小相当，但胎儿很快就会长得比胎盘大。最早的胎动出现在第16周或第17周。

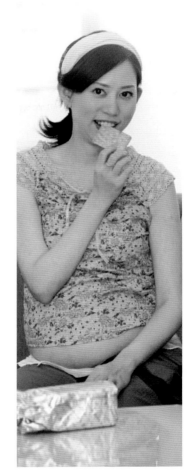

心情驿站

有的孕妈妈妊娠期里会因为种种原因而情绪低落、烦闷、精神不振、缺乏活力、懒散、忧郁，会直接影响到胎儿的正常发育。孩子出生后哭闹不止，长大后会表现出缺乏自信心、感情脆弱、郁郁寡欢。因此，母体在妊娠期的忧郁不利于胎教，不利于胎儿的发育和发展。

日常起居

因为妊娠，母体的身体新陈代谢加快，汗腺分泌增多，容易出汗。如果是盛夏时节，孕妈妈则更怕热，易出痱子。夏日孕妈妈在室温25℃左右的环境中为好，湿度在50%左右为宜。要注意室内通风，不要用电扇直吹，睡觉时更要注意。

夏季要勤洗澡换衣，保持身体清洁卫生。最好每日洗澡，水温不要过冷或过热。洗澡要洗淋浴而不宜洗盆浴。每日洗换内衣裤。夏季最好穿吸汗的布料衣服，宽大些，通气性好些，最好穿无领无袖的衣裙，把脖子露出来，把头发剪短一些，会显得利索、精神一些。可以穿颜色协调一致的衣物，使身体显得修长一些，要避免穿颜色过于灰暗的衣物，衣服的款式也不宜皱褶太多，以简洁明快为好。

孕期的衣着以宽大舒适为原则，式样简单，易穿易脱，防暑和保暖兼顾。切不可穿紧身衣裤和高跟鞋，紧身衣裤和腰带会限制腹中胎儿的生长，影响到孩子发育。过紧的长裤会影响到下肢血液流通，不宜穿用。

到这个月龄，腹部明显增大，身体重心前移。为了保持平衡，平素里孕妈妈的肩会向后仰，腰部向后缩。因此，最好穿平底布鞋，这种鞋有牢固宽大的后跟支持，走动时很平稳。还应当选择鞋帮较松软的鞋子，穿得宽大一些，鞋底上最好要有较深的防滑纹路，以防止在地砖上滑跌。高跟鞋不稳，容易跌倒，走路时重心前倾，容易压迫腹部，不利于胎儿血气供应，对宝宝发育不好。

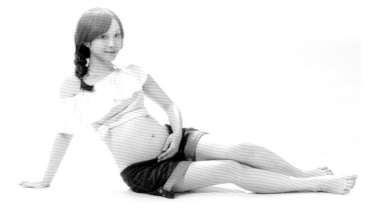

胎教点滴

5个月时孕妈妈食欲好，身体并不笨重，精神愉快，感觉很好。此时除注意养胎外，还应当多外出到大自然中领略天地之美，到博物馆、展览馆看一看展览，活动范围可以大一些。

5个月的胎儿，能听到强烈的响声，如母亲的心音、母亲说话的声音、音乐、街上的喧哗等。所以，孕妈妈应避免尖锐、振动较大的声响刺激胎儿，而要给宝宝多听一些优美柔和的声音，如中国的古典乐曲、西洋经典小夜曲等轻音乐。

在感觉到胎动以后，便可以每日定时与胎儿做胎儿体操。方法是平卧床上，尽量放松，双腿屈膝。孕妈妈双手捧住子宫，用手指轻拍或轻压胎儿，胎儿感觉到刺激，便有所反应。经过一段时间后，胎儿习惯了这种活动后，妈妈一触及便会开始运动。当宝宝累了，或烦了时，便会抖动手或顿足，向妈妈表示回应。开始时只做一两下胎儿体操即可，到妊娠8个月以后，可以持续做10分钟。

胎儿的运动训练建立在胎儿一定的自主运动能力基础上。训练时，孕妈妈应仰卧，全身尽量放松，先用手在腹部来回抚摩，然后用手指轻戳腹部不同部位，观察胎儿的反应。开始时动作宜轻，时间宜在1～2分钟。

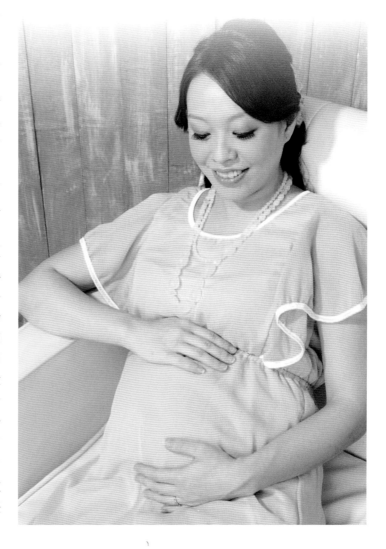

疾病防护

夏季，可以适当用一些保护皮肤的防晒露及乳液，多吃含维生素多的食物，为了使皮肤保持柔软和良好的弹性，应经常涂上一层优质的护肤液，以润滑皮肤。对面部采用自然保护法，干性皮肤用油脂和冷霜，油性皮肤用蜜类化妆品，粉底类的化妆品对皮肤有害，不宜使用。

孕中期使用腹带，能起到防止腹壁过度伸展，预防腹部出现凸尖状或悬垂状，具有保护腹部的作用，使妊娠期的行动轻便自由，同时也能固定和保护胎盘。妊娠5个月时腹部尚且小，由上向下绑，妊娠中期以后肚子大了，换采用由下向上束绑的方式。

*知识链接

子宫底高度随孕周的增加而增加，可以比较准确地提示胎儿的生长发育情况。过去用脐孔做标记测量宫底高度，比较方便，但脐孔与耻骨联合间的距离因人而异，并不十分准确，因此现在多用软尺测量。在测量前，孕妈妈应排空小便，平卧，两腿放平，腹壁放松。软尺的一端放在耻骨联合上缘，一端放在子宫底顶端，测量这一段的弧形长度。软尺要紧贴腹壁皮肤。在孕20~24周，子宫底平均每周增长1厘米。到34周以后，增长较慢，平均每周增长0.8厘米。孕40周时，子宫底的平均高度为34厘米。

由于孕期的特殊反应，皮肤会出现过多油脂，发生色素沉淀，还会出现妊娠纹。因此，孕期的皮肤调理、保湿、防皱工作丝毫不能放松，否则肌肤状况容易急转直下。

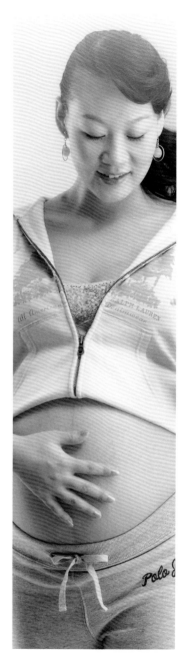

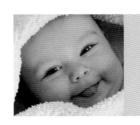

妊娠
第18周

妈妈/宝宝

妈妈：本周母体子宫在脐下两指左右处可以触摸到。有一些孕妈妈会出现鼻塞、鼻黏膜充血甚至鼻出血的情况，是由妊娠期内分泌变化而引发。遇上这种问题，不可以自己随意滥用滴鼻药物或抗过敏药物，可以通过食疗方式，吃一些中医食疗中凉血的食物，即使不用药治疗，这种情况也会逐渐减轻和消失。如果鼻出血不止，情况严重，应当怀疑是否有妊娠高血压综合征，最好找医生诊察和指导。

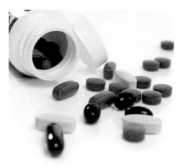

宝宝：妊娠18周时，胎龄16周，这一周，胎儿生长发育速度比以前稍显得慢一些。

胎儿发育到第18周末时，开始能听到胎心音。骨髓中血细胞生长增快，胎儿大部分骨骼开始变硬。骨骼几乎全部是类似橡胶似的软骨，以后会变得越来越硬，一种可以保护骨骼的物质髓磷脂开始慢慢地附着在脊髓上。肝内造血功能下降。男婴的睾丸开始下降，胰腺开始分泌胰岛素。胎儿指尖和脚趾上发育成各具特色的指纹。胎儿的眼睛开始能向前看，而不朝左右看。心脏的活动也活跃，可以听到强有力的胎心，胃部出现制造黏液的细胞，大脑还会出现沟回。在母体进餐后的1~2小时内，宝宝就开始吸取养分。

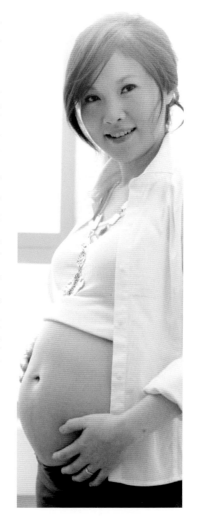

心情驿站

在漫长的妊娠期生活中，有一些孕妈妈因为一点儿暂时的身体不适而产生对胎儿的怨恨心理，胎儿在母体内是能够意识到母亲的这种不良情感的，从而引起精神上的异常反应。这样的胎儿出生后大多数会出现感情障碍、神经质、感觉迟钝、情绪不稳，易患胃肠疾病、疲乏无力、体质差等情况。因此，孕妈妈在妊娠期间应当排除这些不良的意识，母亲应该把善良、温柔的母爱充分体现出来，通过各方面的爱护关心胎儿的成长。

孕妈妈不宜发怒，怒气的产生虽由多种原因所引起，但总体上是出于情绪不好。传统医学认为，"气血不和，百病乃变化而生"，发怒会成为百病之源，为了宝宝的健康，孕妈妈一定要经常保持心情愉快，宽容大度。

孕妈妈如果出现忧郁心情时，一定要积极调整自己的心态。要多到户外呼吸新鲜空气，多参加社会活动，出外游玩。随着精神状况的放松，心情也会开朗起来，平时要多在生活中寻找乐趣，多做一些适当的娱乐活动，如下棋、唱歌、欣赏优美轻松的音乐，多和乐观开朗的人接触，交流思想，敞开胸怀。

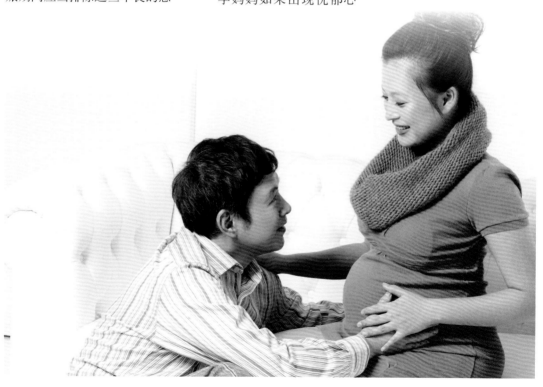

日常起居

从现在起，孕妈妈要经常用肥皂和温水擦洗乳头，把上面的干痂擦掉，抹上油脂，防止乳头皲裂。还要做一次门诊检查，注意乳头长短和有无凹陷，以免影响产后哺乳，如有乳头扁平、内陷的情况，就应当开始在医生指导下做乳房按摩。

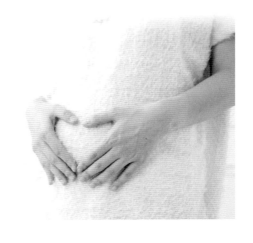

胎教点滴

不妨养成习惯，采用音乐熏陶法陶冶宝宝的情操，孕妈妈每天欣赏1～2次音乐名曲，如每次15～20分钟。用优美动听的音乐刺激腹中胎儿听觉感受能力，使宝宝的听觉得到训练。

抚摩胎教，是指孕妈妈或准爸爸用手轻轻抚摩孕妈妈腹壁的胎儿部位，使胎儿感受并做出反应。抚摩胎教可以促使胎儿的运动神经发育。抚摩胎教选择在妊娠6个月前后，以每天晚上胎动较

频繁时进行。每次持续5～10分钟，每日1次，每周3日。如果配合以轻松、愉快的音乐进行，效果更佳。但是要注意，宫缩出现过早的孕妈妈不宜使用这种方法。

疾病防护

孕妈妈的体温一般高于正常人，人的正常体温，腋下测量应当是36.5℃左右，怀孕4个月的女性腋下温度为36.8℃，比孕前略高，这主要与孕期的孕激素高有关。孕激素有升温作用，会使正常体温升高0.3℃～0.5℃。

如果外出旅游，孕妈妈在旅游途中要注意防寒保暖，根据气候变化，随时增减衣服。外出要多带宽松的衣物，常洗常换，讲究个人卫生。在旅途中不可过劳，行程不要安排得太紧凑，要多安排停留时间，使孕妈妈有充分的

休息时间。旅游途中还要特别讲究饮食卫生，饭前便后要洗手。不管沿途摊点的食物有多大的吸引力，都不能随便吃。饮水最好自备，不要买小贩叫卖的饮料。在旅游途中运动量不宜过大，要注意劳逸结合，保证充足的睡眠。

红绿灯

妊娠5个月以后，孕妈妈在夜间常会发生小腿抽筋，引起小腿痉挛的原因主要是缺钙。发生这种症状后，应注意多食用含钙丰富的食品，如牛奶、豆制品、鱼类、海带、虾皮等。同时还要注意加强户外活动，多晒太阳，促使维生素D形成，增加钙的吸收。如果缺钙较严重，要在医生指导下补充钙剂。

大约有1/3的孕妈妈会产生妊娠斑，没必要太担心，等孩子出生后会自然淡化、消失。如果想急赶着消斑反会徒劳无益，一些祛斑、美白成分还可能加害宝宝。可以使用一些精纯的天然精油来减弱妊娠斑：玫瑰、花梨木、柠檬精油以5:3:2的比例调制好，在每天护肤时加2滴即可。要注意，妊娠期使用的润肤液必须是纯植物配方。

要注意防晒，孕妈妈的肌肤会对光特别敏感，因此一定要在居家、外出时都防晒。应当尽量选择纯物理防晒产品。

孕中期是孕妈妈最快乐、轻松的时期，千万不要虚度这个时期，住院分娩和小宝宝出生后的用品都适合在这个时候来准备。如果拖到孕晚期，一旦日子过得不很顺畅，到生产时什么都没来得及准备，就会手足无措了。

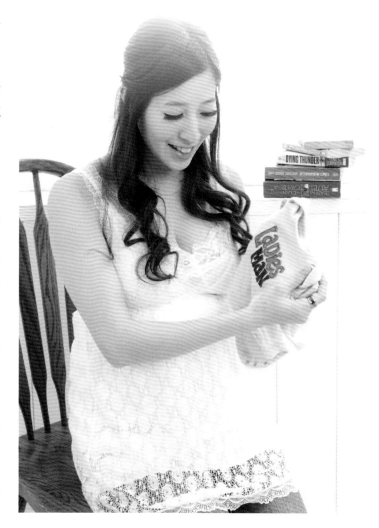

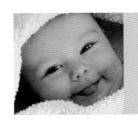

妊娠
第19周

妈妈/宝宝

妈妈：顺利地进入孕中期，您需要再做一次B超，一般在18～22周之间，这是为了查看胎儿的生长发育情况，确定是否有先天缺陷，并检查一下胎盘和脐带。在做B超检查时，可以在仪器的屏幕上看见胎儿正在踢腿、屈体、伸腰、滚动、吸吮自己的手指等。

现在您应该坚持有规律地计数胎动了，时间最好固定，可每天早、中、晚各数一次，正常胎动次数为三次胎动总和乘以4大于30次。每天坚持数胎动，是一种直接胎教，当妈妈对胎儿高度注意时，可以想象胎儿的各种体态，胎儿也能回应您的感受，这样会增进母子之间的感情交流。

宝宝：妊娠19周时，胎儿大约有15厘米长，胎儿的胸脯不时地鼓起来、陷下去，这是胎儿呼吸的表现，但是在胎儿的口腔里流动的是羊水而不是空气。

胎儿最喜欢听中低频调的声音，准爸爸的说话声正好适当，如果丈夫每天能坚持与母体内的胎儿讲话，能够唤起胎儿的热情，帮助胎儿智力的发育。

心情驿站

在整个漫长的妊娠期，绝大多数时间会是在家庭中度过，家庭气氛的和谐对胎儿的生长发育影响很大。和谐的家庭气氛是造就身心健康的下一代的基础条件之一。在和睦相处的环境中，孕妈妈得到温馨愉悦的心理感受，胎儿也能够在良好的环境中获得熏陶，从而促进身心健康地发育。

创造良好的家庭氛围，需要夫妻的互敬、互爱、互勉、互慰、互谅、互相谦让。要经常不断地交流感情，彼此之间多加沟通。

在本周，孕妈妈对于有了胎动的感觉那种兴奋劲儿，会让准爸爸非常羡慕，准爸爸可以在晚上胎动频繁的时段里，通过抚摩腹部、耳贴细听的方式，来听一听宝宝的心跳，感受和体会宝宝的运动和动作，一起轻声和胎儿说一会儿话，父亲低沉的嗓音也应当让胎宝宝熟悉。这样做，对于加强夫妻感情沟通和交流，对于未来宝宝出生后家庭育儿都是非常有益的。

胎教点滴

向孕妈妈孕期推荐的10首外国著名乐曲：

普罗科菲耶夫《彼得与狼》；

德沃夏克E小调第九交响曲《自新大陆》第二乐章，适宜抚平焦躁的心情；

约纳森《杜鹃圆舞曲》，特别适合在早晨睡醒后听；

格里格《培尔·金特》组曲中《在山魔王的宫殿里》，感受力度与节奏；

罗伯特·舒曼《梦幻曲》，感受清新与自然，适宜调整情绪；

约翰·施特劳斯《维也纳森林的故事》，感受春天早晨的气息；

贝多芬F大调第六号交响曲《田园》，在细腻的乐曲中享受宁静；

老约翰·施特劳斯《拉德斯基进行曲》，激情澎湃中感受无限活力；

勃拉姆斯《摇篮曲》，妈妈无尽的爱，在乐曲声中与宝宝说一说话；

维瓦尔第小提琴协奏曲《四季·春》，体验春季盎然的感受。

这10首著名的西方古典音乐，每一首的风格都不一样，孕妈妈们在一天当中的每个时刻都可以听。让小宝宝接受多元的艺术，接触不同演奏形式、不同艺术风格的乐曲，在音乐的海洋中汲取营养，培养艺术潜能。

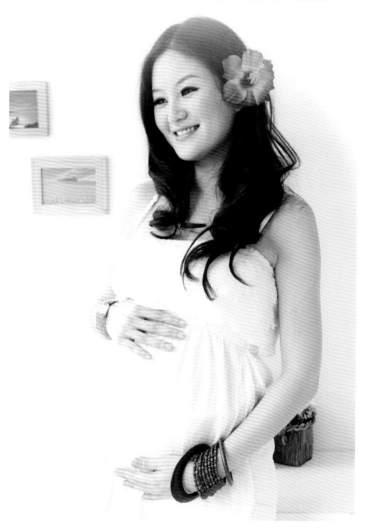

日常起居

孕期乳房护理：怀孕以后，由于孕妈妈体内孕激素水平增高，乳腺组织内的腺泡和腺管不断增生，乳房的皮下脂肪渐渐沉积，使乳房的外形有很大变化。最初的一个月内，孕妈妈会感觉到乳房有点儿微微胀痛，而且变得特别敏感。随着月份增加，乳头和乳晕也会变得越来越大，颜色一点点变深，到孕晚期的时候就会变成枣黑色。有一些孕妈妈在怀孕20周后，还会从乳头分泌出少量的乳汁，这些都是母体在为今后的哺乳做准备。

从外观看，伴随着乳房的胀大，左、右乳头之间的距离开始逐渐变宽，双乳开始向腋下扩展并下垂。除了形状的变化以外，由于乳房周围的皮肤缺乏弹性和张力，双乳的外侧还可能出现少量的妊娠纹。

为了乳房的健康舒适，为了美观挺拔，从妊娠期开始就要呵护乳房，保持清洁、佩戴合适的胸罩等。

清洁护理：怀孕5个月后，应该经常用清水擦洗乳头。如果乳头结痂难以清除，可以先涂上植物油，待结痂软化后再用清水清洗，擦洗干净后涂上润肤油，以防皲裂。

刺激乳头可能会引起宫缩，因此在怀孕晚期不要进行乳房按摩会比较安全。

孕妈妈可以用手掌侧面轻按乳房，露出乳头，并围绕乳房均匀按摩，每日1次。

选择乳罩：乳罩能给乳房提供可靠的支撑和扶托，通畅乳房的血液循环，对促进乳汁的分泌和提高乳房的抗病能力都有好处，还能保护乳头不会受到擦伤。

一般从怀孕第4周开始，孕妈妈就要开始注意佩戴乳罩，选择罩杯较大的有利于托起整个乳房。

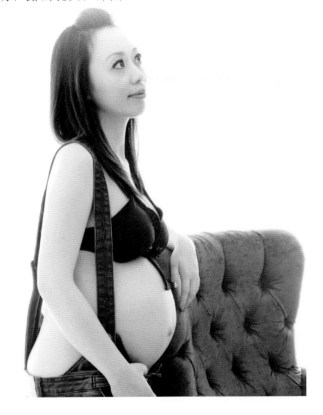

疾病防护

　　如果您感觉到精神倦怠，可以调整休息时间，早睡晚起不失为一种最佳选择，还要在每天午间适当安排休息时间。

　　适度地安排休息和运动，可以刺激血液循环，使血液能够携带足量的氧气和营养运送到全身。

　　按照产前检查保健计划，本月要进行一次抽血化验，如果有贫血趋向，要调整饮食结构，或者在医生指导下额外补充铁剂。

　　注意要经常变化不同的姿势和动作，如果需要长时间站立工作，要抽空坐下休息一会儿，抬高双脚。如果需要长时间坐着工作，则需要在固定时间或者每一个小时后，起来走动几分钟，舒展一下四肢。

　　该做的事情争取高效率完成，可以请家人、朋友、同事代劳一些事情，不要再争强好胜，大小事儿一肩挑。一方面，没有人会拒绝帮助一位妊娠妈妈的请求，另一方面，学会向别人求助，也是对自己能力的锻炼。

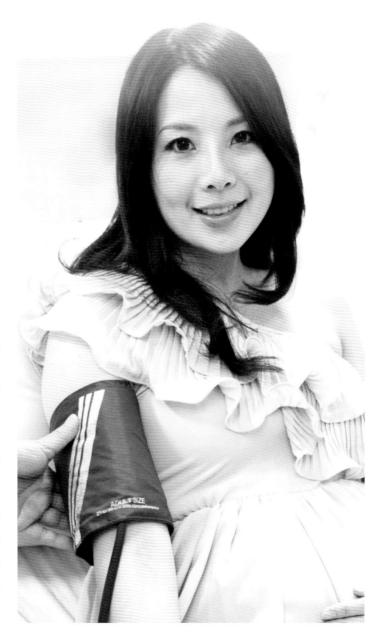

＊知识链接

💗保持健康的活动姿势

从本月龄起，腹部渐渐增大膨隆，重心前移，身体各部位受力方向也发生变化，坐、立、行走等日常生活均与怀孕前不同，活动受到诸多限制。为了保证孕妈妈能健康、顺利地完成妊娠，避免出现意外，妊娠期重要的健康活动姿势，是避免背部弯曲。

孕妈妈做家务时，不宜过分弯曲腰背，擦地一类家务活儿能干多少就干多少，在整理花园、擦地、铺床时，都要尽量挺直腰板，以蹲低或跪着做的姿势代替弯腰。

不要举提重物，因为这会无法保持背部的挺直。穿低跟鞋，因为高跟鞋会加重身体向前倾。

从躺卧着的体位起来时，一定要先转向侧卧位，然后再转向跪姿，先用上肢和大腿的力量把身体撑起，以保持背部挺直。

站立时要尽量让背部舒展、挺直，使腹部的重量集中到大腿、臀部、腹部的肌肉上，并受到这些部位的支撑，这样能防止背痛，增加腹部肌肉的力量。可以在能照到全身的镜子前面，检查自己站立的姿势是否正确。

在由站立位改为坐位时，要先用手在大腿或扶手上支撑一下，然后再慢慢地坐下。坐椅子时，要深深地坐在椅子里，后背要笔直地靠在椅背上。先慢慢坐在椅子靠边部位，然后再向后移动，直到坐稳为止。坐有靠背的椅子时，髋关节和膝关节要呈直角，大腿宜与地平线保持平行。

由坐姿站起时，要用手先扶在大腿上，再慢慢站起来。

拾取东西时，注意不要压迫肚子。要先弯曲膝盖，然后弯腰，蹲下以后再拾取。

增强骨盆底肌肉力量很重要，由于孕期激素的作用，会使肌肉拉长、软化，因此孕期每当打喷嚏、咳嗽、大笑时，可能有少许尿液溢出。

为避免溢尿症状发生，加强骨盆肌肉的锻炼很重要。采用提肛动作，轻轻吸气，并用力缩紧肛门，直到再也使不出劲儿为止，稍维持片刻，然后逐渐放开。开始时每天至少练习两次，熟练以后可以在任何时间练习，坐着站着均可，坚持做对分娩将有意想不到的辅助作用。

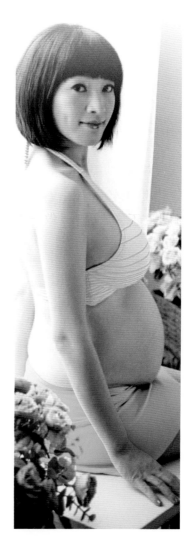

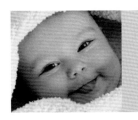

妊娠
第20周

妈妈/宝宝

妈妈：妊娠第5个月末，子宫底在脐下二指处，高16～17厘米。子宫像幼儿的头部，已经相当大了，下腹部的隆起开始明显，这时的子宫底的高度是15～18厘米。

您现在能肯定地感到胎儿在不停地运动，做一些翻滚的动作，有时运动太剧烈，会让妈妈晚上睡不着觉。在以后的10周里，胎儿的运动将非常频繁。

身体最明显的特征是腹部逐渐膨胀，乳房日趋丰满，胸围逐渐增大，有可能出现下肢水肿。

宝宝：大脑皮层结构形成，沟回增多，胎儿运动能力增强。

现在胎儿已经能和初生儿一样，时睡时醒了。睡着的时候，会摆出其独特的睡眠姿势：有时会把下巴贴在胸口上，有时则会把头向后倾。胎儿现在开始能吞咽羊水，肾脏已经能够制造尿液，头发也在迅速地生长。感觉器官开始按区域迅速发育，神经元分成各个不同的感官，味觉、嗅觉、听觉、视觉和触觉都从现在开始，在大脑里的专门区域发育，神经元数量的增长开始减慢，但是神经元之间的相互联通开始增多。

从妊娠20周后，胎儿开始发展嗅觉及味觉，好的感觉能让胎儿感到愉快。在母体内胎儿不时地摇头、抚摩自己的脸，手指触摸嘴唇而产生的反射动作，即张口动作，渐渐地由反射动作转为自然动作。胎儿的眉毛开始形成。胎儿头上开始长出细细的头发，不是胎毛。女性胎儿的子宫已完全形成。

到第20周结束时，胎儿重约308克，长约260毫米。随着骨骼的发育，宝宝的活动越来越有力。从孕第20周起，胎儿视网膜形成，开始对光线有感应，不喜欢强烈光线的刺激。

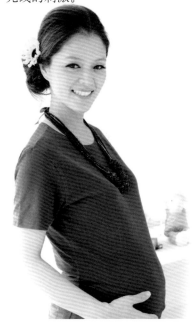

心情驿站

妊娠中期，孕妈妈逐渐形成适应能力，心理上也能够适应妊娠，相对来说，身体已经进入一个比较稳定的时期，这个时期的主要感觉，会是自我感觉良好。

从现在起，精神面貌进入了最佳状态，胎动显著出现，胎心音能听到，能让孕妈妈处处明显地感觉到腹中新生命的存在，孩子既作为一个个体存在，又是母体的一部分，这种感受增加了身为母亲的幸福。责任感会令您加倍关心胎儿的生长发育过程。为了更加了解宝宝，可以适当参加怀孕女性培训班，交几位孕妈妈朋友，一起交流妊娠感受和经验，或者通过学习阅读有关书籍了解更多的妊娠与养育知识，或者为孩子的出生做一些物质准备工作。

日常起居

妊娠期的身体从内脏到外表都发生很大变化，腰身又粗又圆，早先玲珑优美的身体曲线由于胸部和臀部的过分增大变得完全走形，有不少孕妈妈一时之间会很不适应。

其实，孕妈妈形象是世间最美丽的风景，"挺身而出"的优美曲线散发着魅力，无限的"孕味"要靠整体形象的设计。

妊娠期着装原则应当力求简洁、明快、大方，随着体形的变化，衣服选择宽大一些，不可束腰；采用暖色调，温馨柔媚，极富女性魅力；不用冷色调，不强调冷酷。

妊娠期着装一般分为三大类：

❤休闲家居装。以宽松、手感好、透气性强的棉织品为主，舒适为原则，式样稍显活泼一些。

❤职业孕妇装。质地精良，颜色不宜太深或太浅，最好选择配长裤的稍显宽松的职业装，切不可选超短裙类。

❤孕妇礼装。质地精良，有悬垂感，式样要简洁优雅，色泽纯正雅致。用比较优雅的丝巾、项链、耳环等来做配饰。

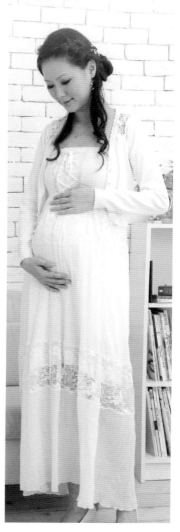

胎教点滴

胎儿大约在5个月时开始有听觉反应，胎儿的内耳、中耳、外耳等听觉系统建立在怀孕约6个月时。在母亲子宫里，胎儿对外界的声音刺激会有所反应，包括感受到母亲的心跳速度、血液流动的节奏、胃肠蠕动的韵律。如当母亲沉浸在莫扎特、舒伯特、肖邦等轻柔美妙的乐曲声中，胎儿不仅能感受到音乐节奏，也能感觉到如子宫、血管脉动，而且能在环绕着羊水、温柔的摇篮里，随着母亲的心跳、呼吸节律，如海洋波涛一般轻轻地摇晃。

个人性格的个体差异在胎儿期就已经表现出来，有的安详文静，有的活泼好动，有的淘气顽皮。人的性格形成有着先天和后天两种因素，同时也与出生前胎儿在子宫内所受到的影响有关。母亲的子宫是胎儿所接触的第一环境，小生命在这个环境里的感受将直接影响到胎儿性格的形成和发展。如果母亲妊娠期间情感和谐、温暖、慈爱，胎儿能感受到进而逐步形成平和的性格基础。反之，若家庭生活不和谐、经常吵架，孕妈妈工作生活辛苦劳累，心情不愉快，或者母亲迁怒于胎儿，胎儿就会痛苦地体验到周围的这种冷漠、仇视的氛围，随之形成孤寂、自卑、多疑、怯懦、内向等性格。

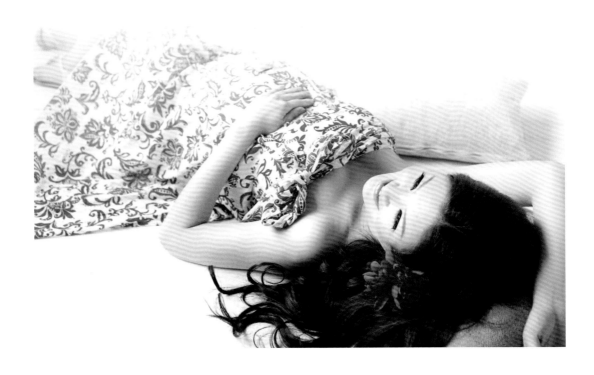

疾病防护

为了使胎儿有适宜的成长环境，孕妈妈的身体机能，如内分泌、血液、心血管、免疫和新陈代谢等方方面面，都会在不知不觉中发生种种改变，这些改变会对孕妈妈的眼、耳、鼻等感觉器官造成不同程度的影响，甚至带来一些似是而非的"病症"：

♥ 眼睛角膜水肿：正常人眼睛角膜含有70%的水分，孕期因黄体素分泌量增加及电解质的不平衡，容易引起角膜及水晶体内水分增加，形成角膜轻度水肿，眼角膜的厚度平均增加约3%，而且越到怀孕晚期越明显。由于角膜水肿，敏感度会有所降低，常会影响角膜反射和保护眼球的功能。这种现象一般在产后6～8周即恢复正常。

♥ 屈光不正：眼睛角膜的弧度，在妊娠期间会变得较陡，使得检查时有0.25～1.25屈光度的改变，产生轻度屈光不正现象，到怀孕晚期更加明显。结果会导致远视，或者睫状肌调节能力减弱，看近物模糊就是其中之一的情形。如果原来近视的话，此时眼睛的近视度数则会增加。这种异常现象多在产后5～6周恢复正常。因此，如果出现远视或近视度数加深的情况，不必忙于配换眼镜，可以在分娩一个多月后再验配，验出的度数才相对准确。

♥ 干眼症：眼睛中的泪液，起保护眼球及润滑作用。妊娠晚期，约80%的孕妈妈泪液分泌量会减少，妊娠期间受激素分泌的影响，泪液的均匀分布遭到破坏。泪液量减少，容易造成干眼症。因此，应当注意孕期眼睛的卫生保健，合理营养，多摄入对眼睛有益的维生素A、维生素C等营养素。

♥ 听力变化：怀孕后，母体机体的细胞内外液中雌激素浓度差异较大，引起渗透压改变，会导致内耳水钠潴留，进而影响听力。从怀孕早期开始，孕妈妈的低频区听力(125～500赫兹)会有所下降，并在孕期的中、晚期继续加重，产后3～6个月恢复正常。

♥ 血管舒张性鼻炎：怀孕后体内雌激素水平增高，引起鼻黏膜的超敏反应，会导致小血管扩张、组织水肿、腺体分泌旺盛，出现鼻塞、打喷嚏、流涕等症状，约有20%的孕妈妈身上会发生这种妊娠期鼻炎，怀孕3个月后更为明显。一旦分娩后，鼻炎会随之痊愈，不留后遗症。目前，对妊娠期鼻炎尚无十分有效的预防措施，但能通过适当的治疗减轻症状。

♥ 口腔改变：妊娠期可能出现牙齿松动，易生龋齿，齿龈充血、水肿、增厚，刷牙时牙龈易出血等症状，有的孕妈妈还有唾液增多和流涎等，这些改变都会随着妊娠的终结而恢复。但孕期应当特别注意口腔的清洁卫生，因为口腔感染会殃及胎儿和自身的健康，造成种种危害，不利于优生优育。

分享体验

孕期如果必须化妆时，注意以下几点：

💗 每次妆容前的清洗一定要彻底，防止色素沉着；

💗 妆容不宜过重，特别是使用口红和粉底；

💗 使用化妆品要避免含激素和铜、汞、铅等重金属，应当选择品质好、有保证、成分单纯，以天然原料为主、性质温和的产品；

💗 化妆用品要清洁、安全可靠，过期产品和别人的化妆品坚决不能用；

💗 妊娠期不文眼线和眉毛，不绣唇，不要拔眉毛，改用修眉刀；

💗 不要因为妊娠斑的出现而使用美白产品；

💗 尽量少涂抹口红。如果使用，喝水时、进餐前应当先抹拭净，防止有害物质通过口腔进入母体。

红绿灯

💗 忙碌的间隙，给自己准备一些清淡的小食品，对调节内分泌系统有不错的作用。

💗 上班族白领的孕妈妈，可以在办公室的冰箱里放一点儿矿泉水、无糖果汁、酸牛奶、新鲜水果、全麦面包等食品，作为供给补养的仓库。

💗 在手袋里也可以放全麦饼干和一些干果，可以在合适的场合随时补充。

💗 办公桌柜子里可以放一点儿全麦饼干、坚果、补钙的脱脂奶粉，和需要定时补充的食品。

💗 遇到什么问题都可以向妈妈或者婆婆咨询，老人不仅能帮助解决问题，这也是增进母子、婆媳感情的良机，妈妈和婆婆肯定会回忆起很多美好有趣的事情来。

💗 不要长时间站立，如果不可避免，应当拿一张小凳子垫脚，让膝关节弯曲休息，这样可以预防后背向内弯曲。站在坚硬的地板上，如烹调或洗碗时，可以在脚下铺一张防滑地毯作为护垫。

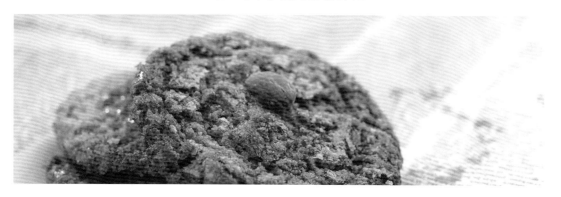

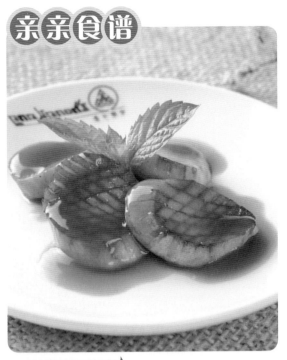

亲亲食谱

蜜汁杏鲍菇

◆**用料** 杏鲍菇300克，料酒、香油、酱油、精盐、胡椒粉、蜂蜜、香草碎各适量。

◆**做法**◆

①杏鲍菇洗净，切厚片，剞花刀。②蜂蜜、料酒、香油、酱油、精盐和胡椒粉混合拌匀成调味酱汁。 ③将杏鲍菇码放在平底锅中，均匀地淋上酱汁，腌渍15分钟，然后撒上适量香草碎，小火将杏鲍菇煎熟，酱汁收干即可。

促进胎宝宝发育

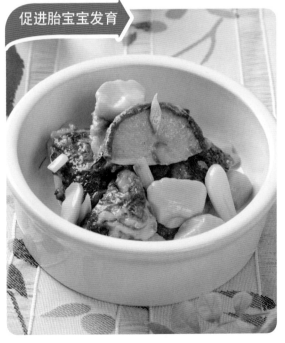

栗子冬菇

◆**用料** 栗子300克，冬菇100克，葱段、蒜片、鸡精、白糖、酱油、淀粉、香油、植物油、清水各适量。

◆**做法**◆

①用刀在栗子上面横剞一刀(剞至栗肉的4/5处)，入沸水锅待壳裂开捞出，剥壳去膜；冬菇择洗干净，去蒂，一切两半。②锅置火上，倒植物油烧热，放入葱段、蒜片炒香，倒入栗子、冬菇翻炒，加酱油、白糖和少许水，大火烧沸，放入鸡精，用淀粉勾薄芡，淋上香油，起锅装盘即成。

香煎藕饼

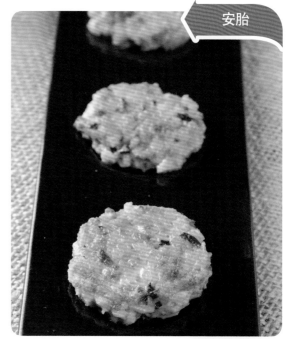

安胎

◆用料◆ 猪瘦肉300克，莲藕300克，冬菇100克，瑶柱、鸡蛋液、精盐、味精、淀粉、植物油各适量。

◆做法◆
①莲藕去皮切粒；猪瘦肉切粒剁碎；冬菇泡好后切粒，上述用料加入泡好的瑶柱、鸡蛋液、淀粉、精盐、味精搅拌成馅料。②锅中倒油烧至八成热，离火，将馅料每25克制成一个丸子，放入锅中，用锅铲压呈饼形。③将锅上火，用小火煎至藕饼两面呈金黄色，装盘即成。

芝麻豆腐丸子

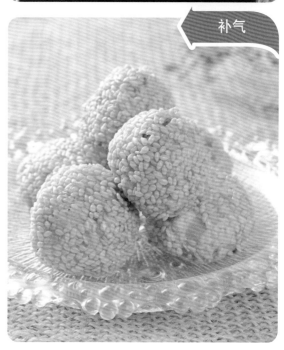

补气

◆用料◆ 豆腐300克，猪肉馅300克，葱花、蒜末、芹菜碎、白芝麻、酱油、香油、淀粉、花椒盐、植物油各适量。

◆做法◆
①将豆腐捏碎，加入猪肉馅、葱花、蒜末、芹菜碎、酱油、香油、淀粉拌匀成肉馅，将肉馅捏成丸子，滚上白芝麻。②将丸子放进已预热的油锅，以中温油炸熟，待丸子呈金黄色捞起，用吸油纸吸干油分，撒少许花椒盐即可。

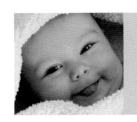

妊娠
第21周

妈妈/宝宝

妈妈：本周子宫位于脐上1厘米处，距耻骨联合约高21厘米，孕妈妈的腰围继续变粗，体重增加4.5~6.3千克。随着子宫的增大，身体的其他部位也会不断出现变化。有可能下肢会出现肿胀，到傍晚时尤其明显。在食物中适当减少盐的摄入量，坚持每天散步和适当运动，能缓解肿胀情况。

宝宝：本周实际胎龄为19周，胎儿头臀长约18厘米，体重300克。胎儿消化系统有了很大的变化，小肠开始蠕动，推送肠道内容物，以吸收糖类。到怀孕21周时，胎儿的消化系统会产生少量的盐酸和消化酶，具备初级消化功能。胎儿能吞咽羊水，吸收其中大部分水分，并且把不消化的物质送入大肠。胎儿吞咽羊水有助于消化系统的发育，为出生以后消化系统功能的完善做好准备。通过羊水的消化吸收过程，能为胎儿提供足够的养分，胎儿每天吞咽羊水量能达到500毫升。

胎儿的粪便即胎便，由未消化吸收的羊水残渣形成，呈黑绿色或青棕色。胎便的存在能证明胎儿吞咽羊水，消化系统功能正常。

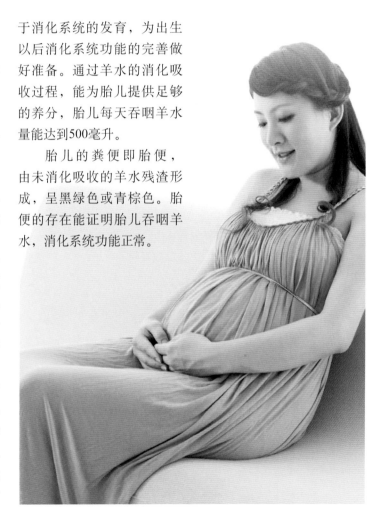

日常起居

妊娠期间身体雌激素分泌的增多，会使头发更健康，许多平时头发油脂极多的女性会发现，在这个阶段会不再多油，而且光洁、浓密、服帖，很少有头垢、头屑。但如果忽视头发的护理，会造成产后脱发的不良后果。因此不可马虎，一定要认真护理好头发。

妊娠中期头发的护理，要注意饮食应多样化，不应偏食。经常洗头，洗后不要用强风吹干，最好不用卷发器卷发，没有完全干时最好不要梳理。洗头以后的发型任其自然，尽量不过多梳理和用过热的风急于吹干。妊娠期女性的头发，通常比一般情况下略显得干一些，要按干发型来梳理养护。为防止头发断裂，可以换用干性头发的洗发剂和护发剂，减少头发的损伤。要知道，妊娠过程本身并不会损害头发，还能使原先暗淡无光的头发显得柔软发亮，皮脂

溢出也有所减轻甚至消失，所以，只需要把头发梳理整齐，保持适宜发式就很好。

妊娠期间，怀孕妈妈的形体变化是孕育胎儿所必需的。紧衣束身、片面追求形体线条美当然不可取，但在衣着宽大舒适的前提下，注意在布料和服装款式上有所讲究，也能增添美感。为使体形显得线条均匀，可以选用竖条纹的布料。上装的设计，可以稍加宽肩部，使腹部不显得太突出，在领口装上花边或佩戴上胸花，便能明显转移别人对自己腹部的注意力，显得雅致漂亮。

适当的家务劳动可以增加孕妈妈的活动量，能防治孕期最容易出现的便秘，既能增进食欲，又可改善睡眠，也有助于预防发胖。但有些家务活儿孕期不要做。做家务活必须特别当心，绝不能想干什么就干什么，而要想做多少就做多少。

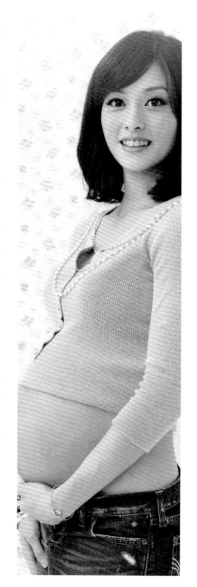

胎教点滴

所谓胎教，最主要的是使母亲的心理健康，进而对孩子产生影响。孕妈妈的心情郁闷和不良情绪，如悲伤、忧愁、抑郁等不良心境，大怒、过喜、骤惊等较强情绪刺激，都对胎儿不利。孕妈妈焦虑不安，惊恐不定，会引起胎儿缺乏安全感，形成不稳定的性格和脾气。如果孕妈妈受到过分惊吓，恐惧忧伤、紧张或受严重刺激，均能引起胎盘早剥，造成胎儿死亡。

音乐胎教可以选在早晨起床后及入睡前进行，如胎动强可多听几次，但每次不宜超过20分钟。

孕妈妈听音乐，适宜选择轻柔的、温情的音乐，音量不要太高，组合音响、高音喇叭等高频率组合立体声是一种噪声紧张刺激因素，对孕妈妈不利。经常处于这种环境中，会使胎儿不安，出生后易成为过敏体质。孕期胎教的音乐，可购买专用的胎教教材，内容经过专家审定，对母胎有益。研究发现，新生儿能记住在胎儿期20周时听到的乐曲。欣赏音乐时，最好定时定量，音量不要太大。让美妙的音乐传进母亲和胎儿的心灵，使胎儿大脑组织发育得更好。

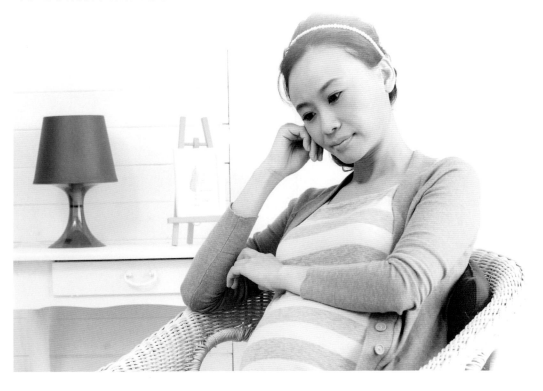

疾病防护

从妊娠期开始到晚期，始终会伴有尿频的症状，通俗地说就是小便次数增多，会老想上厕所。甚至于有一天忽然发现自己像个小孩子，连基本控制小便的能力都没有了。孕期会经历一段从尿频到失禁的真切感受，这与女性的生理构造有着直接联系。

女性生理构造特征：女性的子宫位于盆腔的中央，前方是膀胱，后方为直肠，子宫体会因为膀胱和直肠充盈程度的不同而改变位置。正常情况下，膀胱贮存尿液达400毫升时会使人产生尿意，平均约4小时排尿一次，饮水量多则排尿时间相应缩短。

妊娠早期即刚刚受孕时，尽管子宫大小没有改变，但孕激素会引起盆腔充血，在盆腔中占据大部分的空间，压迫紧靠在腹前方的膀胱，引起尿频。妊娠12周以后，子宫体进入腹腔，对膀胱的压迫有所缓解，部分人会感到尿频症状减轻，也有部分人的情况不会改善。

有些人随着孕周的推移而越来越明显，几乎忍无可忍。分娩前，每天最大的工作量就是不停地排尿，总会有尿不净的感觉，刚尿完马上又想去，到了卫生间又尿不出来，会令人很难为情。

如果觉得尿失禁让人受窘，可以使用卫生巾或卫生护垫，并且做一做骨盆放松练习，有助于预防压力性尿失禁。少喝水是不对的，中断了水分的摄取，只会导致便秘发生，带来更大的麻烦。怀孕期间母体内的血流量增加了一倍，要摄取大量水分，每天喝6～8杯水，以供给血液循环和消化的需要，保持肌肤健康。

特别要指出的是，如果在发生尿频的同时伴有尿急、尿痛、尿液浑浊，就是出现了异常现象，应及时请医生检查，查明原因，进行治疗，以防止膀胱炎症上行引起急性肾盂肾炎。

怀孕期间身体和感觉会改变很多，在怀孕之前应该充分利用时间运动，促进身体健康，尤其是对骨盆底肌肉的锻炼。这样不仅可以在孕期减少压力性尿失禁的发生，而且在分娩时会减轻痛苦，缩短产程，也同时可以预防产后因阴道松弛而产生的一系列疾病，不仅有助于恢复阴道良好的弹性和收缩力，而且对产后恢复性生活也很有好处。

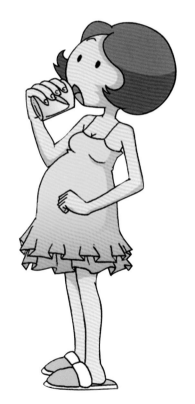

分享体验

妊娠中期以后，腹部自然增大，许多人为保持体形，使用腹带来约束腹部，这样做不值得提倡，因为压迫腹部对胎儿发育不利。有些特殊情况需要，因人而异地可以使用腹带，要讲究科学，防止影响到胎儿发育。

如果母体身材矮小或腹肌过于松弛，随着胎儿的增大，腹部往往会坠向下方，形成悬垂腹，以至于身体的重心明显前移，造成活动不便，还增加劳累程度。这样的孕妈妈束上腹带，支托下垂的腹部，会感到轻松、灵便，体形也会苗条一点儿。

胎位不正的孕妈妈，医生在纠正后，会建议使用腹带约束，以防止胎儿转动。束系松紧要适度，太松会起不到支托的作用，太紧则妨碍孕妇的呼吸与消化，对胎儿不利。

如果腹肌较强，腹部无明显下垂，原则上不用使用腹带。

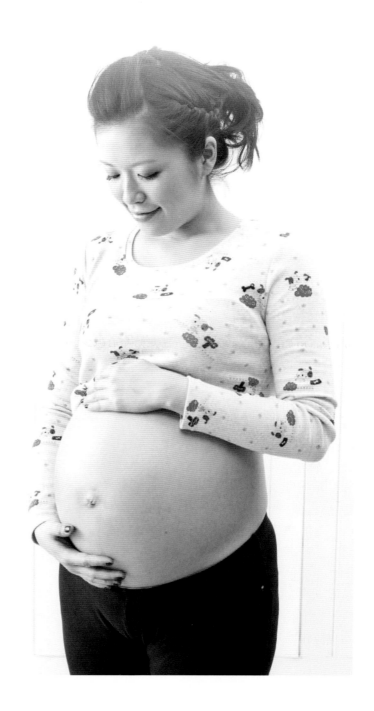

运动健身

妊娠6个月，胎儿的发育处于稳定时期，孕妈妈顺其自然地参加适量运动，有助于顺利分娩，给宝宝的健康出生打下好的基础。孕妈妈要愉快地进行运动，要有良好的兴致，时时想着与胎儿同欢乐。

游泳是一项能帮助孕妈妈顺利分娩的运动。妊娠期游泳要注意水温，如果水温过低，会刺激子宫收缩，易引起早产，水温过高容易疲劳，游泳时间最好安排在上午10点到下午2点之间。

妊娠中期体操推荐：

伸展运动：运动之前，做一些伸展动作热身。背部伸直，保持住身体的重心。

向前弯曲：用于减轻背痛，双手用力往前伸，有意识地伸展整个身体，能减轻背痛症状。

旋转踝关节：把一只脚抬离地面，屈伸踝关节并做旋转，先按顺时针方向旋转，再依逆时针方向旋转，可以改善下肢血液循环。

运动骨盆：肌骨盆运动能增强腰背肌肉力量，能预防背痛。双腿跪下呈爬行动作，背部伸直，收紧臀部肌肉，把骨盆推向腹部方向并弓起背持续几秒钟，然后放松。

＊知识链接

妊娠18～20周开始感觉到胎动，此时胎动微弱，有时不易与肠蠕动区别开。其实，在胚胎期胎儿就有活动，只是活动量微弱不能察觉，29～38周胎动最活跃，至足月略有减少。

胎儿也有"生物钟"习性，昼夜之间胎动次数也不同，一般早晨活动最少，中午以后逐渐增加，18～20点胎动活跃。胎动有活跃期与静息期，即胎儿清醒—睡眠状态的周期交替，在胎动活跃期胎心率加速。在静息期无胎动，胎心率减慢。活跃期与静息期一般持续20分钟，也有的长达40分钟。如果静息期延长到1小时以上，提示胎儿已有危险，测量胎动应当在1小时左右。子宫肌肉收缩，并不是分娩即将开始的迹象。在整个妊娠过程中，子宫一直在收缩，这是在为分娩做准备。有子宫收缩现象，但没伴随任何分娩迹象，频率也没有增加，并不一定是早产或临产。通常，到了妊娠中、晚期时，胎动一般比较明显，这时母体下腹部明显隆起，接近典型的孕妇体形，体重急剧增加，下半身很容易疲劳，有些人会因此而出现轻微宫缩，都属于正常现象。

如果在夜里经常被子宫收缩惊醒，则不属轻微宫缩，最好到医院去就诊，找出子宫收缩的原因。睡眠时采取左侧卧位，同时减少活动，根据情况遵医嘱选择使用宫缩抑制剂、镇静剂、钙剂等。长久、频繁地宫缩，会使胎盘血液供应不足，胎盘缺血、缺氧会影响胎儿的生长发育。

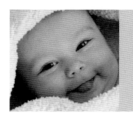

妊娠
第22周

妈妈/宝宝

妈妈：本周，孕妈妈的子宫在脐上2厘米处，距耻骨联合处约22厘米。

近期，已经进入妊娠期的稳定时期，各种生理不适相对减轻，会觉得舒服多了。在这个阶段，早孕反应减轻，生理症状适应，子宫体不很大，身体的臃肿笨重程度也不很严重。因此，您的日常活动，包括弯腰、坐卧、起立和走动，都不会太费力。

宝宝：妊娠22周时，胎龄20周，胎儿头臀长约19厘米，体重约350克。

到本周胎儿的眼睑和眉毛已经长出，指甲清晰可见。肝脏已经具备了一些功能，肝脏的一项重要功能是分解处理胆红素。胆红素是红细胞的分解产物，胎儿的红细胞生命周期较短，因此胆红素的产量较高。由于酶的含量和功能限制，胎儿肝脏处理胆红素的能力有限，胎儿的大部分胆红素通过胎盘进入母体血液中，再经由母体肝脏处理。

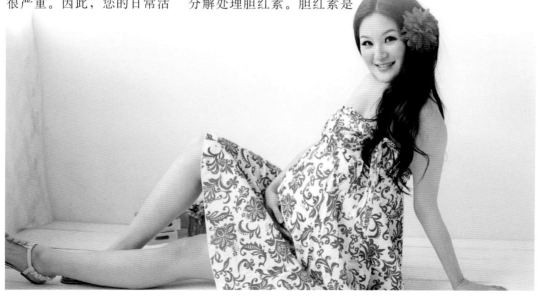

心情驿站

因为怀孕，随着妊娠月龄的增加，孕妈妈的容貌和体态都会出现较大的变化，难免会弄得人忧心忡忡。不少人会因为脸上的蝴蝶斑、腹部的妊娠纹、撑大了的骨盆、变形了的乳房和变得臃肿的体形而不安，甚至于懊悔自己的妊娠，担心将来能不能恢复到怀孕之前的俏丽。有这样的担心是必然趋势，因为外貌的靓丽始终是女性最为关注的话题，直接关系到面对今后生活的自信心。

您尽可放心，因为有80%以上的怀孕女性，只要稍加注意，都能在产后2年内逐渐恢复到以前的体重。一般只要能做到自己给孩子哺乳，产后适时进行恢复性训练，孕期适当注意体重过度增长的孕妈妈们，都能恢复得很好。

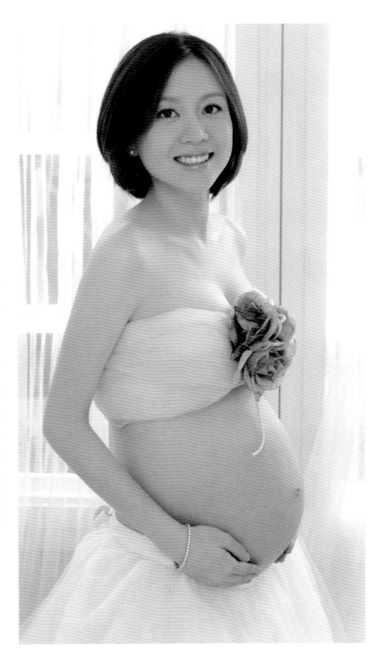

日常起居

🍃睡眠：妊娠期孕妈妈嗜睡，是正常现象。有少数孕妈妈睡眠时间反而会比怀孕前少，或睡眠不实在，不必担心，更不必吃药治疗。腹中的胎儿往往会参与妊娠期睡眠的调节，因此，妊娠期间最好依照机体的信息去睡眠。每天中午，最好能午休一小时。把脚放在高处一会儿，在妊娠的头3个月和末3个月尤为重要。坚持工作的孕妈妈，随时有机会就随时休息。

🍃锻炼：如果在妊娠前有锻炼的习惯，孕期应继续锻炼，锻炼能促进精力充沛和感觉良好，只是由于妊娠期身体变化，运动量和运动形式应当做一些调整和改变，不宜过度。要远离使自己感到厌恶、头晕或不适的拥挤、闷热、充满烟雾的环境，外出到大自然中散一散步，既能呼吸一下新鲜空气，调整情绪，又能使晚上的睡眠更好。

🍃卫生：妊娠期汗腺、皮脂腺分泌旺盛，最好每天晚上都洗个澡，至少每天洗外阴一次，勤换内衣裤，保持皮肤清洁，有利于皮肤的排泄。妊娠期以淋浴或擦浴为宜，以免受到感染。妊娠6个月以后，应当每天用温水和肥皂擦洗乳头及乳晕一次。如乳头凹陷，要每天轻轻向外牵拉，为哺乳做好准备。

🍃旅行：妊娠期旅行的最佳时间是16～28周之间。早孕时期，是重要胚胎时期，早孕反应使孕妈妈精力不足，一般不宜外出。在接近分娩的数周里，不宜远行，最好待在家里。本月选择短途旅行一般没有问题，长途旅行要征得医生的同意。

🍃工作和劳动：多数孕妇在整个妊娠期坚持工作，因此应该考虑到母胎健康。如果在工作中感到疲劳就立即停止，或者改善工作环境和工作内容，在工作时间里能休息一会儿。如果劳动强度较大，应当停止或更换劳动强度小的工作。如果工作环境存在对母胎身体有害的物质，则应当离开这样的环境。在家做家务劳动时，要避免过重的体力劳动或使用爆发力的动作，如提东西、从高处取东西、搬动物品等，要避免久蹲、久站或过度弯腰的动作，从事体力劳动的孕妇，在妊娠7个月后要酌情减轻劳动强度，保护腹部勿受外伤，以免引起早产或胎盘早期剥离。

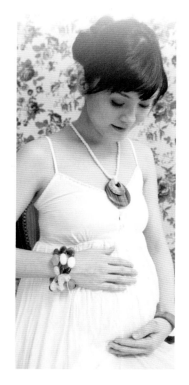

胎教点滴

　　要注意饮食调节，保证充足营养；注意环境舒适，空气清新，避免噪声和喧嚣；让孕妈妈保持心情舒畅，精神愉快，乐观豁达，通过调整心态，提高自身修养，有益母子身心健康。

　　对话胎教是指怀孕期间孕妈妈、准爸爸选择一个安静舒适的环境，一手抚摩着肚子，用温柔的声音对肚子里的宝宝说话或说故事，让胎儿熟悉妈妈和爸爸的声音和生活方式，让宝宝能直接感受到关注和爱。依据胎教理论，怀孕阶段如果能循着孩子的成长发展，开始让宝宝听音乐、谈话，能启发孩子的创造力，培养感性的特质和激发孩子的潜能。

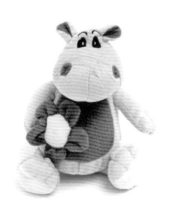

疾病防护

　　妊娠以后，身体内的循环血容量大为增加，比怀孕前大约增加了1/3，然而，其中血浆的增加超过了红细胞的增加，导致血液明显稀释，因而血红蛋白的浓度降低，这种现象为生理性贫血（即稀释性贫血）。这是由于为适应怀孕期间的各种需求，血浆增加较多而造成的相对性贫血，并不是真正意义上的贫血，因此对身体是无害的。

　　有一些孕妈妈会发生皮肤瘙痒，另外可有不明原因的痛痒，全身出现红色小疹。皮肤痛痒，可用温水洗澡，不要用肥皂，避免搔抓以防感染，或外用洗剂消除症状。

　　牙齿出现问题，牙龈流血现象发生，更加要坚持刷牙，作为避免发生更加严重蛀牙而必须采取的措施。可以选择防酸牙膏、含氟牙膏和适当软一些的儿童牙刷，使用牙线清理藏在牙缝中的牙垢，都能减轻出血现象。

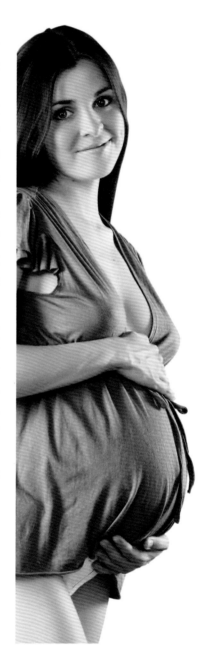

红绿灯

💗 防治妊娠期背痛，可以选用能提供良好支撑的坚硬的床垫。如果沙发床垫往下陷，只要找一块夹板放在床垫下面就行，您会发现睡在硬床板上时，背部舒服极了。

💗 双胞胎妊娠有时候可以通过不同的胎心音来辨识，特别是如果胎儿心率不同的话，一分钟相差多达10次以上。

💗 如果到了妊娠中期早孕反应仍然明显，就要到医院检查肝功能。

💗 在产前训练班里会结识很多新朋友，经常聚会和聊天可以缓解紧张的情绪。

💗 感觉到烦恼和不高兴时，可以提醒丈夫给您一个紧紧的拥抱，会让您心神安宁很多。

💗 给宝宝取名字是一个非常令人兴奋的话题，不妨在孕期里作为一项任务来完成，这个过程会让您一直都保持好心情。

💗 改善一下生活环境，做一点儿手工，用美丽的饰品来装点您的家，添些小摆设，做一些小手工艺品，或是更换一下窗帘的颜色，绣一幅十字绣、制作宝宝的小衣服等。您会发现不仅能调整心情，而且是其乐无穷的事。

＊知识链接

💗 旅行：外出散一散心，可以更换环境，开阔胸怀，提升精神，呼吸新鲜空气，观赏美景，有利于身心健康。但要注意的事情是：

孕中期可以安排旅行，早孕反应已过，行动还算得上灵活，且不易流产。

不宜盲目外出，外出前要进行体检，征得医生同意。如果医生根据孕妇身体情况不同意外出，应当听从医生劝告。

不可单独外出。外出旅行有很多繁杂的事宜，有人陪伴能减少许多劳累，免除身体劳累，精神紧张。

带上病历记录。出发前一定要带上病历记录，事先找好目的地的医院和电话、地址，以备不时之需。

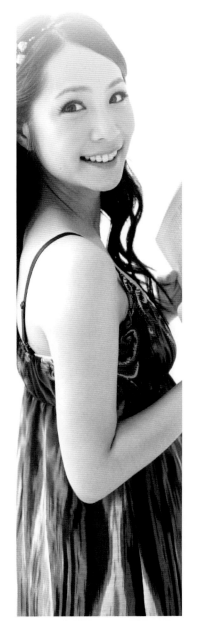

散步：如果说距离很近的外出包括购物，可以轻松地步行前往，当作一次散步。步行不仅可以调节心情，更有益于身体健康。

注意要用正确的走路方法：好的走路姿势，就是以全身哪儿都不用力的自然体态走路，基本要点是，伸直后背，两手和谐摆动，头和上身尽量不上下摆动，用全身走路。此外，后脚蹬地面，向前伸出的脚，要脚跟先着地。

步行的好处：可以缓解焦躁不安的情绪；调整身体状况，减轻恶心、呕吐；培养体力，以利分娩；妊娠期间努力积攒体力，会增强分娩的信心；防止妊娠肥胖症发生；适度疲劳感有益睡眠；预防腰痛；加速产后恢复等。

每天宜走距离：以每天6000～7000步为标准，步行时间为40分钟左右，距离约有4千米，按这样的程度，只要体力能达到，每天可以步行到2千米远处往返。

须中止步行的情况：有出血，手脚肿胀，腹部发胀及其他不宜出行的情况。

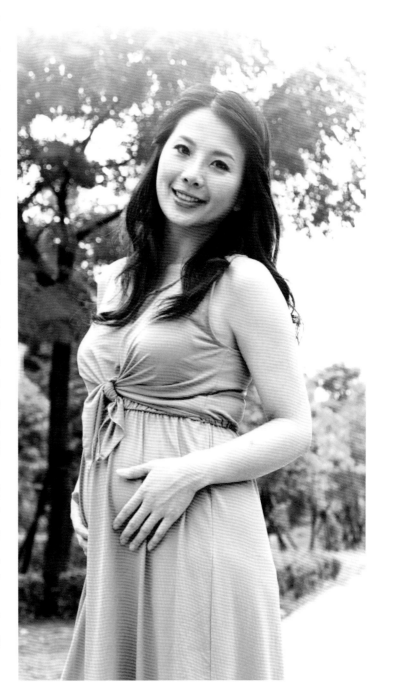

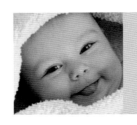

妊娠
第23周

妈妈/宝宝

妈妈：本周母体子宫在脐上3.75厘米处。这段时间母体体重增加比较稳定，平均每周增加300克左右，到本周，您的体重已经增加了5～8千克。阴道分泌物明显增加，属于正常现象。因为泌尿道平滑肌松弛，膀胱感染炎症的危险性增高，因此要特别注意个人卫生，防止感染。

从现在起，母体的体态会逐渐显得臃肿起来，体重进一步增加。随着胎儿在腹中的迅速生长发育，胎盘和子宫也随之增长，羊水量也逐渐增多。

宝宝：妊娠23周时，胎龄21周，胎儿头臀长约20厘米，体重450克。继续生长发育的胎儿，身体日益变得丰满，因为皮下脂肪缺少，胎儿的皮肤表面有许多皱纹，皮肤表层的毳毛颜色加深，面部和身体更加接近出生时的样子。

本周起，胎儿的胰腺已经具备了部分功能，能分泌出较重要的激素，尤其是胰岛素。它对于血糖的代谢至关重要。胎儿的血糖增高时，胰腺能反射性地增加胰岛素的分泌量，从而降低血糖。

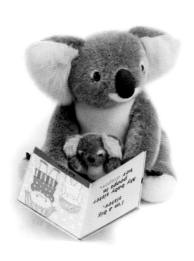

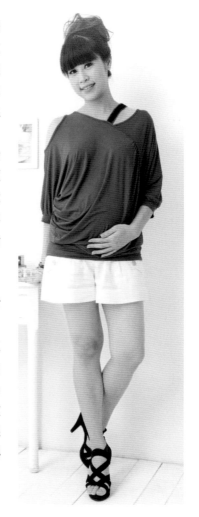

替您支招

妊娠期的女性极容易出现莫名其妙的焦虑感，变得整天忧心忡忡。

焦虑作为一种强烈的情绪反应，会引起一系列作为应激反应的生理变化，能使人的理智活动，如认识、理性判断和推理等产生障碍，表现出非理性行为和频频失误的反应。同时，焦虑感作为一种持续的情绪反应，还会使生理上、心理上的紧张状态得不到松弛，影响母体和胎儿的身心健康。

日常起居

妊娠中期以后，孕妈妈常会感到腰背疼痛。妊娠期的腰背疼痛属于生理反应，不是病，只要注意自我保健，就可以减轻。平时要注意保持良好的姿势，站立时骨盆稍向前倾，肩膀稍向后落下。避免较长时间站立、坐、走，要注意劳逸结合，姿势要常变化。走路时要全身放松，坐时后腰要舒服地靠在椅背上，不要长时间坐凳子。平卧睡觉时，可以在膝关节后方垫个枕头或软垫，使膝关节屈曲起来，帮助减少腰腿后伸，使腰背肌肉韧带得到充分休息。不要穿高跟鞋，穿高跟鞋会加重腰疼。

怀孕造成的生理性腰疼，分娩以后就会消失，因此不用治疗，特别不要服药、贴膏药，可以多散步，少站立，做一做孕妇操，适当休息。

胎教点滴

常听一听轻音乐，让日常生活中充满优美的旋律，能使自己精神愉悦，有利于身心健康。声音有乐音和噪声之分，当然，对胎儿的刺激也就有有益与有害之分。迪斯科舞曲、架子鼓高分贝的声音，在某些环境下可以创造欢乐的气氛，但对于腹中的宝宝来说，这种节奏强烈、带有振动性的声音属于噪声，所以不宜听这类音乐。舒缓轻柔与欢快相间的音乐才是最适宜孕妈妈和胎儿听的。

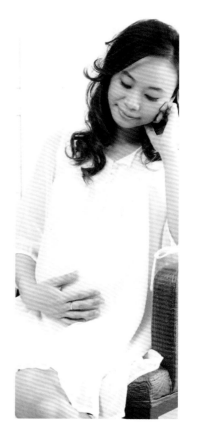

运动健身

妊娠期以下几种情况禁止孕妈妈游泳：怀孕未满4个月，有过流产、早产史，阴道出血、腹痛者，患妊娠高血压综合征、心脏病等。

如果健康状况允许，每天都坚持适度的锻炼特别有利于母子，也是彻底放松自己的精神状态的良方。包括每天去户外散步，做一做各种动作舒缓的体操，练习瑜伽、做孕妇操，还可以游泳、跳一跳慢节奏舞，都是较适合的运动。如果白天上班要经常站着工作，那么到晚上最好的运动是游泳或垫上体操；如果全天都坐着工作，晚间最好去散步或做瑜伽，使自己身体的每一部分都能得到舒展和放松。

红绿灯

💗不要同一个姿势长时间地看书，视力、脑力及身体的疲劳也不利于胎儿的成长。

💗在欣赏音乐时，应当全身心放松，不要思考任何问题，尽量保持精神愉快，心情舒畅。

💗保持心态平和，控制情绪稳定。不要去回忆那些恐怖、紧张或者会令您感到伤心、痛苦的事。

💗运动要适度，不宜过度疲劳，严禁做剧烈运动，如急跑、跳、举重、滑雪、登山、溜冰、打保龄球等。

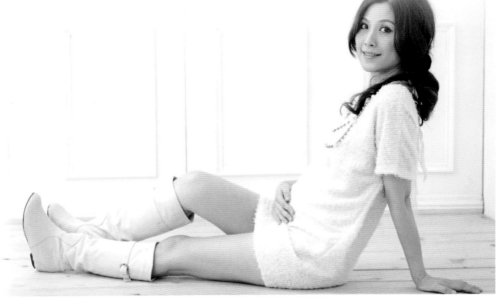

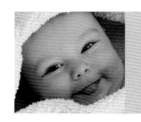

妊娠
第24周

妈妈/宝宝

妈妈：到本周，母体子宫更大，子宫底的高度为18～20厘米。腹部会越来越显得膨胀、向外凸出，体重也会日益增长，腰部会变得更加沉重，平时动作也会因此受到影响变得越来越吃力和迟缓。

乳房的发育更加旺盛，变得外形饱满了更多，用力挤压时，会有淡黄色的稀薄乳汁流出，外阴分泌物量也会大量增加。到这个阶段，所有的孕妈妈都能感觉到清晰的胎动。

宝宝：妊娠24周时，胎龄22周，胎儿头臀长约21厘米，体重530克，羊膜囊发育逐渐成熟。

羊膜囊在卵子受精后第12天开始形成，随着妊娠周数的逐渐增加而增长。羊膜囊有极其重要的作用，为胎儿的健康发育提供生长和活动的空间，对外部的撞击有隔离和减震作用，可以有效调节胎儿体温，通过检测能估计胎儿的健康和成熟程度。

羊水包含在羊膜囊中，妊娠期间羊水量变化很大，12周时约为50毫升，20周时约为400毫升，24周以后，随着预产期的逐渐临近，羊水量会越来越多。到妊娠36～38周时，能达到1000毫升左右。羊水的成分变化也会很大，妊娠20周以前，类似于血浆的成分，20周以后，胎尿含量逐渐增加，羊水中的血细胞、胎毛、胎脂等成分也会增加，可以通过羊水检测胎儿的发育情况。

胎儿在孕期大部分时间里能吞咽羊水，如果吞咽功能减弱时，会出现羊水过多，如果胎尿形成量减少或者无胎尿形成，就会出现羊水过少的情况。

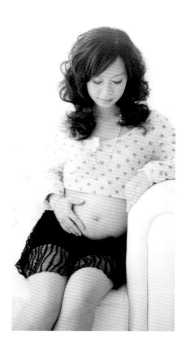

心情驿站

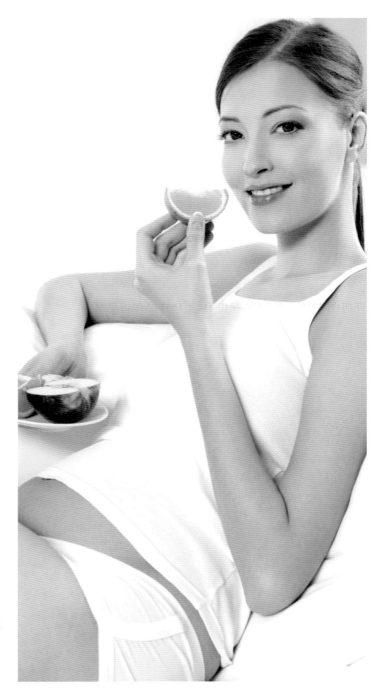

妊娠期的女性情绪容易激动，受不得委屈，动辄爱哭，这是正常现象。孕期心理焦虑表现一般会有：焦急、神经过敏、忧愁或恐惧；对身边的事件、情景感到朦胧、糊涂、莫名的诧异；自我感觉与自身机体的某部分或整个机体相分离；突发的、无从解释的惊慌失措；担忧或惧怕危险逼近；感到紧张、压抑、惶惶不安或容易激怒。

如果心里有了不畅快的感觉，有了郁闷情绪，可以及时找知心朋友倾诉，甚至痛痛快快地大哭一场，千万不要闷在心里，以至于气郁成疾。

经常听一听音乐，精神兴奋、愤怒、激动和压抑时，听一段节律平稳、舒缓的名曲，能很自然地调整情绪。

看一看电视电影、散一散步、做一做操，都能使精神放松、头脑冷静。转移话题或做点儿别的事情，分散一下注意力，都能使气闷的心情得到缓解。

日常起居

市面上有为孕妇设计的专用弹性袜，专为怀孕期身体变化情形设计，有裤袜、中筒袜、及膝的短筒袜。还加强许多的特殊功能，如抗菌防臭、更加吸汗、抗紫外线照射纤维、腿部臀部弯曲处重点编织加强、裤底部增加透气通风、色泽多样可供搭配衣服选择等。弹性袜能减轻腿部肿胀及疲劳感，促进血液循环，长期穿着也有美化腿形的效果。

这一类专用袜的穿法与一般丝袜相同，穿好后要把有皱褶部分抚平，以免对皮肤造成压力；袜子顶端也不要有卷曲的情形，否则会让血液滞留，产生水肿。此外，要注意防止指甲、手表、戒指等刮伤弹性袜。双腿有伤口、发红、发紫等异常现象时，请就医检查，不要再穿弹性袜。

有些孕妈妈因工作或娱乐的缘故，常常在夜半时分才上床睡觉，以致怀上宝宝后，一时难以改掉长久形成的习惯。这样既损害自身的健康，对腹中的宝宝也有负面影响。

经常夜半睡觉的孕妇，会打乱人体生物钟的节律，使只有在夜间才分泌生长激素的垂体前叶功能发生紊乱，从而影响到胎儿生长发育，严重时会导致生长发育停滞。孕妈妈也会因大脑休息不足而引起脑组织过劳，使脑血管长时间处于紧张状态，出现头痛、失眠、烦躁等不适症状，还有可能诱发妊娠高血压综合征。

孕妈妈应在每天晚上22点左右，先用温热水浸泡双足20分钟左右，然后，喝一杯牛奶后就准备上床，促进尽快入睡。逐渐改掉夜半才入睡的不良积习，建立起身体生物钟的正常节律。

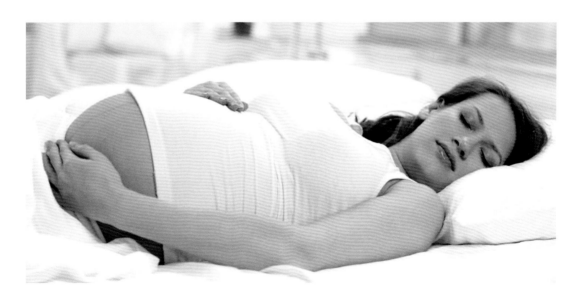

胎教点滴

怀孕第6个月，可以轻轻拍打腹部，并用手轻轻推动胎儿，让胎儿进行宫内"散步"活动，如果胎儿顿足踢腹壁，可以用手轻轻安抚，如果配合音乐和对话效果更佳。

在妊娠中晚期应当定期对胎儿进行宫内训练，抚摩胎儿，人为地使胎儿在宫内移动，有利于胎儿平衡感的形成，促进胎儿脑部的发育。因为人的前庭系统位于脑干中央，与内耳紧密相连，胎儿期最早发育的脑神经系统就是听觉系统，而前庭系统早在妊娠第16周就开始活动。胎教时，有规律地缓慢转动胎儿，刺激前庭系统的平衡与协调功能，也能刺激大脑的发育。

准父母的好情绪、好心情，就是胎教最根本、最踏实的内容。

出游，自古以来就是一种养生良方。在大自然优美的环境中，既陶冶人的情操，又净化心灵。孕妈妈投身于绿色的大自然中，呼吸清新的空气，沐浴温煦的阳光，观赏千姿百态的花草树木，能使人心中的杂念尽除、烦恼顿消，喜悦之情会油然而生，以愉悦的精神面貌与胎儿同享美好的时光。

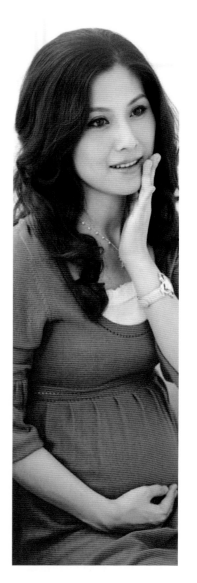

疾病防护

近期内孕妈妈可能出现多种不适症状，包括胎动明显，白带增多，下腹疼痛感，便秘、胃灼热和消化不良，胀气，头痛，晕眩，鼻塞、流鼻血，耳塞，牙龈出血，腿抽筋，腰酸背痛，腿部静脉曲张，腹部瘙痒，气喘和憋闷感，夜间睡不实在，子宫时常收缩，行动不便，举止笨拙，初乳开始由膨胀的乳房溢出等。

分享体验

怀孕，在传统习惯中常被称为有喜了，千百年来人们都认为有孕是一件很值得高兴的事，能给准父母和家人带来欢乐和希望。这种喜悦的情绪持续于整个妊娠期，并且不断地带给家庭期待和欢乐，让家庭氛围充满愉悦，这就是最原始的胎教。

这也是一种最佳自然胎教，胎儿通过感官得到的是健康的、积极的、乐观的信息，是胎教最好的过程。

红绿灯

💗妊娠纹的产生，主要由于腹部急速地膨大，以肚脐为中心，产生向外的放射状的纹路，就是妊娠纹。孕期妊娠纹颜色较浅，产后因为腹部急速收缩，颜色则会变得较深。

💗外出时，最好在嘴唇上涂上能阻挡有害物的护唇膏。如果要喝水或吃东西，一定要先用清洁湿巾擦拭干净嘴唇。回到家后洗手的同时，别忘了嘴唇卫生。

💗怀孕中期，可以加快节奏每天快步走上半小时，也可以每天坚持爬一定高度的楼梯，或者打一打太极拳，这些活动既安全，又利于后期的分娩。

💗人类也像其他动物一样，在产前要本能地做一番筑巢工作。妊娠中期身体状况总体上较为平稳，可以为未来的宝宝清洁或装饰房间，准备衣物及被褥等，这样可以为妊娠晚期休息和产后专心育儿节省时间。

💗注意孕期着装颜色，一般春夏季应穿浅色，秋冬季应穿深色。除与季节相适宜外，以色泽柔和、明快为宜，以避免因色彩产生的不良情绪，如心情烦躁、压抑等。

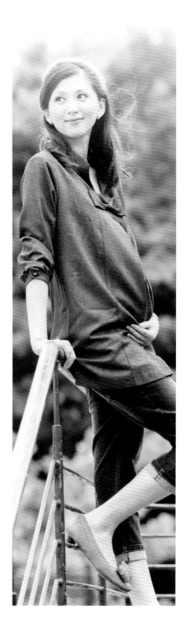

妊娠日记

近期内身体总体状况如何；

自我感觉怎么样，常常感到很累与否；

睡眠情况；

腰围增加情况；

臀围；

体重增加；

牙齿情况；

乳房变化及护理措施；

有没有学做孕妇操；

是否参加了孕妇学习班；

近期有没有外出旅行，情况如何；

每天是否晚饭后散步，由谁陪伴，能走多远，感觉如何；

休闲时间怎么度过；

平时上班和外出使用什么交通工具，有什么困难；

是否做了超声波检查，结果如何；

为腹中的宝宝准备了哪些衣物和用品；

妈妈和婆婆为宝宝准备了些什么；

胎儿每天什么时候活动最多；

最近一个月家庭监测胎动计数详细情况；

您怎么样回应宝宝的胎动，感觉如何。

＊知识链接

（1）电话机消毒：有资料显示，黏附在电话机上的细菌和病毒有480种以上，尤其使用频率较高的公用电话，黏附的细菌和病毒更多。人们打电话时，口腔中潜藏的病菌随着喷到话筒上的唾液，送到话筒上，尤其是有人打电话时声嘶力竭地大声喊叫，多种疾病最容易通过电话机传播。

有的孕妇在打电话时，讲话时总是离话筒很近，还一边打一边吃东西。打完了电话也不去洗手，然后又去摸别的东西，包括自己的身体。常年积累在电话机上的病毒，就会浩浩荡荡地进入口腔和鼻孔，进行生长繁殖。再通过这些部位的黏膜和一些微小的创口等进入人体，从而引起多种不良结局，如上呼吸道感染等。

因此，孕期尽量不要用外面的公用电话，不得已使用时，讲话时尽量与话筒保持远一点儿的距离，只要对方能听见即可，在使用后马上要洗手。对于自己固定使用的办公电话及家庭电话，也要经常采取消毒处理。

电话机消毒方法通常有两种，较为快捷省事的方法是采用电话消毒膜（片）来消毒，使用时只需要把消毒膜（片）粘贴在送话器上即可。市售的电话消毒膜（片），一般是由过氧戊二酸、洗必泰、高氯酸钠等消毒剂配制而成，通常，根据消毒剂类型的不同，能保持 1～3 个月。对电话机无腐蚀性，也不妨碍通话，有良好的除臭作用和芳香气味。如果手边没有这种消毒膜（片），可以用 0.2% 洗必泰溶液对电话机擦拭进行消毒，这种消毒溶液可以杀灭电话机上 98% 的细菌和病毒，消毒效果可以保持 10 天左右。

此外，也可以用75%的酒精棉球来擦拭电话机的外壳部分。但由于酒精容易挥发，消毒效果比较短暂，应当经常擦拭。

（2）关于散步：很多孕妈妈喜欢在闹市区的马路上散步，喜欢马路上的热闹。但马路上一般机动车辆密集，排出的尾气中含有大量的一氧化碳、铅、氮和硫的氧化物。一氧化碳与人体红细胞中的血红蛋白牢固结合，会引起全身不适、肌肉酸软及头晕目眩等。特别是尾气中的铅被吸收到孕妈妈的血液中后，会通过胎盘屏障进入胎宝宝体内，影响大脑的发育。另外，在距离地面3～5米的空气中，有肉眼看不到的粉尘颗粒，里面含有有毒的元素及物质，会影响造血和泌尿功能，因此孕妈妈不宜去闹市区散步。

应当多在幽静的绿茵路上散步，有条件者最好经常置身于返璞归真的大森林中做"森林浴"，因为林中的空气特别新鲜，含尘量要比闹区低30%，噪声也低20分贝以上。可使孕妈妈的精神得到放松，又可得到充足的"空气维生素"——负离子，祛病健身，使心情变得舒缓、平静，对宝宝生长发育有利。

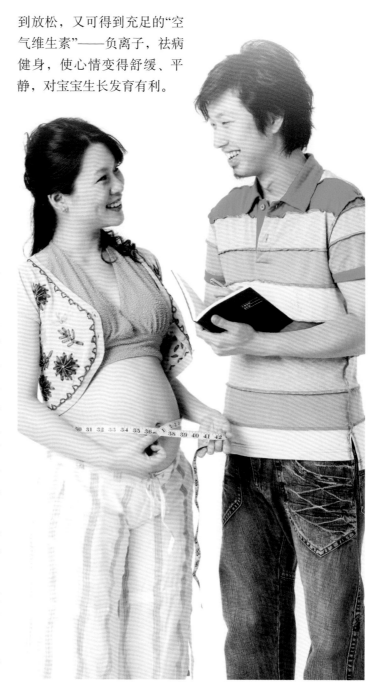

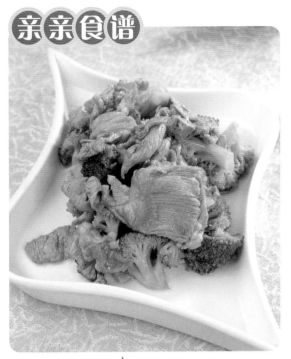

西蓝花肉片

◆用料◆ 猪肉300克，西蓝花200克，植物油、精盐、鸡精、蒜片、料酒、香油各适量。

◆做法◆

①猪肉洗净，切成片；西蓝花洗净，掰成小朵，入沸水中焯烫片刻，投凉沥水。②净锅上火，倒入植物油烧热，加入蒜片炒香，放入猪肉片煸炒至熟，烹入料酒，加入西蓝花，调入精盐、鸡精，大火翻炒均匀，淋上香油，装盘即可。

促进胎宝宝发育

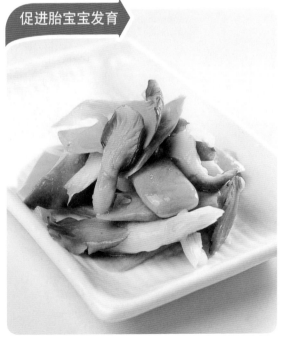

扁豆炒鲜蘑

◆用料◆ 扁豆300克，鲜蘑菇200克，鸡汤、植物油、料酒、精盐、白糖、鸡精、淀粉各适量。

◆做法◆

①扁豆洗净，掐掉两头的尖，撕去两边的筋，切丝；鲜蘑菇洗净去根，撕条，入沸水中烫透，捞出控水。②炒锅加油烧热，投入扁豆炸透，捞出控油。③净锅上火，倒入鸡汤，加入鲜蘑菇、料酒、白糖、扁豆烧沸，撇掉浮沫，加入精盐、鸡精调味，用淀粉勾芡，收汁盛盘即可。

清炖肘子

◆ **用料** ◆ 猪肘子500克，油菜心200克，水发香菇100克，葱段、姜片、精盐、味精、料酒各适量。

◆ **做法** ◆
①猪肘子洗净，入锅煮至断生，捞出，剔去骨头，在里侧剞十字形花刀（切块也可以），汤留用；油菜心、水发香菇均洗净。②锅内加入猪肘子汤、葱段、姜片、精盐、味精、料酒，将肘子皮朝下放入，小火炖至猪肘子接近酥烂，翻过来使其皮朝上，放入油菜心和水发香菇，大火烧开即成。

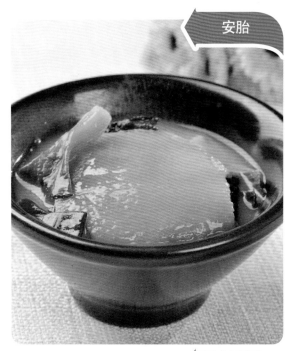

安胎

香油炒腰子

◆ **用料** ◆ 猪腰子300克，青椒200克，香油、姜、酱油、料酒、精盐各适量。

◆ **做法** ◆
①猪腰子洗净，剖成两半，切去中间的白膜和臊腺，剞十字花刀，再切成斜片，放入沸水锅中汆烫后捞出来，放到冷水中反复浸泡，除去血水；青椒切丝；姜切丝备用。②炒锅烧热，加入香油，烧至六成热时下入姜丝，用小火炒至姜丝微焦，下入猪腰花，用大火翻炒至八成熟，加入青椒丝、料酒、精盐、酱油，翻炒片刻即可。

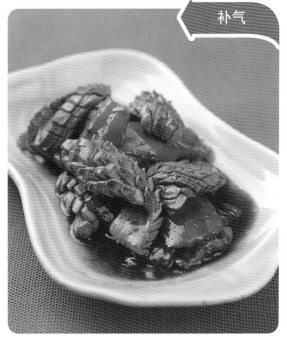

补气

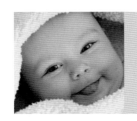

妊娠
第25周

妈妈/宝宝

妈妈：本周母体子宫位于脐部与胸骨下端之间，距耻骨联合处25厘米，比起20周和21周时高出4厘米。母体在这个阶段，常常会有腰酸背痛的感觉。

随着母体子宫的增大，腰围也逐渐增加。由于子宫的位置、活动度和腹壁的紧张度不同，有一些孕妈妈的子宫会偏向一侧，有些人的子宫会坠在下腹部，外观形态也不相同，但都属于正常现象。

宝宝：胎儿头臀约长22厘米，体重约700克。上下眼睑已经形成，鼻孔开通，容貌可辨。皮下脂肪尚不充足，皮肤呈暗红色且皱纹多，脸部形同老人一般。脑部开始发达，并能自行控制身体的动作。男胎的睾丸还没有降到阴囊内，女胎的大阴唇尚未发育成熟。胎儿对母体外生活适应能力还没有完全具备，如果现在出生，不能存活。

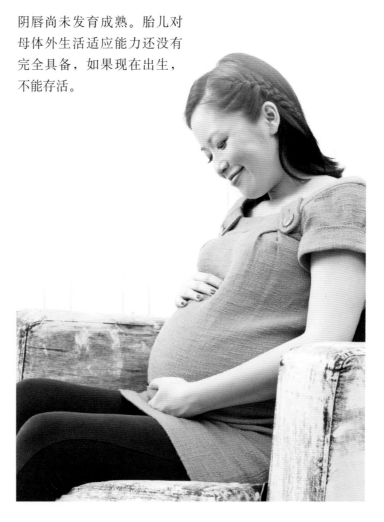

心情驿站

良好的情绪有利于实现优生，孕妈妈的情绪与胎儿的发育有密切关系。胎儿到6个月以后，神经发育到相当程度，能听到声音并能做出各种反应，如胎动增加、心跳加快等。母亲受到强烈的精神刺激、惊吓、忧郁、悲痛时，植物神经系统活动加剧，内分泌发生变化，释放出来的乙酰胆碱等化学物质，能通过血液经胎盘进入胎儿体内，影响胎儿的生长和发育。

孕妈妈情绪低沉还会影响到食欲，导致消化吸收不良，身体各器官都会处于消极状态，对胎儿有不良影响。试验发现孕妈妈与人争吵时，胎动会增加，说明不良情绪对胎儿的影响。

因此，怀孕期间一定要心情舒畅，情绪稳定，即使遇到再大的困难和挫折，也要以正确冷静的态度对待，切勿焦急、悲伤或怒气冲冲，为胎儿创造一个安定舒适的环境，为生育一个健康聪明的孩子打下基础。

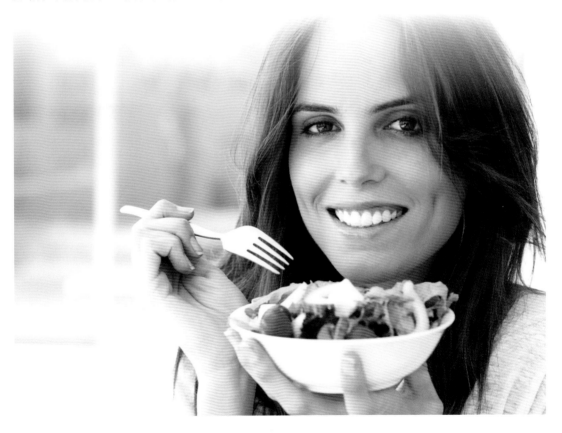

日常起居

日常运动要适当，不要做过度激烈的运动，上下楼梯的次数应尽量减少，以防早产。

注意不要长时间站立，以防静脉回流受阻，加重静脉曲张。为防止出现静脉曲张，还要注意，睡觉时尽量放宽内衣的尺寸，双脚要轻度抬高。如果腿脚静脉曲张严重，可以在曲张部位使用紧筒袜加以保护。

使用托腹带，可减缓孕妈妈的重力负担。因为怀孕到5个月左右，胎儿的成长趋于稳定迅速，腹部会很快变大而且沉重。6个月时子宫的大小已超过大人的头颅大小，已经会引起腰酸背痛的症状。7个月时肚子更加凸出，孕妈妈会有身体往后仰的姿势，子宫胀大到压迫大、小腿和阴部。8个月时因为腹部凸得更大，致使孕妈妈的身体会更向后仰，腰酸背痛的情形会更严重。9个月时腹部的沉重感更加明显。10个月时为准备生产，腹部会降至下前方，要防治胎位不正、子宫下垂的现象。

决定产后身材恢复的关键，在于腰、腹、臀部的恢复。因为在怀孕期间脂肪堆积的部位，多集中在腰、腹、臀部三个部位，只要腰瘦了，腹部不凸了，臀部下垂的情形减少了，就不怕再穿紧身的裙装。

胎教点滴

不属于快乐、开朗性格的孕妈妈，要加强心理调整，正确对待怀孕过程中出现的生理变化，经常听一些意境美妙的轻音乐，以愉悦身心。

快乐自己，就是呵护宝宝。孕妈妈情绪不佳，长期过度紧张，如发怒、恐惧、痛苦、忧虑，都会对胎儿产生不良影响，出生后的宝宝好动、情绪不稳定、易哭闹、消化功能紊乱发病率高。

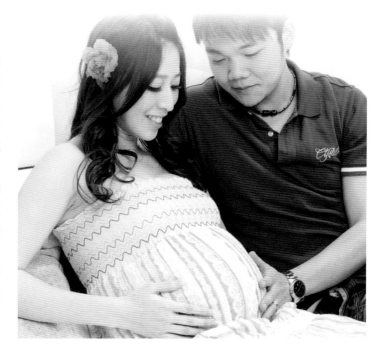

疾病防护

随着妊娠周数的增加，孕妈妈适应能力增加，心理上调适了做准妈妈。但是，越来越多的烦恼也会困扰着您，您会发现好端端的自己，变得浑身不舒服，不是这儿痛就是那儿痛，可别为此而感到沮丧，毕竟，在您的体内，"寄住"着一个日渐生长发育成熟的小生命，才带来了母体的种种不适感。

妊娠中期，往往会出现圆韧带牵拉痛、腿痛、子宫不规则无痛性收缩感觉。

💗圆韧带牵拉痛：妊娠中期以后，随着子宫逐月迅速增大，子宫四周的韧带由原来松弛状态变为紧张状态，尤其是位于子宫前侧的一对圆韧带，由于过度牵拉，会造成牵引胀痛。但疼痛不会太重，仅为轻微抽痛。这种情况不需特别治疗，只要注意休息就能恢复。

💗腿痛、抽筋：小腿和大腿的后面可能会发生疼痛，与坐骨神经痛相似，如果孕妈妈同时患有下肢静脉曲张，疼痛会更加剧烈。

双腿还可能发生痉挛抽筋，尤其是在夜间易发作，往往会把入梦的孕妈妈痛醒。适量补充钙片或B族维生素可以减轻症状。如果症状较重，应当卧床休息，或去医院检查。

💗子宫不规则无痛性收缩：妊娠12周起，子宫会出现不规则无痛性收缩，这种收缩在检查中能感觉到，有时孕妈妈自己也能感觉到，会觉得腹部一阵阵发硬，但是一般没有疼痛感觉。遇到这种情况不必紧张，只要注意适当休息即能止住。如果出现原因不明且无法缓解的腹部剧痛，甚至出现阴道流血状况，可能属晚期先兆流产，必须立即前往医院就诊。

💗胃脘部烧灼痛：随着子宫逐渐变大，给孕妈妈的肠胃增加了很大的压力，导致胃酸容易向上翻涌，使胸腹部产生灼热感。为缓解胃部疼痛，医生通常会建议每天少食多餐，少吃酸辣食物，饭后半小时内不要躺倒，吃饭时尽量坐直，这样胃酸就不会反涌。如果晚上经常胃痛，可以请医生开一些抗酸剂睡前服用。

💗乳房发胀刺痛：由于妊娠期乳房增大，充血明显，会感觉乳房发胀有刺痛。随着孕周的增加，选配适当的胸罩可减轻这种感觉。

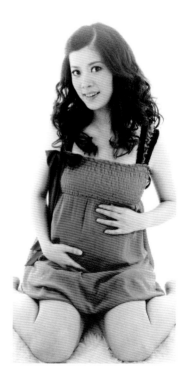

分享体验

妊娠第7个月需要进行的体检：听诊、查血压、检查尿液、触摸腹部、测量子宫的高度等。医生或助产士确认一切正常后，会谨慎嘱咐：一点点的感染或紧张情绪，都会对妊娠造成影响。医生会介绍宫缩的情形，让您了解宫缩，以在必要的情况下看医生。

宫缩时肚子感到紧张、变硬，但不一定痛。如果肚子痛，感觉就像来月经，只是要疼得厉害得多。体检的最后，医生会要求您再做一次超声波检测。

运动健身

在妊娠期不要遗忘乳房的护理，保持好身材这一阶段极为重要。

乳房有众多的乳腺体和脂肪，决定着胸部的大小和形状。妊娠中期以后，您的乳房大小有所改变时，需要特殊照顾，确保增加的重量不至于过于拉扯"自然胸罩"、引起乳房下坠。

要避免胸部的自然松垮，最重要的是加强"自然胸罩"肌肤的弹性和韧度。可以采用快速简便的运动方法，来强化和保持"自然胸罩"的活力：

💗背挺直，抬头挺胸，身体站立，双肘紧贴两侧，腋下各夹一本书，手臂先弯曲平伸，掌心向上，接着把前臂往外水平伸展，上臂紧贴身体，保持这种姿势10秒钟后，动作重复1次。

💗维持胸部的紧实，把双手抬高，至鼻子前合拢，十指夹紧，手和肘部保持水平状，然后用力击掌，同时注意手持平、指夹紧。这个动作每天重复10次，能感到胸部也随之运动。

这几项动作不仅仅限于妊娠期间，也能成为女性长期使用的丰胸健身法。

怀孕妈妈在选择胸罩时，应选择罩杯较大、不带钢托、宽背带的胸罩。大小适宜的胸罩能支持胸部，不会在背部或肩部留下压痕。同时，应当随时更换胸罩，适应胸部的变化。

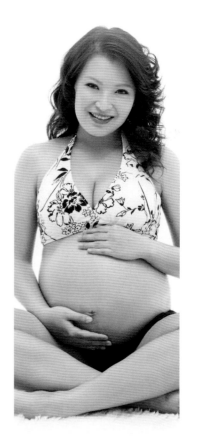

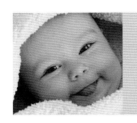

妊娠
第26周

妈妈/宝宝

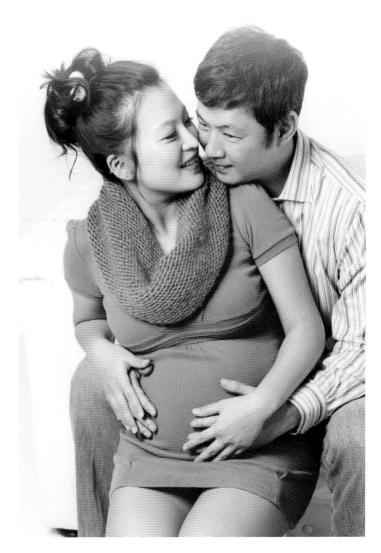

妈妈：本周母体子宫在脐上6厘米处可以触摸到。如果饮食得当，母体的体重增加7.2～9.5千克。随着体态的臃肿，行动的笨拙，孕妈妈会感觉到一些不适，会有背疼、盆腔压迫感、大腿痉挛和头痛发生。少数人还会发生心跳异常，或称作心律失常。

宝宝：妊娠26周时，胎龄24周，胎儿头臀约长23厘米，体重850克。

现阶段，胎儿的器官发育进度与前几周大致相同。

心情驿站

妊娠期焦虑情绪如果得不到缓解和治疗，常常会发展为抑郁症。孕妈妈的抑郁表现，一般程度较轻，通常发生在妊娠中晚期，持续的时间会比较长。

妊娠期常见的抑郁情绪，有的是出于对自身状况或今后环境的过分忧虑和信心不足，有些是妊娠特有的容易伤感、自卑，有些是由于对怀孕缺乏充足的思想准备而懊丧自责，还有一些是对出现的行动不便有失落感。

一般情况下，怀孕之后由于体态与体重的改变，会使以往积极好动的女性和注重形体外表的女性受到限制或产生挫折感，这常常会是产生抑郁的主要的心理基础。

亲人的过分期待或关心不够，也会使孕妈妈的抑郁心情加重。

有些人在这个阶段会因为血压升高或贫血加重，引发头痛或头晕症，心理负担过重和精神紧张因素，也会造成头痛。因此，保持情绪放松和心情愉悦很重要。

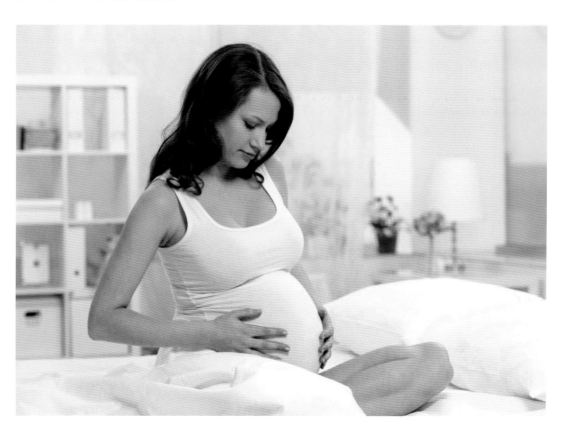

日常起居

每天中午都躺下休息一会儿，把双脚放得高一些。经常注意变换身体的姿势和体位，不要久坐或者久站，可以缓解腰腿部的不适感。

选用合适的胸罩来托护日益增大的乳房。使用维生素E油进行局部按摩，可以增加皮肤弹性，多吃一些含胶原蛋白丰富的食物，会有利于增加皮肤弹性，缓解妊娠纹和蝴蝶斑的加重。

这些生活习惯不好，妊娠期最好尽快调整和纠正：

空腹喝牛奶：牛奶中的蛋白质经过胃与小肠消化成氨基酸才能在小肠中被吸收，而空腹喝牛奶时胃排空很快，蛋白质还来不及被吸收即排到大肠，不但造成营养浪费，蛋白质还在大肠内转化成有毒物质。

如厕看报：上厕所时，有很多人习惯拿上一份报纸或一本书，一蹲就是小半天。如厕看书报不是健康习惯，会使脑部排便意识受到抑制，失去直肠对粪便刺激的敏感性，久而久之会引起便秘。

洗澡时间长：洗澡时，热水产生出大量的水蒸气，附在水中的有毒物质如三氯乙烯、三氯甲烷等分别被蒸发80%和50%以上。有些有毒物质会随着水蒸气被身体部分吸收，进入血液循环系统，危害很大。而且，在较热的水中洗澡时间太长，对腹中胎儿不利。

睡觉闭窗户：人入睡后，如果门窗紧闭，3小时内室内的二氧化碳会增加3倍以上，有害物质也会成倍增长。睡觉时应当留一点儿窗缝，让室外新鲜空气不断流入，室内二氧化碳及时排出。

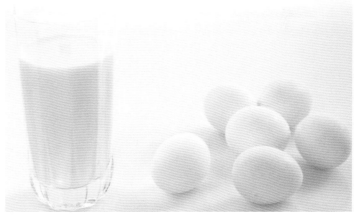

胎教点滴

音乐能使孕妈妈心旷神怡，浮想联翩，让情绪达到最佳状态，并通过神经系统传递给腹中的胎儿。安详、悠闲的音乐节奏，可以与胎儿的生理节奏发生共鸣，使孕妈妈的心率和呼吸平和，给胎儿创造一个宁静的环境，使躁动不安的胎儿安静下来，朦胧地意识到世界的和谐美好。

对于妊娠妈妈来说，喃喃自语地把一天中看到的、听到的和经历的事情讲述给腹中的宝宝听，既是语言胎教中很有意义的常识课内容，又是交流母子之间感情、培养孩子感受能力和思维能力的基础。另外，还可以通过计数胎动直接与胎儿交流情感。

疾病防护

在妊娠40周里，腹中长期"住"着一个胎儿，对于孕妈妈腰背是一项很大的负担。引起腰酸背痛的原因是：子宫压迫，姿势不良，原本腰背部有损伤和气血不足。

如果走路太多，蹲坐过久，或腰带扎得太紧，下肢容易出现轻度水肿，尤其是在妊娠6个月以后，胎儿增大，压迫下肢静脉，使下肢静脉血液回流不畅，引起水肿。

孕中期如果出现轻度水肿，经卧床休息后会消退。如果体内贮留过多的水分，下肢水肿则不容易消退。要选择比脚稍大的鞋，但也不宜过于宽松，如果不跟脚，行走反而会不便。

不应长时间行走或坐、蹲、站立，在坐和睡觉时，适当垫高双脚，有利于下肢静脉血液的回流。

孕妈妈在久坐之后或睡觉中，常常会小腿抽筋。腿部抽筋常发生在怀孕中期以后。常见的原因是：腹部的负荷量变大，由于子宫变大，压迫到下腔静脉，进而导致下肢的负担增加，加上许多职业妇女长期久坐、久站，容易造成局部血液循环不良，会增加抽筋发生率。

夜晚睡眠姿势不当。抽筋常发生在夜晚，是因为不当的睡眠姿势维持过久所致。

体内电解质不平衡。宝宝骨骼正在发育，孕妈妈需要大量钙质以供应胎儿成长所需，孕妈妈如果摄入钙质或矿物质不足，会产生体内电解质不平衡，容易引起抽筋。

小腿抽筋的应对：局部按摩、热敷，选择一个更舒适的睡姿，做好腿部保暖的同时，注意均衡营养，适量活动。

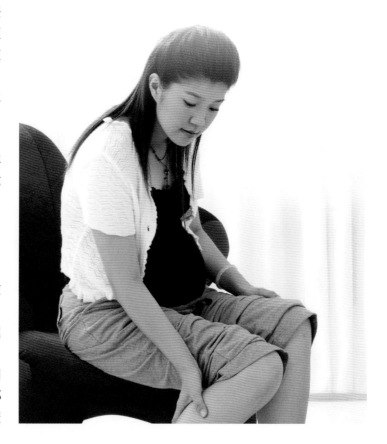

分享体验

孕妈妈给人们的印象，是身材臃肿、举止笨拙、反应强烈、小气好哭、脾气不好，对一切事物都不适应。人们甚至把怀孕看作是理所当然的"磨难"，把这10个月当作幸福降临前一段不愉快的经历。或许您还不知道或者没有注意到，对于您难忘的妊娠40周，能给您的生活增添众多的收获，诸如可以在孕中期尽情享受性生活、养成全新的健康生活习惯、能告别困扰人的痛经、减少癌症发病概率、令人感官更加敏感、认识自身能力确立自信心等，可能只是您还不完全了解而已。

💗尽情享受性：妊娠中期这段时间里，不用再为如何避孕而烦恼，您的性生活质量会得到改善，孕期激素的作用使女性更富有魅力，变得更性感。很多女性在怀孕的部分时间里，能感受到前所未有的性福。

怀孕早期的呕吐和疲惫，几乎令人提不起任何性趣，怀孕晚期，笨重的身体不适于性生活。但在妊娠中期，更多的血液流向骨盆，在亲热时能增加感官敏感性，使女性更容易达到性高潮。有很多女性在怀孕中期才尝到了高潮的滋味。

注意观察身体和胎儿发育的情况，不必压制激情。享受孕期的最好办法就是放松心情。如果对性没有心情，就尽量制造一些亲密的气氛，让丈夫给您梳梳头发、揉一揉脚、按摩后背和肩膀。

💗健康新习惯：怀孕会让女性抛弃很多不好的生活习惯，发生种种积极改变。怀孕是促进戒烟的最有效的办法之一，是让女性常呼吸新鲜空气，进行体育锻炼的最大动力。孕期养成的健康新习惯会使人受益终身。

💗告别痛经：生产后不久，月经会恢复。经期发生的最可喜变化，是令人烦恼的痛经减少，有些女性在生产后痛经基本消失，这是很普遍的现象，是生育消除了子宫中某些前列腺素受体点。前列腺素是

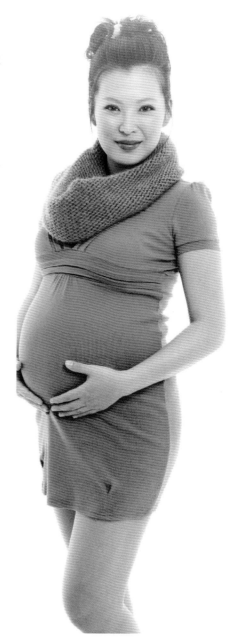

多种功能激素，功能之一是令子宫收缩，是导致痛经的原因之一。

💗减少癌症：怀孕能让女性体内产生一种抵抗卵巢癌的抗体，有效地阻止卵巢癌的发生。怀孕的次数越多、初次怀孕的时间越早，效果越显著。调查发现，母乳哺养超过三个月以上同样会降低癌症的发生率，从未怀孕或没有哺乳过的女性易患乳腺癌。

💗灵敏感觉：怀孕能提升嗅觉和味觉。灵敏的嗅觉在怀孕早期会加剧晨起时恶心感，但孕晚期却能让人倍加享受各种美味。这种"雷达鼻子"出于孕妈妈体内雌激素含量高，灵敏的嗅觉会让孕妈妈抵触有害物质，是一种自我保护的能力。

💗认识自身：怀孕是建立自信心的一种特殊方式。女性经过生育后，会对自己的能力有一个全新的认识，可以把生育过程当作是一次人生的马拉松长跑，在孕期女性身体状况有很大改观，能证明自己完全有能力参与多项活动，承受巨大压力。怀孕和生育会使人产生更乐观的生活态度。

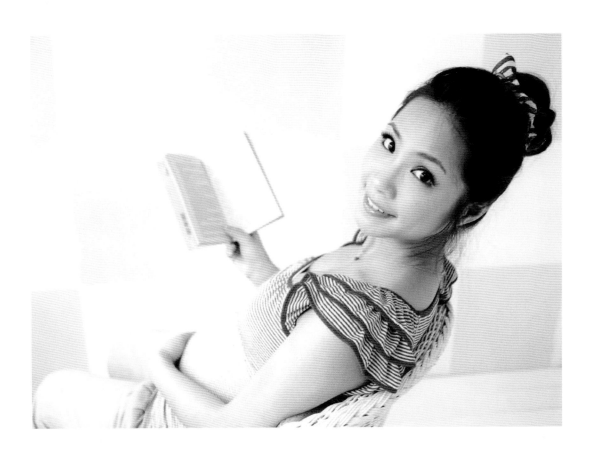

红绿灯

🍂工作1~2小时后，要休息10~15分钟，站起来活动活动腰和伸展四肢。

🍂中午最好休息半小时以上，在办公室准备一个躺椅，侧躺着休息，不要趴在桌上午休，否则会压迫到宝宝。如果中午不在办公室，找个椅子稍微斜靠休息十多分钟，对恢复精神会有很大帮助。

🍂如果必须长时间坐着工作，应该垫高双脚，偶尔动一动双脚，促进下肢循环，避免水肿。

🍂最好穿舒服合适的衣服和鞋，使自己活动、走路轻松方便些。

🍂注意坐姿，避免弯腰驼背。把椅子调到舒服的高度，在腰部、背部或颈后放上舒服的小靠垫，以减轻腰酸背痛、颈部酸痛的不适。

🍂要多喝水，在办公桌上放一个大杯子，一次装满，就不会走动太频繁。

🍂想上厕所时马上就去，千万不要憋尿。

🍂注意饮食的规律和营养，随身准备一些点心或水果，饿了就吃。

🍂减轻工作压力，听一听音乐，练习一下腹式呼吸法来放松自己，找到亲朋好友倾吐一下心情，都是解压的好方法。

🍂如果对自己的身体状况有任何担忧和疑虑，便毫不犹豫地向医生提问，千万不要去想"这个问题会不会很傻"。

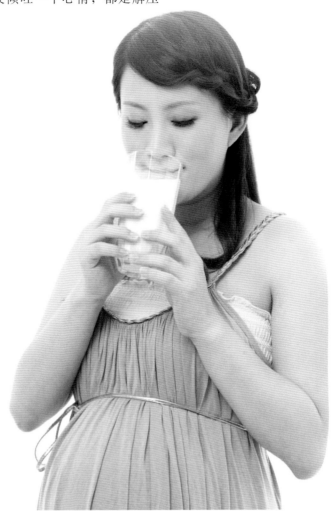

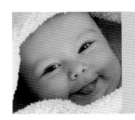

妊娠
第27周

妈妈/宝宝

妈妈：妊娠27周时，母体子宫在脐上7厘米处，距离耻骨联合处约27厘米，双侧乳房随着妊娠进展而逐渐发生变化，首先会是体积开始增大，有时还会有胀痛的感觉。

宝宝：本周胎龄为25周，胎儿头臀长约24厘米，体重约1千克。

为提供更完整的印象，从本周起，除了介绍胎儿的体重和头臀长度外，还介绍胎儿的身长，妊娠27周时，胎儿身长约34厘米。

心情驿站

孕妈妈在妊娠中晚期，可能会表现出情绪的相对淡漠，这是一种自我保护性心理状态。具体表现为：对周围事物表现相对迟钝，较少关心他人活动，会以一种漠然的姿态出现在人们面前；注意力减低，甚至动作迟缓、懒惰，经常把主要精力集中在留心周围可能潜在的危险方面，尽量使自己不受外界干扰，以保护胎儿的健康成长；对异性的兴趣明显降低，性欲减弱，性生活减少。

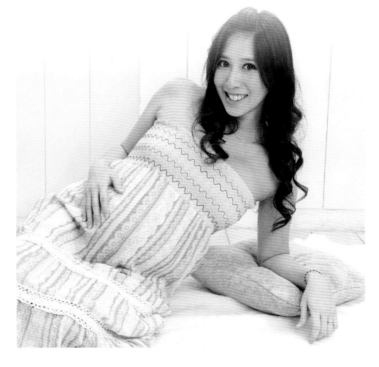

日常起居

多数孕妈妈妊娠期仍然料理简单的家务事。毕竟腹中有了胎儿，身体的灵活度及体力都会大不如前，因此，做家务劳动的动作要有一些新讲究。

以慢为原则：随着妊娠周数的增加，腹部越来越大，身体负荷加重，动作不灵活，做家务事时，要以慢为原则，以不直接压迫到腹部的姿势作为基本保证。最好能妥善分配时间，千万不要想着一口气做完所有的家务事，而是要分段进行。

不宜久站：做家务事时最好不要长时间站立，不能像正常女性那样长时间干活儿。建议做家务15~20分钟后，停下来休息10分钟。

降低标准：有的人平时对家庭环境清洁要求很严格，妊娠期就要稍微降低一些清洁标准。重要的是让家庭成员都适当分担家务劳动，减少后顾之忧。

舒适为主：由于体重增加太快，造成体态臃肿，做家务要以不影响身体舒适度

为主，如果突然出现腹部阵痛，则表示子宫收缩，说明活动量已经超过身体能承受的程度，要赶紧停止做的事情躺下休息，如果休息不能缓解不适，就赶紧就医。

不适合做家务劳动者：体态过度臃肿、灵活度不够者；医生通知有早产症候、需要卧床休息者；有活动性出血或出现破水者；只做简单家务也会诱发子宫收缩者；做家务时出现呼吸急促（每分钟超过30次）、心跳加快（每分钟超过100次）者，表明活动对心肺脏造成过度负荷，产生生理不适。

家庭各场所的家务劳动须知：

客厅：擦地、拖地时，选择清洁工具相当重要，最好使用不需要弯腰的器具，打扫时要避免蹲下或跪在地上。可以用吸尘器来代替扫把，站立式吸尘器能根据使用者高度来调整长短，很省力。如果喜欢使用拖布，最好用长把式。

浴室：不主张孕妈妈

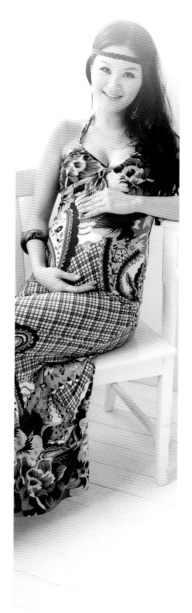

清洁浴室，除非浴室中有防滑设备，否则很容易滑倒。由于清洗浴室需要许多弯腰的动作，顶多清洗一下洗脸柜就行，清洁厕所、浴室、洗脸盆的活儿，交给先生去做。

洗衣服：贴身小衣物只需要站在浴室的洗脸柜旁搓洗，大件衣物还是交给洗衣机好。

♥阳台：做家务时千万不要过度屈膝或过度伸展，晾衣物时，以腹部为中心点、双手向上或往下的姿势太多，会牵扯到腹部，要尽量避免类似动作。

晒衣服：个子矮小或晾衣架太高，要踮起脚尖来够衣架会很危险，最好使用可以升降的晾衣架，使用方便、安全。

♥厨房：因为妊娠早期反应，通常对油烟味反感，不宜到厨房做饭和洗碗。孕中期胃肠系统的麻烦要少一些，可以下厨料理一番，做自己爱吃的东西。

倒垃圾：不适宜提过重的东西，提东西时，两肩不要有费力提拉的感觉，使用腹肌力量会让肚子感到紧绷，一定不要让物品的重量超过自己一般能负荷的程度。

除油烟：如果必须使用化学清洁剂，才能清除厨房墙壁、器皿上的油烟，不如用类似锡箔纸类贴到墙上，只需撕掉纸，轻松方便地达到清洁墙壁效果。抽油烟机的清洁可以购买滤网整面铺上，油垢太多时撕掉换一张新的就成。

♥卧室：一般家庭中床的高度对于孕妈妈太低，腹部隆起时不方便，可以采用下蹲姿势铺床单，两脚叉开与肩同宽、膝盖弯曲，蹲马步似的重心往后，不致因为腹部太大而前倾。最好与家人共同完成铺床单的动作，在妊娠28周以后，更不适合做这种家务事。

取棉被：家庭收藏棉被尽量不要放得太高，取棉被时最好有家人帮忙，以免向高处取物动作牵拉到腹部，最好使用轻巧、保暖的被子，如羊毛被。

叠衣服：衣物的清洗、折叠是一项虽简单却极烦琐的家务事，折叠衣物时，谨记能坐就不站的原则。

♥餐厅：如果餐桌没有靠墙放置，桌子的面积又大，收拾碗碟和擦桌子时，先把桌面分成四等份，让胳膊配合腹肌的伸展幅度缩小。宁可移动身体转着圈擦桌子，也不要用腹部紧靠桌面，拼命去够擦桌子对面。如果是圆桌，就围着圆心擦，不要因为偷懒动作而牵拉到腹部肌肉。擦拭桌面的时候，双脚要勤移勤换。

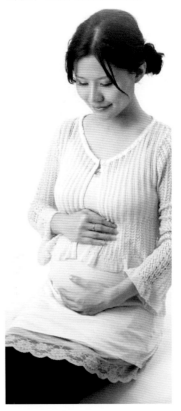

胎教点滴

胎儿6～7个月时，开始能细微地辨别母亲的态度和情感，并做出反应，虽然无法用语言表达，却能够领会。胎儿感到舒服时，有喜悦的表情，情绪不佳时则无精打采。母亲在妊娠期长期情绪不佳，会对孩子性格心理产生影响。孕妈妈突然受到惊吓时，脉搏加快、瞳孔放大、手心出汗、血压升高，孕妈妈长久持续这种状态，会改变胎儿正常的生物节律。

疾病防护

孕期强迫性症状多发生于妊娠中晚期，个性较强者或特殊职业者中发生较多。常见表现为：过分担心胎儿是否畸形而殚精竭虑，不能摆脱；害怕感染其他疾病危及胎儿，过分讲究卫生，不敢去医院，不敢去公共场所，甚至不敢串门；办事犹豫不决，时时处处谨小慎微，生怕可能出现或遇到对自己身体和胎儿的伤害等。

妊娠期出现焦虑、抑郁、强迫症状，考虑到胎儿的安全问题，一般不主张药物治疗而宜采用心理治疗。适宜采取倾听、支持、保证及解释、教育、鼓励、暗示等一般性心理治疗，妇产科医师都会应用。如果孕妈妈的情绪与行为障碍较重，要到精神科或心理咨询门诊去进行特殊的心理治疗。孕期出现心理问题后，对胎儿十分不利，要及时发现并帮助疏导和治疗。

有些女性属先天性乳头凹陷，整个乳头向乳房里面陷入，乳头尖变得平坦，甚至低于乳晕皮肤。诊断的方法，是用大拇指和四指的指尖压迫乳晕部位，正常乳头会突出，而内陷的乳头则会内缩。乳头内陷容易引起湿疹，或因不能清洗而引起感染，发生乳晕部痈肿。产后如果乳头内陷，乳汁聚积在乳房内，就不能喂养婴儿，还会引起乳腺炎症。因此，在妊娠期应当及早矫治内陷。多数人可以通过挤压、牵拉把乳头翻出来，达到正常状态。

乳头内陷自我矫治的方法，是用大拇指和食指轻轻捏住乳头，使乳尖在大拇指和食指中间来回转动，同时向外轻轻地牵引。这种方法在妊娠晚期每天做2～3次，既能使乳头上皮增厚，又能治疗乳头内陷。也可以用乳头负压吸引器等辅助工具矫治乳头内陷。

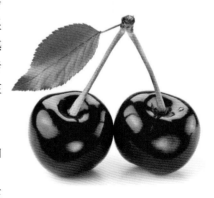

分享体验

孕妈妈的腰背痛，多由于行为姿势的不正确引起。例如，早上起床后的痛，多数是出于夜里卧床姿势的原因；下午、傍晚的痛，多数是白天工作、活动姿势和走路姿势的原因。由于睡眠引起的腰背痛，可以在睡觉时垫一块小木板在软褥垫下面；由白天工作引起的腰背痛，则要减少工作量，注意行走的姿势，不穿高跟鞋。使用肚、腹带也有一定防治效果，做局部按摩，用热水袋敷在疼痛处也有效果。

替您支招

梳理头发的方法应从前额开始向后梳，梳时要紧贴头皮部位，用力大小适中，动作缓慢、柔和为宜。一般应在2分钟内大约梳100次为一回，每日起床后坚持梳2～5回，下午亦可再梳一回。头皮有热胀、麻木的感觉时，就达到预期目的。梳头5～7天后，洗头一次。这样可增加头皮血液循环，使头皮瘙痒减轻，头屑减少，头发不再脱落，失眠症状相应改善，会有头脑清醒、耳目聪明之感。

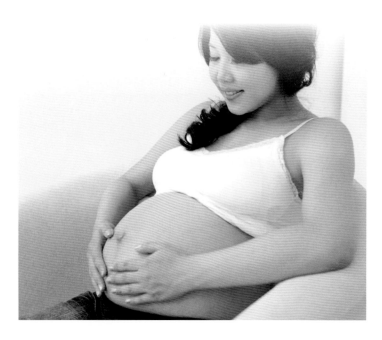

红绿灯

💚距离宝宝出生的日子越来越近，孕妈妈此时的身心状况较稳定，可以开始为自己及宝宝准备生产用品。

💚睡觉前注意用温热水洗脚，睡眠以左侧卧位为宜，使偏于右侧的子宫左移，减少对大血管的压迫，有利大腿静脉的回流，使血液循环得以改善而减轻水肿。

💙出于羞怯或嫌麻烦的原因，不按期进行产前检查，就不能及时发现妊娠并发症和胎位、胎儿异常，是造成难产的重要原因。

💙孕期不可滥用药，却并非不能用药，大多数药物对胎儿是安全的，孕期患病要在医生指导下正确用药，切不可"讳药忌医"。

💙孕期对饮食采取"多多益善"和"见好就吃"的态度，会造成体重增加过快，生产巨大胎儿造成分娩困难，也是产后发胖的诱因。

💙有人片面理解孕期休息越多越好，很少活动，生活散漫，这样做对胎儿发育不利，还会给正常分娩带来麻烦。

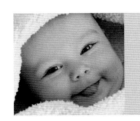

妊娠
第28周

妈妈/宝宝

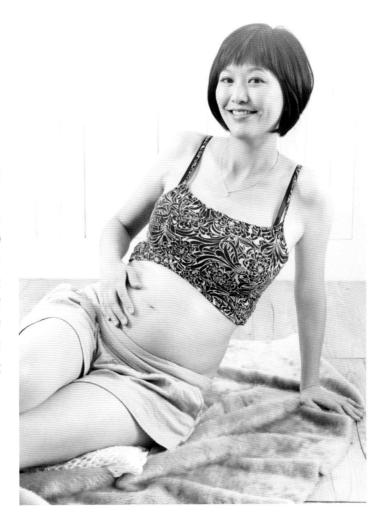

妈妈：本周母体子宫大约在脐上8厘米处，距离耻骨联合约28厘米，体重增加7.5~10千克，其他方面与前几周相近，无较大变化。胎儿肌肉的紧张度逐渐提高，小手现在可以有力地抓握。随着宝宝越来越活跃，母亲的睡眠有时会被打断。

宝宝：妊娠28周时，胎龄26周，胎儿体重约为1100克，头臀长度约25厘米，身长约35厘米，胎儿平滑的大脑表面逐渐形成沟回，脑组织继续发育，皮下脂肪增加，身体日益丰满，眉毛和睫毛生长得比以前长，头发也长得好看多了。

心情驿站

孕期不仅要制怒，遇到十分高兴的事也不要失态，始终要保持冷静、保持清醒，避免给自己和胎儿的身体造成损伤。

每天都要应对越来越臃肿笨拙的身体，越来越多的生理性不适，越来越多的心理压力，妊娠期您可以采取措施来自我缓解和调适，下面这些方法不妨一试。

布置温馨的环境：在房间的布置上做一些小调整。如果家庭以前是典型的两人世界，可以适当添一些婴儿用品，让可爱的小物件随时提醒自己，一个新生命即将降临。同时，还可以贴一些画片，选择自己喜欢的漂亮宝宝的照片贴在卧室里。

通过语言传递心声：每天花几分钟的时间，和腹中宝宝说几句悄悄话，比如"宝贝，我爱你"，"你知道吗？我是妈妈"等，利用外出散步的时间，可以悄悄地说"外面的天气真好！阳光明媚"等。

接受音乐的洗礼：人们都知道音乐不仅能促进胎儿的身心发育，对孕妈妈本人也能起到一定的放松作用。每天花20分钟静静地听上一段音乐，同时想象音乐正如春风一般拂过脸庞，沐浴着自己。当然，也可以播放自己最喜欢的歌曲，大声唱出来，精神状态会调整到最佳点。

与幽默结缘：笑是人生极大的生活享受，不妨多为自己创设能开怀大笑的机会。欣赏喜剧，看一些幽默、风趣的散文和随笔，还可以收集一些幽默滑稽的照片，每天欣赏一次，还可以要求准爸爸收集笑话、好玩的传闻，在餐桌上发挥，让自己经常开怀大笑。

心情日记：孕期将拥有很多的空闲时间。每天写一段日记，记录下每天的心情。这份长久的纪念，将来某一天也许会和宝宝一起来重温这些难忘的生活片段，而珍贵的细节必定会令您获得更多的快乐。

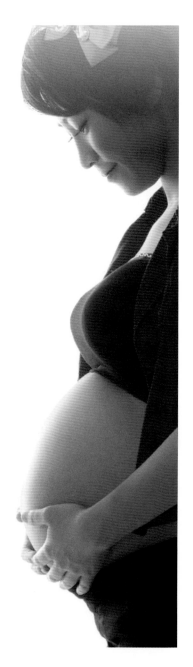

胎教点滴

最佳音乐胎教选择的曲目，以古典音乐为多，如莫扎特的《小号奏鸣曲1号第一乐章》、门德尔松的《仲夏夜之梦》、贝多芬的《欢乐颂》等。这些乐曲都能对胎儿的智力发育产生良好的效果，婴儿出生后，对听熟悉的这些优秀音乐具有特殊的敏感性。

如果整天没完没了地听音乐、听诗歌，孕妈妈会感到疲惫不堪，胎儿感觉也绝对好不了。

对胎教期望过高，心情急切，往往会物极必反，收不到好效果。有人在进行音乐胎教时，长时间把音箱对着腹部开大音量，致使胎儿在腹腔中烦躁。出生后的孩子会变得十分神经质，甚至对音乐反感和敌视。

体形美学胎教要求孕妈妈要有良好的道德修养和高雅的情趣、广博的学识、文雅的举止、具有内在美。在妊娠期给自己颜色明快、舒适得体的孕妇服装，一头干净、利索的短发，再加上面部恰到好处的

淡妆，会更显得精神焕发，孕妈妈化妆打扮能使胎儿受到美的感染。

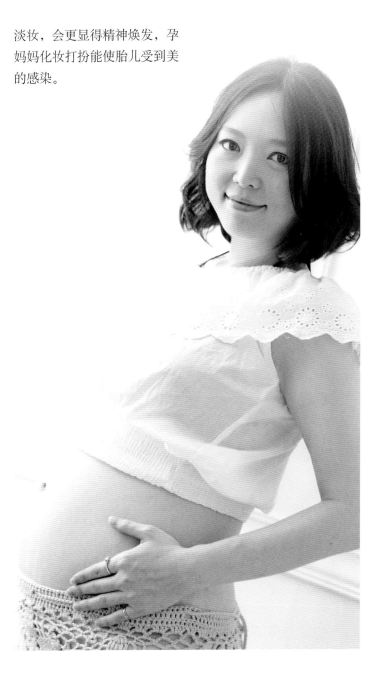

疾病防护

为预防小腿抽筋，要注意选择穿着宽松舒适的平底布鞋。

睡觉时，腿不要伸得太直，"卧如弓"最好。侧卧时可以在两膝间夹一个软枕，仰卧时在膝盖下垫个软枕，坐时把脚抬高，以利血液回流。

发生腿抽筋不要害怕，如果在半夜睡觉时，采取仰卧姿势，用手拉住脚趾，尽力把小腿抬高，一次不行再做一次，一般能很快缓解。

站立时小腿抽筋，可以把小腿伸直，活动脚掌会很有效。发生抽筋以后，适量服用钙片和鱼肝油丸。

孕期后几个月，要常用湿热毛巾轻轻擦拭乳头，不要用肥皂之类的洗涤用品清洗，以免洗掉乳晕上自然分泌的润滑物和油脂。洗完后也不要涂护肤用的油脂，不妨用鲜牛奶来擦涂乳头，以防止乳头干裂。丰乳霜一般都含有激素，对胎儿有不利影响，在孕期和哺乳期不提倡使用。

避免过度刺激乳房，尽量不要用美容仪做护理。

分享体验

目前，人们大都在为孩子过胖担忧，实际上，生下来就又瘦又小的低体重儿，也会给父母带来无穷的烦恼。出生时体重低于2500克的低体重儿各系统器官发育不完善，功能也差，还伴有智力发育不全、生长发育障碍等疾病。低体重儿与一般婴儿相比，更易患各种各样的疾病。形成低体重儿的主要原因有早产、营养不良等。

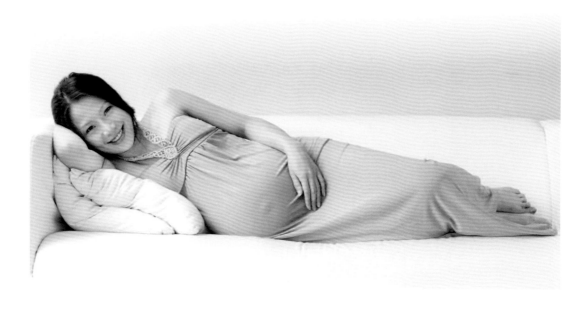

红绿灯

妊娠期漏尿是常见的现象，常常会发生在大笑、咳嗽或用力提起东西时，骨盆肌肉不能防止小便失禁和渗漏。因此，要时常保持排空膀胱，不可以憋尿，只要有尿意就及时去洗手间。

从怀孕28周开始，可以每周测量一次体重，一般每周增加500克为宜。孕妈妈体重过重或不增加，都是不正常的表现，应当到医院请医生检查，帮助查找原因。

准父母在疾病流行季节，尽量少去公共场所，母亲所患的任何一种疾病，对胎儿都不利，父亲得传染病也会通过母亲而危及胎儿。

不宜搬提重物，捡东西时应先蹲姿再弯腰，避免长时间保持同一种姿势，避免久站、久坐。

即将进入妊娠晚期了，从现在开始，您就要从心理上做好充分准备，随时迎接胎儿的降生。

妊娠期最合理的睡眠姿势是左侧卧，可以避免子宫对心脏、肺、泌尿器官产生不同程度的推移或挤压。从6个月以后，一定要养成左侧卧的习惯。

＊知识链接

妊娠期水肿：水肿是血管内的液体成分渗出血管，积聚在组织间隙中造成的。最先出现在人体最低部位足踝部，休息后稍退，逐渐加重并会向上蔓延。水肿部位会随体位改变，半坐、卧位时，腰骶部和阴唇明显，严重者会引起全身水肿。有人为可凹性水肿，有人皮肤肿胀透亮而按上去并无凹陷。有人无明显水肿，但体重增加每周超过500克，属于隐性水肿。

多数孕妈妈出现水肿，是因为增大的子宫压迫下腔静脉，使静脉血回流受阻，导致下肢轻度水肿。一般在较长时间休息后，就能消退，早晨轻、晚间重，不属于病理现象。但如果下肢水肿经过6小时以上，休息后仍不消退，并且逐渐向上发展就属于不正常。如果合并伴有心脏病、肾病、肝病、高血压、营养不良等病症，则要引起高度重视，因为并发症会对母体和胎儿产生严重后果。

避免水肿，要调整工作和日常生活节奏，不能过于紧张和劳累；要保证充足的休息和睡眠时间，每餐后休息半小时，下午休息两小时，每晚应睡足9~10小时；如果上班没有条件躺下休息，可以在午饭后把腿举高放上椅子，采取半坐卧位；不宜久站、久坐；防止情绪激动和避免较剧烈、长时间的体力劳动。

还要适当注意营养，摄取高蛋白、低碳水化合物食物。饮食要清淡，但不要完全禁盐，因为妊娠中晚期体内会增加排钠激素。

妊娠期便秘：大多数孕妈妈在妊娠期都会发生便秘，然而长时期的排便不畅，又会导致痔疮的形成，不仅造成身体的不适，还影响情绪稳定。为帮助孕妈妈们消除上述隐疾带来的烦恼，了解便秘和痔疮的成因、预防方法，会有助于顺利度过特殊时期。

孕期便秘以怀孕中晚期最为严重，主要因为孕期分泌大量的黄体酮，使子宫平滑肌松弛，同时会致使大肠蠕动减弱。腹腔内子宫不断增大，重量增加，压迫到大肠，造成血液循环不良，减弱排便的功能，这是孕妇比常人更容易便秘的原因。

孕期便秘的发生也与腹痛、运动不足、担心用力排便影响胎儿、饮食习惯不良、精神压力、睡眠质量问题、体质差异等诸多因素有关，有三到五成的孕妇会因此得痔疮。

减轻便秘的方法：孕妈妈发生便秘，最好是从生活方式着手，靠自己的努力来克服，并非用药物解决。保持生活规律、多摄取纤维素食品和水分、适量运动、维持规律的排便习惯等，都是减轻便秘的好方法。具体要做到：

三餐饮食正常：特别是早餐一定要吃，避免空腹，多吃含纤维素多的食物，如糙米、麦芽、全麦面包、牛奶，还有新鲜蔬菜、新鲜水果，尽量少吃辛辣食品，少喝碳酸饮料。

多补充水分：如果体内水分补充不足，便秘会加重，所以，每天至少喝1000毫升水。水分不足粪便就无法形成，粪便太少就无法刺激直肠产生收缩，就没有便意产生。因此补充水分是减轻便秘的重要方法。

切忌忍着不排便：一有便意就立即要去厕所排便。如果粪便在体内积存太久，不仅会造成排便不易，还会影响食欲。有便秘的孕妈妈，每天要多喝凉开水或者牛奶刺激大肠蠕动，在早晨起床后，马上喝一杯凉开水或牛奶，都是帮助排便的好方法。

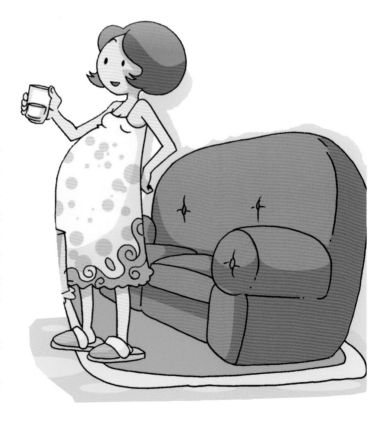

养成每日定时排便的习惯：最好早餐过后排便，不要在排便时阅读书报，养成专心排便的好习惯。

充足睡眠，适量活动：多活动能增强胃肠蠕动，另外，睡眠充足、心情愉快、精神压力得到缓解等都是减轻便秘的好方法。

万一便秘无法减轻，则必须立即就医，遵医嘱服用通便药物，但解决问题的关键，还是要取决于良好生活习惯的形成。

妊娠期痔疮成因：有些人因子宫增大，直肠、肛门受压而发生痔疮，还有人因为便秘而引发痔疮，排便用力或排便时间太久，导致肛门周围的静脉充血、肿胀，形成痔疮。如果痔核暴露在外面收不回去时，会非常疼痛，坐下来都很困难。发生严重的妊娠期痔疮，求助于医生是最好的办法。不过，孕期痔疮有时候属暂时性的，分娩过后会自然消失。只要不太严重，就不必过于紧张。

预防痔疮的首要条件，是设法使排便顺畅，养成规律的排便习惯，尽量缩短如厕的时间。还要避免饮酒和吃刺激辛辣的食物，经常注意肛门部位的卫生清洁。如果排便时太用力，可能会造成小血管破裂，要做好局部清洁，避免感染。

总之，怀孕的过程非常辛苦，常常会伴有许多不适，要掌握正确的方法来避免或减轻这些不适，顺利度过妊娠期。

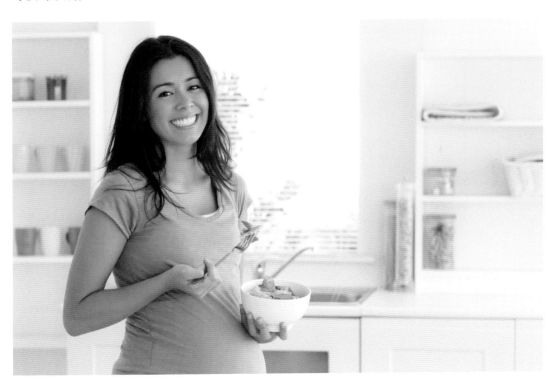

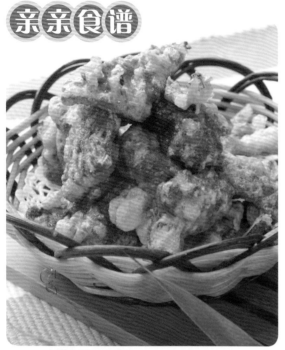

桃仁腰花

◆ **用料** ◆ 猪腰500克，核桃仁70克，鸡蛋清50克，姜、葱各5克，淀粉50克，料酒1勺，香油、盐、植物油各适量。

◆ **做法** ◆

①将猪腰洗净切块。②核桃仁用水泡胀，剥去外皮，切成桃仁丁；姜切片；葱切段。③腰片用料酒、盐、姜片、葱段拌匀；淀粉用鸡蛋清调匀备用。④锅上火，倒油，待油温至六成热时，将核桃仁丁摆在腰花上，裹上鸡蛋清、淀粉下锅炸成浅黄色捞出。⑤待全部炸完后，待油温上升至八成热时，再将腰花块全部放入油锅内炸成金黄色，沥去油，淋入香油即可。

缓解小腿抽筋

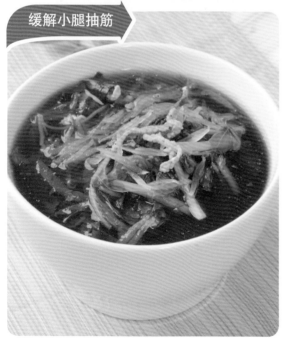

银鱼杜仲排骨汤

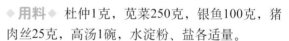

◆ **用料** ◆ 杜仲1克，苋菜250克，银鱼100克，猪肉丝25克，高汤1碗，水淀粉、盐各适量。

◆ **做法** ◆

①先将苋菜择好后洗干净，切小段备用。②将锅内加高汤烧开后，放入杜仲、苋菜、银鱼、猪肉丝一起煮滚。③最后加盐调味，并用水淀粉勾薄芡即可。

牛骨莲枣汤

◆ **用料** ◆ 牛骨500克，莲藕300克，红枣100克，盐、清水各适量。

◆ **做法** ◆
①牛骨、莲藕均洗净，切块；红枣洗净。②锅置火上，放入适量清水，烧开后放红枣、莲藕、牛骨，再沸时撇去浮沫，用小火炖2小时。③最后用盐调味即可。

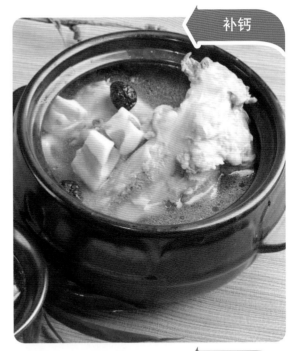

补钙

糖醋蛋

◆ **用料** ◆ 鸡蛋3个约180克，糖1勺，白醋适量。

◆ **做法** ◆
①锅中倒入一碗水煮开，加入糖和白醋。②煮开后，将鸡蛋打入。③待蛋熟即可。

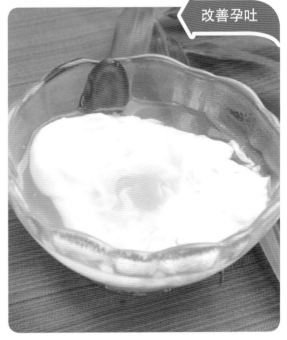

改善孕吐

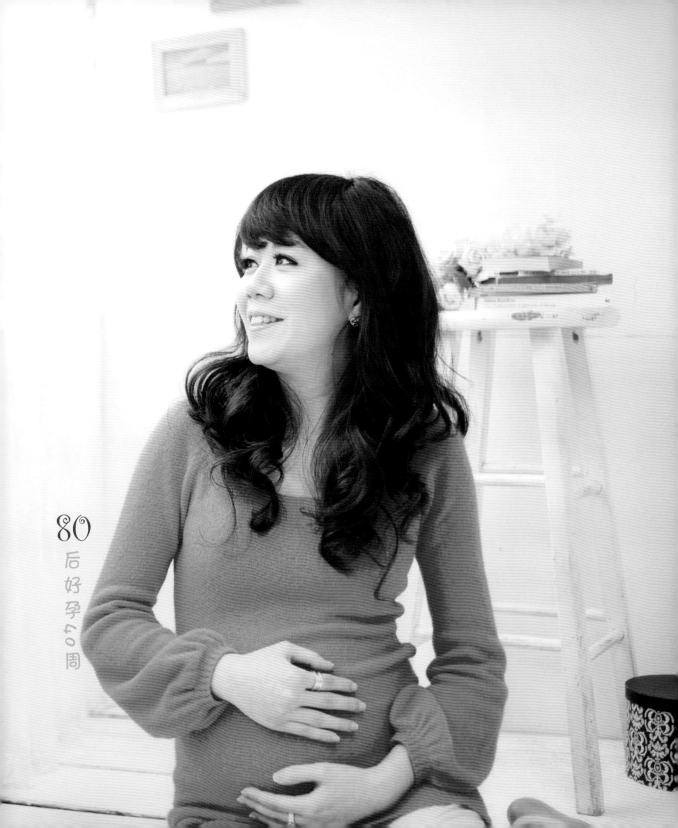

80
后好孕40周

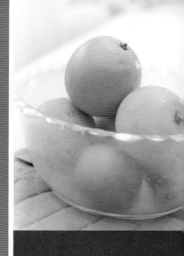

Part 3

妊娠晚期保健

（29～40周）

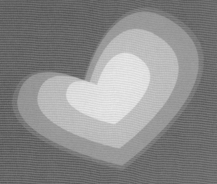

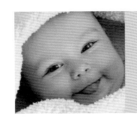

妊娠
第29周

妈妈/宝宝

妈妈：从妊娠第29周到第40周，一般被称作孕晚期。大多数孕妈妈在这个阶段里，体重会增加5千克左右。有些人的妊娠周期可能会延长一些，甚至会延长到42周，但一般妊娠超过42周以后，医生会采取催产措施，以免胎儿过熟、妊娠期过长，发生胎盘老化、母体和胎儿营养不良等不利。

从现在起，您可能会常常感觉到腹部一阵一阵地发紧、发硬，即不规则的宫缩会开始发生，一般属于正常现象，不必惊慌失措。宫缩会在身体疲劳时发生得更加频繁一些。因此，妊娠晚期不要过度劳累，注意休息。一般来说，怀孕后3个月以内和临近产期时都不宜进行运动型训练活动。

宝宝：胎儿的体重已经在1300克左右，身长大于35厘米。皮肤皱纹仍然很多，面部像个小老头。大脑、肺、肾、胃等重要器官已发育完成，但各脏器的功能还不够健全，现在眼睛可以在眼眶里面转动。胎儿还会睁开眼睛，在母体内把头转向从子宫壁外透射进光源的方向。皮下脂肪已经初步形成，手指甲能看得很清楚。

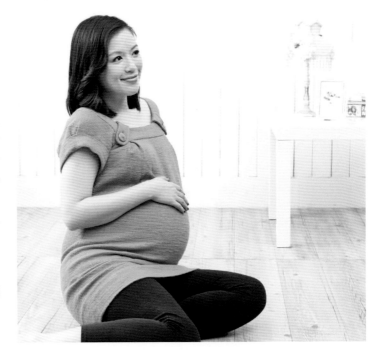

心情驿站

孕妈妈良好而稳定的情绪是保证优生优育的重要因素之一。孕妈妈保持乐观情绪，所怀胎儿发育正常，分娩时也会比较顺利。但如果孕妈妈情绪紧张、恐惧、愤怒、烦躁、悲哀、忧郁，会使母体的激素与其他有害化学物质浓度剧增，并通过胎盘影响胎儿发育。怀孕期间经常生气、发怒，紧张情绪持续过长或反复出现的，会导致胎儿唇裂、腭裂及其他器官发育畸形，严重者会引起流产、难产或死胎。

到孕晚期，心情可能会越来越紧张，每天沉浸在对宝宝降临的幻想中，所以做一些实际的事情来分散精力是非常必要的，比如报名参加孕妇学校或者参加几位孕妈妈的聚会等。

进行自己喜欢的活动，可以心情愉快一些，听一听音乐、看一看杂志。只要您高兴，腹中的胎儿也会高兴。

在孕晚期仍然坚持工作的孕妈妈，应当多找机会坐下来，最好把双脚抬高一点儿，可以在座位下面放一沓废弃的杂志来垫脚。工作时动作比平时稍慢一点儿，感到疲倦时就停下来休息一会儿。

对家务事要采取比较宽容的态度，自己和宝宝的健康远比家务事重要得多，不要再追求完美，要有充分的空余时间来照顾自己。

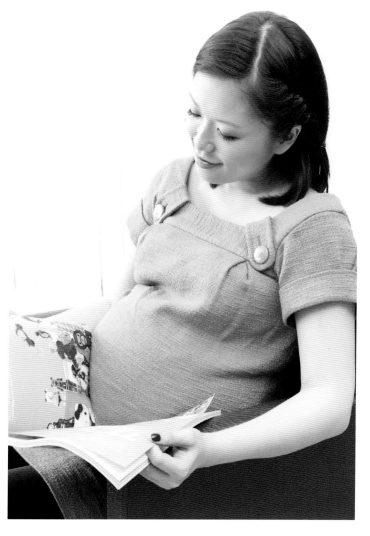

日常起居

进入妊娠晚期，日常生活中的行动会变得越来越不方便，最后的12周里，为了保持正常的日常起居，为自己选择适合妊娠晚期特殊需要的着装，会显得很重要。

鞋：孕晚期足、踝、小腿等处的韧带松弛，应当选购鞋跟较低、穿着舒适的便鞋。身体越来越笨重起来后，要穿平跟鞋以保持身体平衡。从现在起，足、踝等部位会出现水肿，可以穿大一点儿的鞋子，鞋底要能防滑。

内衣：应当选择大小合适的纯棉质的支撑式的乳罩。妊娠期乳房变化很大，婴儿出生或断奶后，乳房很容易下垂。需要能起支托作用的乳罩，背带要宽一点儿，乳罩窝要深一些。先买两副即可，然后可以根据乳房的变化情况再买合适的，同时可以备有几个夜用乳罩。

内裤：不宜再选用三角形、有松紧带的紧身内裤。宜选择上口较低的迷你型内裤或者上口较高的大内裤。内裤前面一般要有弹性纤维制成的饰料，有一定的伸缩性，以满足不断变大的腹部需要。

弹力袜：弹力袜能协助消除疲劳、腿痒等症状，防止脚踝肿胀和静脉曲张，尤其对于孕期需要坚持上班的工作者，效用会更加明显。

上衣：上衣要保证宽大和长度，宽松下垂的T恤、圆领长袖运动衫或者无袖套领恤衫，这类上衣看上去好，穿着舒适，分娩后仍然能穿。

背带装：选用质地、造型、款式适合的背带装，或裙或裤，从视觉效果上修饰日渐臃肿的体形。

裤子：运动装裤子既舒服又无拘束，只需要把裤腰处松紧带拆掉改为背带，做成宽大的背带裤，就能适应妊娠晚期不断变大的腰围。

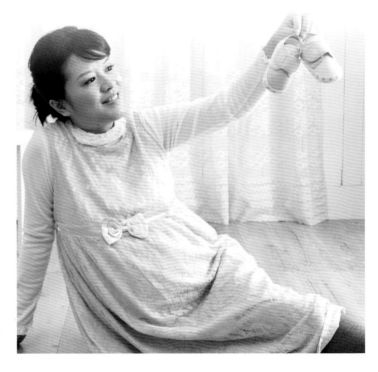

胎教点滴

通过对美的追求，对艺术的欣赏，可以陶冶自己和胎儿的情趣。音乐是情趣转化的产物，音乐胎教不仅可促进胎儿的身心发育，还能培养儿童对音乐的兴趣。

胎儿喜欢听轻松活泼、舒缓抒情的乐曲，听一些节奏轻松、旋律明快的乐曲，可以解除胎儿的烦躁情绪，使胎儿的心率趋于稳定。反之，听激昂火爆、动感十足的摇滚、迪斯科等劲曲，会令胎儿躁动不安。

不要认为对话是教胎儿说话。

对话胎教法，一般在妊娠26周开始进行，孕妈妈感觉出有胎动或胎动较活跃时，可以对着胎儿说话，时间不宜长，每次1~2分钟，同时应保持室内安静。对话内容应该是妈妈最想和胎儿说的话。每次都要反反复复地重复一些相同的简单用语，不断强化。

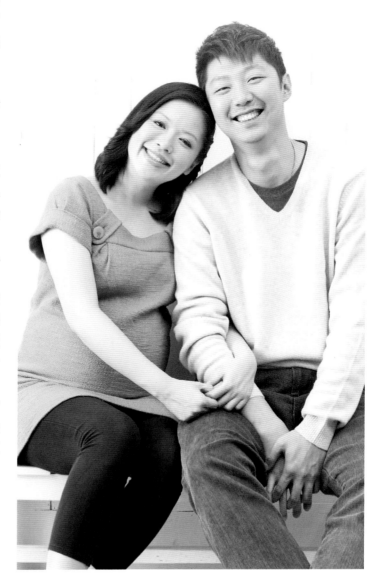

疾病防护

从妊娠29周开始，直到分娩前的时期为妊娠晚期。随着妊娠期的逐渐增长，母体各种与产科有关的并发症都会出现，形成对母婴的最大威胁。在这个阶段，产科医生除了会继续观察胎儿的发育外，还会观察胎盘功能和胎儿宫内情况，结合并发的高危因素如妊娠高血压综合征、心脏病、甲亢、过期妊娠等综合分析，决定按计划正常分娩或是引产。

妊娠晚期，孕妈妈的自我监护尤其重要，特别要注意：

按时去医院做产前检查，以便及时发现异常情况，及时采取措施治疗。

多吃营养丰富的菜肴，尤其要注意摄入蛋白质、钙、铁以及微量元素。

妊娠晚期汗腺分泌旺盛，要勤洗澡、勤换衣。要洗淋浴，不宜洗盆浴。每天要清洗外阴、换内裤。

在妊娠8个月后停止性生活，以防早产和产后感染。

怀孕晚期负担加重，容易疲乏，要注意休息。睡眠姿势宜取左侧位，有利于子宫、胎盘血液供应，使胎儿发育良好，还能减少水肿。

妊娠32周起，每天计算胎动。双手放于腹部两侧，感到一次或连续几次胎动则计数为一次胎动。如果胎动每小时少于3次或突然频繁时，应当再持续计数一小时。如果没有出现好转，应当立即去医院。

分享体验

计数胎动和想象：妊娠中晚期胎动明显增多，孕妈妈可以自己计数胎动次数，取侧卧或半坐位，用自己的手轻按腹面，早、午、晚各一次，每次测一小时，并做下记录。这也是进行胎教的机会。计数胎动时，母亲高度凝神腹内，集中思想于胎儿，对胎儿的每个动作加以丰富的想象与欣赏，不仅对胎儿的正常发育产生良好影响，还能加深母婴之间的情感联系，这也是极好的胎教活动。

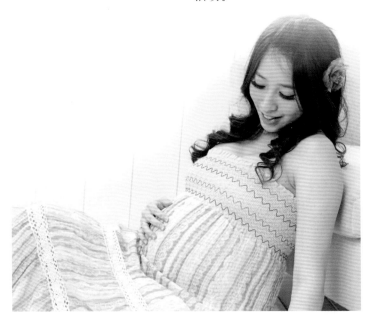

运动健身

到了妊娠晚期，孕妈妈的行走、睡眠等日常活动都会受到宝宝的影响，为了保证孩子的健康成长和维护孕妇自身的健康，怀孕以后应当注意保持正确活动姿势。

下楼时要握住扶手，防止身体的前倾、跌倒。

上楼时拉住楼梯的扶手，可以借助手臂的力量来减轻腿部负担。

平时行走时，应该抬头、挺直后背、伸直脖子、收紧臀部，保持全身平衡，稳步行走。

最好选择直背座椅，不要坐低矮的沙发。坐下时，先保持背部的挺直，用腿部肌肉的力量支持身体坐下，让背部和臀部能舒适地靠在椅背上，双脚平放在地上。

起立时，要先把上身向前移到椅子的前沿，然后双手撑到桌面上，并用腿部肌肉支撑、抬起身体，使背部始终保持挺直，以免身体向前倾斜，牵拉背部肌肉。

站立的时候，要保持两脚的脚跟和脚掌都着地，使全身的重量均匀地分布在两只脚上，双膝要直，向内向上收紧腹壁，同时收缩臀部，双臂自然下垂放在身体的两侧，头部自然抬起，两眼平视前方。

不要直接弯腰从地上捡拾物品，以免用力过度导致背部的肌肉和关节损伤。应当先慢慢蹲下，拾起物品后再慢慢站起来。

需要拿高处物品时，千万不要踮起脚尖，也不要伸长手臂，以免不慎摔倒，最好请家人帮助。

睡觉的姿势往往会影响睡眠的质量，到怀孕28周以后，要避免长时间的仰卧，以免增大的子宫压迫下腔静脉，影响宝宝的发育，一般以左侧卧为主。起床时，如果原来的睡姿是仰卧的，应当先把身体转向一侧，弯曲双腿的同时，转动肩部和臀部，再慢慢移向床边，用双手撑在床上，双腿滑下床，坐在床沿上，稍坐片刻以后再慢起。

红绿灯

💗孕妈妈不要因为妊娠晚期影响自己的外貌、体形，或面部出现色素沉着，损害容颜等因素而怨恨腹中的胎儿。宝宝在母体内，是能感觉到母亲对自己的态度的。

💗未来的宝宝的性别有时会引起特别的关注，但无论男女都是自己的心头肉，没必要为孩子的性别而添加烦恼。

💗妊娠晚期也要适当地运动，轻度劳动不可缺少，做一些力所能及的家务劳动当为首选。

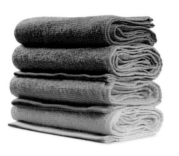

关于妊娠高血压综合征：

如果孕妇平时血压一直正常，在妊娠期发生高血压，同时伴有水肿、蛋白尿，称为妊娠高血压综合征，是妇产科四大危险症状之一。

妊娠高血压综合征是妊娠期间一种常见而严重的并发症，多发生在妊娠晚期。多发生于初次妊娠、年轻或年龄较大、患有慢性高血压、肾病、糖尿病等疾患的孕妈妈。主要病变为全身小动脉痉挛变窄，病情严重者会出现抽搐和昏迷，严重威胁着母体和胎儿的生命安全。

妊娠高血压综合征，在临床上分为轻度子痫前期、重度子痫和前期子痫。最明智的做法是防止症状由轻度发展成为重度。重度子痫和前期子痫时，孕妈妈有可能发生心力衰竭、肾功能衰竭、脑出血、肝脏损害等；严重时会发生弥散性血管内凝血、血不能凝结，导致大量失血引起生命危险，或引发胎盘功能不全、胎盘早期剥离、胎儿窒息甚至于胎死

宫内或新生儿窒息、死亡。

子痫是妊娠高血压综合征最严重的阶段，属于最危险的并发症。子痫的发作，除了与妊娠高血压和病理性水肿没有得到及时控制有关外，与声、光、分娩时的产痛和手术操作等不良刺激也有关。近年来还发现子痫的发作与气候关系密切，发病率与月平均气温的高低相关，气温低则发病率高。寒冷的冬季是子痫发病最多的季节，冬季气候寒冷、温度低，特别是北方受冷空气侵袭时，气温急剧下降，气压偏高，会对人体的血管张缩、血液流动和血液成分方面造成影响，对孕妈妈来说更为突出，会使孕妈妈红细

胞压积、全血比黏度增高，导致子痫发生。患者会出现头痛、头晕、眼花、恶心、上腹部不适，继而发生抽搐、昏迷、心力衰竭和肾功能衰竭，如果抢救不及时会导致孕产妇死亡。子痫发生也是引起早产和围产儿死亡的原因之一。

预防妊娠高血压综合征，防止子痫发作，要注意：

💙 孕妈妈要学习和掌握一般有关妊娠、分娩和产褥的基本常识，解除对妊娠和分娩的畏惧心理，排除思想负担，鼓励在妊娠晚期参加适量的活动和工作。

💙 注意休息，保证足够

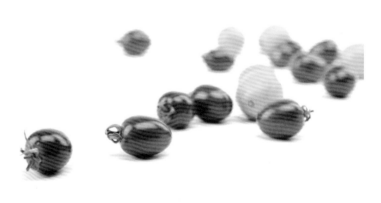

的睡眠时间。睡觉时采取左侧卧位，减少子宫对下腔静脉的压迫，使下肢、腹部的血流充分回流到心脏，保证肾脏及胎盘的血流量和胎儿的氧气供应，减少下肢水肿。

💗饮食方面多吃高蛋白、富含维生素的食物，补充钙剂和铁剂，适当限制食盐的摄入量，减轻水钠潴留。必要时，遵从医嘱严格、准确、定时服药。

💗加强产前检查，从早孕期开始，一定要进行全面检查，包括血压、体重，血、尿常规健康状况，作为以后定期产前检查、了解母子健康情况的基础。妊娠12周以后，最迟到妊娠20周，要按期进行产前检查。每一次都要测量血压，监测有无异常变化。如果血压超过130/90毫米汞柱，或与基础血压相比超过30/15毫米汞柱，则要引起重视和进行对症治疗。如果经过休息后，水肿仍不能消退者也要治疗。如果妊娠晚期每周体重增长超过0.5千克，则要注意是否患有隐性水肿。如果

出现头痛、头晕、眼花、恶心等不适症状，要立即测血压、查尿蛋白，以便早确诊并治疗。

💗有一些孕妈妈容易发生重度子痫和前期子痫，如初次妊娠、双胎、羊水过多、慢性高血压的孕妈妈，合并伴发有心脏病、慢性肾炎、糖尿病、贫血等疾病的孕妈妈，尤其要注意。一旦出现早期子痫的迹象，要

及时确诊，住院治疗。发生子痫前期症状的孕妈妈，不宜精神过度紧张，要安静休养，多多卧床休息，有条件者最好住院治疗。

💗在寒冷的冬季，孕妈妈要注意衣着、居室的保暖，注意休息。冬季气温低，尽量避免到室外活动。避免噪声、强光线等外界物理性不良刺激，防止季节性子痫的发作。

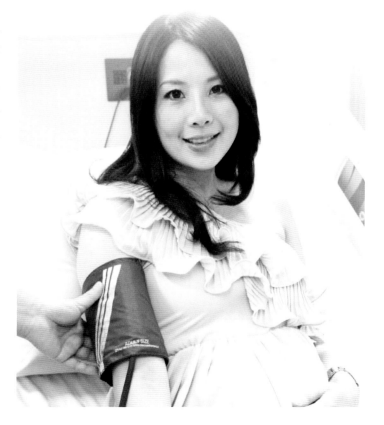

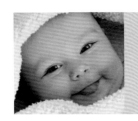

妊娠
第30周

妈妈/宝宝

妈妈：从本月起，进入妊娠晚期阶段，通常也称作围产期阶段。应当着重注意母亲和胎儿的安全，必须定期接受产前检查，生活要有规律，情绪要稳定。妊娠纹明显增多，有的人还会出现皮肤褐斑或雀斑，在颜面部位如耳朵、嘴边、额头等处皮肤。如果宝宝在子宫内的位置较高，母体乳房正下方肋骨区会出现疼痛和一触即发的刺痛。

宝宝：宝宝会持续几周迅速生长，临近出生时，生长速度开始减慢。

从现在起，羊水量不再像以前那样增加了。迅速成长的胎儿身体，会紧靠母体子宫。一直在母体内自由转动的胎儿，到这个时期固定了位置。由于头重，一般胎儿头部会自然朝下。胎儿的味觉和视觉功能已具备。主要器官初步发育完毕，胃、肠、肾等功能达到出生后的水平。覆盖在皮肤上的细绒毛消失，被胎脂取代。眼球表面的薄膜被眼睛吸收。皮肤发红，脂肪稍有增多，位置开始稳定。如果出生，在适当的护理下可以存活。

心情驿站

妊娠属于人类繁衍后代的大事，是人生大事，但绝对不是丑事，不必为此而感到害羞。

如果需要参加社交活动、集体活动，或参加好友的聚会，可以事先告诉同伴自己的情况，就会得到理解和多方面的关心和照料，对于不适合参加的活动项目，人们自然会体谅，谁也不会使一位孕妈妈为难。

真正地走出去，走到人群中您会发现，妊娠使自己变得比任何人都重要。大家都会给予您一份额外的关怀和爱心，包括腹中的胎儿，也会处在人们这种友爱中。

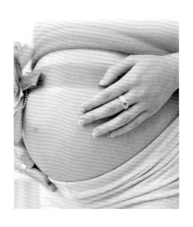

日常起居

孕妈妈现在身体变得沉重，特别懒于活动，但动作的缓慢并不要紧，主要的麻烦是因为腹部的膨大影响，走路时不容易看清脚下。因此，步行时、下楼梯时，都要格外注意，一定要踩扎实了再走。

如果感到子宫收缩伴有腹痛或发胀，就要赶紧停下来休息。睡眠要充分，平时要抓紧一切时间休息，以确保自己精力的充足。

从现在起，孕妈妈不宜再穿着紧身的衣服，更不能为了形体的好看束胸勒腰，因为这样做会限制血液的流动，导致四肢末端的血液回流不畅，会伤害到腹中的胎儿。

睡觉的姿势，最好采取侧卧为佳，以免身体受到压迫。

注意尽可能不要坐低矮的小凳子和较为松软的沙发。

坐椅子的时候，双脚不要交叉，因为有可能会限制到腿部的血液回流，增加心脏负担。

从现在起，尽可能把手表、饰物去掉，以有利于身体各个部位的血液正常循环。

您可能会注意到，自己的头上油性分泌物开始增多，汗腺分泌也有所增加，皮肤会变得容易积存污垢，阴道的分泌物也增加，外阴部不再容易保持洁净。然而，对于孕晚期比较懒散的您来说，更加要注意保持良好的个人卫生，经常洗头洗澡，勤换内衣内裤，外阴部要天天用温水清洗，以避免感染，促进血液循环和有利于皮肤排泄汗液，让自己清爽至极。

进入妊娠8个月后，一定要用淋浴方式洗澡，如果用盆浴方式洗澡，极其容易感染阴道疾病。而且，长时间的盆浴会使子宫部充血，危害胎儿的中枢神经系统。淋浴则除了不易感染疾病之外，不需要屈身弯腰，对孕晚期的孕妈妈来说，再合适不过。但是一定要注意，洗澡时要特别小心，站稳走好，防止滑倒，洗澡时最好有人陪护。

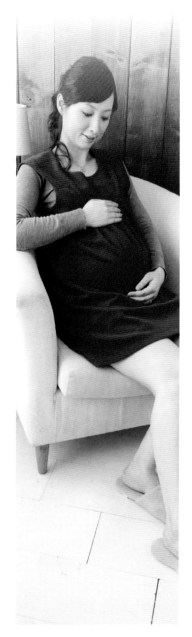

胎教点滴

有些孕妈妈做过一段时间胎教之后，就没有了耐性，热情降低或半途而废，这样，胎教自然不会成功。进行胎教，就一定要持之以恒。

抚摩腹部时，要注意胎儿的反应，如果胎儿轻轻蠕动，则可以继续进行，如果胎儿用力蹬腿、反应强烈，说明抚摩得不舒服，胎儿不高兴，就要停下。抚摩的顺序由胎儿头部开始，然后沿背部到臀部至肢体，要轻柔有序，并且最好要记录下胎儿反应的情况。

女性普遍想象力丰富，特别是妊娠晚期的孕妈妈，往往容易把幻境与事实混淆，自己吓唬自己。而电影、电视剧、小说类文艺作品，为了情节吸引人，往往会故弄玄虚，弄一些稀奇古怪的幻象，虽然明知是演戏，但恐怖凶残的镜头，看过后往往会时常留在脑海里，甚至会因为印象深刻难以入梦。母体接触这类恐怖的景象，对胎儿有很不好的影响，妊娠期间最好避免看这一类东西。

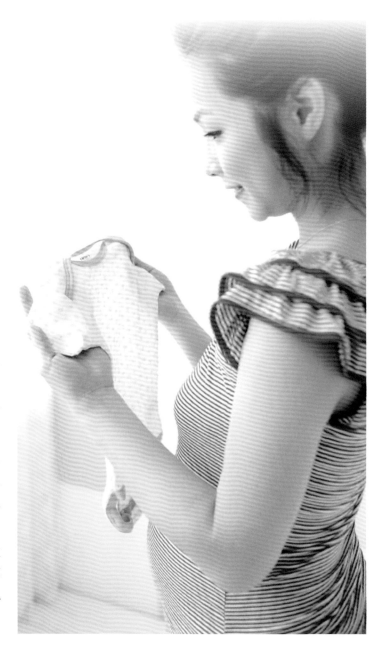

疾病防护

本月是妊娠期负担加重速度最快的时期，最容易出现一些并发症，尤其是有内外科疾病的孕妈妈，更要防范病情的加重，因此，定期产前检查一定要及时做。

妊娠晚期会有一些对母胎不利的因素或合并症，构成对分娩或产妇、胎儿、新生儿的威胁，这一类妊娠称高危妊娠。高危妊娠威胁到围产期妇女和胎儿、新生儿的平安，医生会用高危监测手段对孕妈妈和胎儿进行定期监测。同时，孕妈妈亦应加强自我监测，如果有以下几方面情况，在做产前检查时一定要如实和及时地告诉医生，引起警惕：

妊娠前就有的疾病：心脏病、糖尿病、肾炎、高血压、血液病；

曾有过异常妊娠或不良分娩史的，习惯性流产或早产、死胎、死产、产伤、手术产、母子血型不合；

本次妊娠的异常情况：妊娠高血压综合征、羊水过多、羊水过少、胎儿发育迟缓、前置胎盘、胎盘早剥、骨盆狭窄、臀位、高龄初产。

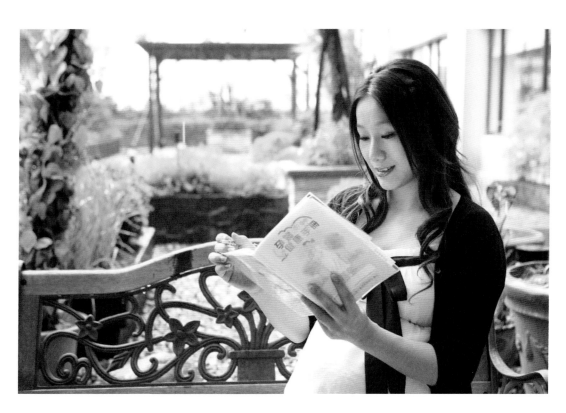

运动健身

妊娠阵痛和分娩，会给身体增加很大负担，所以，在身体方面应当尽量多做一些准备，这样分娩后更容易恢复原来的体形。

学习松弛训练很重要，可以使您平静下来，使您有效地应对以后的临产阵痛阶段，对缓解紧张有效，还可以增加输进胎盘的血流量。

即使您平时并不喜欢运动，也可以按下面的方法试一试。

松弛运动，能使关节和肌肉更柔软，减轻临产前阵痛，为分娩做准备。可在家自己做或去孕妈妈教室的产前运动班练习。

在您开始练习时，如果已过了妊娠反应期而进入各

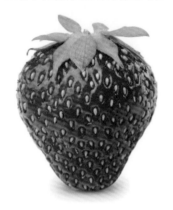

方面都正常的阶段，也不必担心。不要认为现在再做开始得太迟，要逐步建立起做松弛练习的习惯，做到每天至少能练习20分钟。

以下几项产前运动操，包括腰部运动、腿部运动、腹式呼吸运动和闭气等，主要目的在于锻炼孕妈妈身体各部分肌肉能力，减少临产阵痛期的疼痛；减少生产时情绪及全身肌肉的紧张；增加产道肌肉的强韧性，以便生产顺利；帮助缩短产程。

施行时间：妊娠期满7个月以后，即可以开始。

注意事项：做运动前先排尿，排空膀胱；最好选择硬板床或坐在地面上做，坐姿亦可；要穿着宽松的衣服，并且解开带扣；产前运动的具体时间，最好在就寝前和早餐前做；方法要正确，注意安全，不可蛮干；次数由少渐多，不宜过度劳累。

常用的产前运动：

💗腰部运动

目的：生产时加强腹压及会阴部的弹性，使胎儿顺

利娩出。

动作：手扶椅背慢慢吸气，同时手臂用力，脚尖立起，使身体同时向上，腰部挺直，使下腹部紧靠椅背，然后再慢慢呼气，手臂放松，脚还原，早晚各做5～6次。

💗腿部运动

目的：加强骨盆附近肌肉及会阴部弹性。

动作：以手扶椅背，右腿固定，左腿做360度转动画圈，做毕还原，换一条腿继续做，早晚各做5～6次。

💗腹式呼吸运动

目的：在临产阵痛期，可以松弛腹部肌肉，减轻痛苦。

动作：平卧，腿稍屈，闭口，用鼻子深呼吸，使腹部凸起，肺部不动，吸气时越慢越好，然后慢慢呼出，使腹部渐渐平低，每天早晚各做10～15次。

💗闭气运动

目的：配合临产时子宫口开全后用力，这项运动可以加强腹压，有助于胎儿较快娩出。

动作：平躺下后，深吸

两口大气，立即闭严嘴，努力把横膈膜向下压如憋排大便状。但要注意，平时在家练习时不要真的用力，每日早晚各做5～6次。

💗胸式浅呼吸运动

目的：临产时胎头娩出，做这项运动能避免胎儿快速冲出，而损伤婴儿或导致自身会阴严重裂伤。

动作：平躺下，把双腿伸直，张口做浅速呼吸，每秒钟呼气一次，每呼吸10次必须休息一下，再继续做，早晚各做3～4次。

妊娠晚期做运动时，不宜忽略的问题：做所有的运动都要舒缓而有节律；运动时要连续呼吸，不要屏气；运动前做热身，运动后做放松练习；要避免猛力转身和用力过猛；避免坐姿抬双腿运动，因为会增加腹、背肌的张力；如果出现疼痛、恶心、眩晕等症状，则是身体发出了停止或减轻运动强度的信号；尽可能和朋友或家人一起做运动，以保障安全；运动前后都要多喝水，防止脱水。

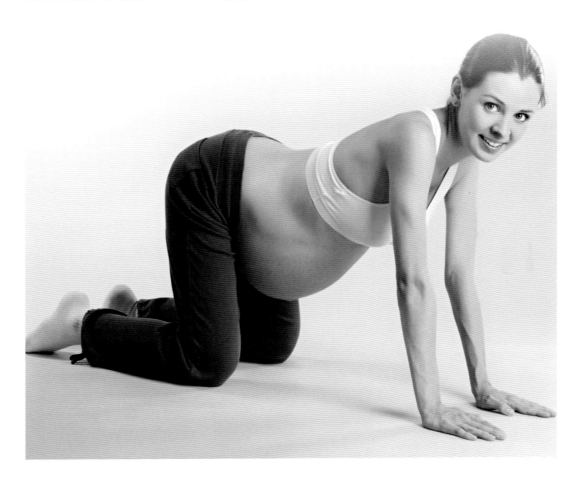

分享体验

名字是父母给孩子的亲密称呼，表明孩子成为一个有明确身份的个体。姓名是一个人一生的印记，在身份证、银行账户、毕业证书、印章、任何文件签章上，都要使用名字，名字是给人的第一印象，对人的影响非常重要。

人的姓名会受字的意义和音韵的影响，名字的字义除了本身的含义，也代表父母的希望和祝福。一个好名字的基本要求，要好听、响亮、顺耳、含义丰富、寓意深远，以达到形、音、义的完美。

现在可以和家人一起讨论为宝宝取一个好名字，给宝宝取名字是给宝宝的第一份珍贵礼物，可以多取几个，再和长辈讨论哪一个更适合宝宝。帮宝宝取名时，要注意音韵，好的名字悦耳响亮，不仅会令人印象深刻，自我感觉也好。取名时还要避免谐音，不要有不雅的谐音。名字取好后，自己多念几次，再请别人听一听是不是上口。

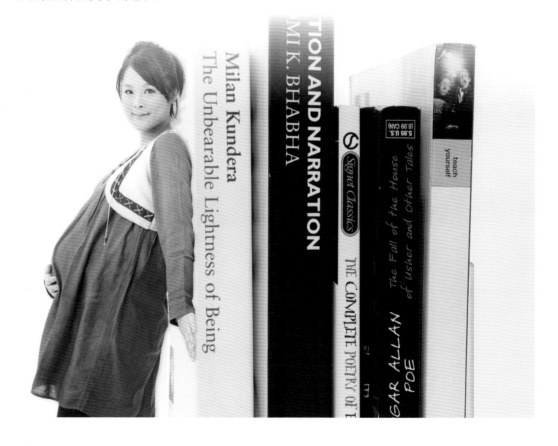

红绿灯

💚 接近预产期去外地旅行相当危险，各地多有孕妇在列车或轮船上分娩的报道。在这种毫无准备的情况下分娩，极易发生危险，一定要尽量避免。

💚 妊娠晚期，尿急、尿频现象时有发生，甚至于稍微用力，高声大笑也会有漏尿现象发生，不必为此而忧心忡忡。妊娠晚期不宜憋尿，稍有尿意即去厕所排尿，不必为自己频繁出入洗手间而难为情。

💚 如果每天喝够1升或1.5升的水，患高血压的风险会小得多。

✳ 知识链接

胎儿在宫内生长发育的速度极快，属人体第一个生长最快的阶段。妊娠3个月时，身长7～9厘米，体重15～30克，四肢已分清并开始活动。孕5个月时，身长约25厘米，体重约300克，四肢活动较有力，皮下开始有脂肪积存。孕6月时，身长28～34厘米，体重600～800克，娩出后已能呼吸，但很难存活。孕7月时，身长30～35厘米，体重则达1200克左右，各脏器发育已齐全，生后能啼哭和吞咽，生活能力却很弱，成活率很低。到妊娠八九个月时，胎儿发育生长极快，身长40～50厘米，体重增加很快，皮下脂肪逐渐丰满，出生后哭声响亮，生存能力较强，成活的可能性大。

人类的遗传性和变异性共存，遗传性保持了人类本身的形态和生理特征恒定，使人类世代相继繁衍，变异则会使物种的特性有所改变，使之不断发展。子女的容貌、血型、体态、身材等都与父母有相似之处，是遗传基因发挥决定作用。但仅仅相似却并不相同，子女像父母而不同于父母，同一父母所生，兄弟姐妹也不完全相同。俗话说：一母生九子，连娘十个样。这种亲代和子代之间、子代个体之间的差异现象，就是遗传和变异。

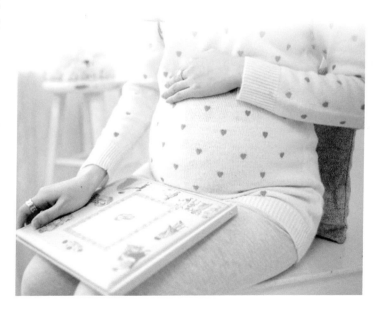

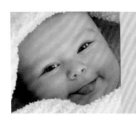

妊娠
第31周

妈妈/宝宝

妈妈：子宫底高30~32厘米，腹部越来越膨大。胀大的子宫会导致胃、肺和心脏备受压迫，令人感觉到心口闷热，不思饮食，心跳、气喘加剧，呼吸困难。分泌物继续增多，排尿次数增多，而且会刚刚尿完后就有尿意。有时会腹部发硬和紧张，遇上后应当平躺下来休息。

宝宝：本周胎儿身长为41~44厘米，体重1600~1800克。胎儿发育已经能算成功，肌肉发达，皮肤红润，脸部却仍然布满皱纹。神经系统开始发达起来，对体外强烈的声音会有所反应。动作会更活泼，力量更大，有时会用力踢母体的腹部。胎儿的头部应当朝下，才是正常胎位。胎儿大致具备了在母体子宫外的生存能力，但仍然需要特别小心。

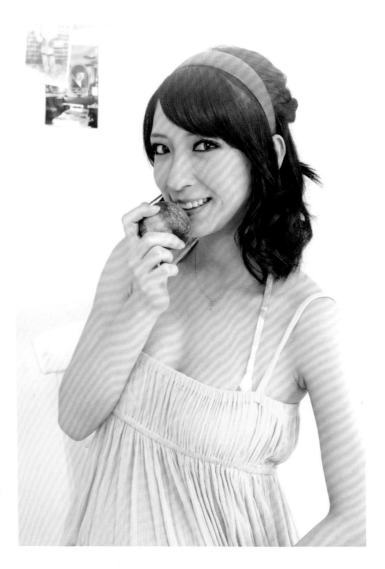

心情驿站

妊娠最后3个月，孕妈妈身体日渐沉重，大腹便便，再不愿意抛头露面，闷在家里则会整天对分娩是否能正常、胎儿是否健康产生种种疑问，情绪变得越来越焦虑，多数人会处于烦躁不安的状态。妊娠晚期的心态、眼光与孕前不同，变得更敏感脆弱，易激动而任性，一些小事、小矛盾，在孕妈妈眼里会被放大数倍。

日常起居

此时，因为孕妈妈的腹部日渐增大，身体越来越沉重，行动更加不便。这时候一定要调适身心，保持心情舒畅，神情愉悦。

饮食要注意营养，少吃多餐。

要避免紧张，消除恐惧心理。

每天都要计数胎动，听一听胎心音，早、午、晚各记录胎动情况一次。

每周要测量腹围、子宫底高度和体重一次。

为即将出世的胎儿准备的衣物和用具，现在已经基本完成，不妨把它们都拿出来，看一看，检查一下是否还缺少什么。尤其是准备临产的物品，不妨多检查两次，听一听自己的妈妈或者婆婆的意见，看看有没有漏掉什么物品。

及早做好物质准备，可以避免手忙脚乱或准备不周问题，有充分的时间多参考商店里各种妇婴用品的品质和价格再决定。有些新妈妈第一次到婴儿用品商店，会被琳琅满目的商品搞得眼花缭乱，最后买回一堆可有可无的育婴、幼儿用品。

早一些做好分娩的物质准备，做到有备无患，届时，您的心情一定不错。

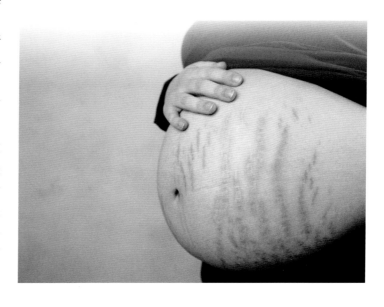

胎教点滴

妊娠晚期面临分娩，孕妈妈难免会有忧虑紧张的感觉，还会感觉身体笨重、劳累。家庭播放的音乐要音色柔和一些、欢快一些，对孕妈妈的情绪有稳定作用，还可以增强孕妈妈战胜困难的信心，产生将做母亲的幸福感和胜利感，并且把这种愉快感觉传递给胎儿。

胎儿也喜欢音乐，母亲哼吟优美动听的摇篮曲、催眠曲不仅能使婴儿安睡，同样也能使胎儿安静下来。胎儿也喜欢柔和的音乐，摇摆舞曲和热烈、悲怆、愤怒的交响乐，还有节奏较强的通俗歌曲，胎儿难以承受，甚至会使胎儿烦躁。

疾病防护

为减轻分娩时疼痛，孕妈妈现在可以开始学习锻炼分娩时的辅助动作，为顺利生产而准备，运动方法主要是掌握产妇在生产过程中怎样用力、休息、呼吸这三大要素。每天早上起床和晚上睡觉或午睡时开始学习和练习辅助分娩方法。

妊娠晚期要少站立，少走动，适当增加休息。要注意睡眠，以左侧卧位为主，轻度妊娠高血压患者禁止仰卧位。左侧卧位能增加脏器、胎盘的灌注量，并能排钠利尿，有控制及预防妊娠高血压的作用。轻度患者每天上下午应各取左侧卧位2小时。

这个阶段母体的体力大减，极易感到疲倦。为了储备充足的体力准备分娩，应当有充分的睡眠和休养。做完家务事后的休息时间要相应加长，但是要注意不可忽略适度运动。现在不能刺激子宫，因为容易发生早产，要从现在起节制性生活。

进食不要一次吃得太多，以少食多餐为好，并且要注意摄入易消化、富含营养的食物。

红绿灯

🍃由于孕妈妈行动不灵便，为确保安全，洗澡时要注意扶着墙边站稳，防止滑倒。特别在妊娠晚期，由于行动不方便，最好请家人帮忙协助。

🍃可以时常邀请几位亲朋好友到家中小聚。热烈的气氛，开怀的畅谈，有利于情绪的调节，也有利于胎儿发育。

🍃听一听舒心的音乐，有助于调节情绪、消除疲劳，有助于胎儿发育，是重要的胎教手段。

🍃经常欣赏艺术、看一看表演、听一听音乐、阅读一些画报和名著，让孕妈妈有丰富的感情和良好的情绪，对胎儿发育也有益。

🍃注意饮食结构安排，荤素搭配，粗细配合，混合摄入，花样齐全，才能使机体处在营养平衡的良好状况。

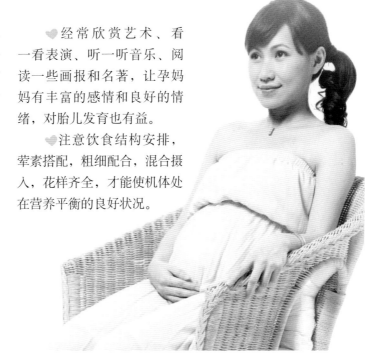

💗关于胎位不正：所谓胎位，通俗地说就是胎儿在子宫内的位置。胎儿出生前在子宫里的姿势非常重要，关系到孕妈妈是顺产还是难产。人们知道，子宫内的胎儿在羊水中，由于胎儿头部比胎体重，所以胎儿多数是头下臀上的姿势。

正常的胎位应该是胎头俯曲，枕骨在前，分娩时头部最先伸入骨盆，医学上称头先露，这种胎位分娩一般比较顺利。不过，有些胎儿虽然也是头部朝下，但胎头由俯曲变为仰伸或枕骨在后方，就属胎位不正。至于分娩时臀部先露即臀位，或脚或腿部先露，甚至手臂先露的横位等，便属于胎位不正。

这些不正常的胎位，容易导致难产。例如臀位容易导致胎膜早破，造成脐带脱垂或分娩时的出头困难，从而危及胎儿安全。再如横位，由于分娩时先露部分不能紧贴宫颈，对子宫的压力不均匀，容易导致子宫收缩乏力，致使胎儿宫内窘迫或窒息死亡。

引起胎位不正的原因，有早产、胎儿畸形、羊水不正常、胎儿生长过慢、脐带过短、子宫畸形、胎盘不正常、骨盆狭窄、多胎等。发现胎儿胎位不正后，医生会详查胎儿与孕妈妈的身体状况。

矫正的方式：一般只要按规定做产前检查，胎位不正可以及时发现。发现胎位不正后不必惊慌，一般采取以下措施解决：

在妊娠28周前，可以做胸膝卧位操纠正，每天早晚各一次，每次做10分钟，连续做1周，胎位就可以转正。姿势是：把胸部贴在床上，双膝及小腿也贴在床面上，两腿分开，小腿与大腿呈90度直角，以胸部和膝部力量支持全身。初练习从5分钟开始，逐步加长至10～15分钟，每天早晚各做1次，做完之后，静静地侧着身子躺在床上休息。

用艾卷灸两小脚趾外侧的至阴穴，每日1次，每次1～20分钟，连续做1周。注意艾卷离皮肤不要太近，以免烧伤皮肤。

如果以上两种办法都不见效，医生会考虑从外部进行倒转，让胎儿来个180度的翻

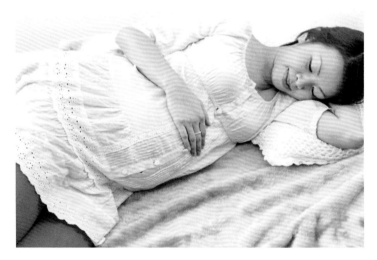

转，然后用腹带布把腹部包裹起来，维持头位。具体做法是用手在腹壁上摸到胎儿的头后，把胎儿的头慢慢转到骨盆腔里，再把臀部推上去。当然这种治疗必须由医生来做，如果自己乱来，弄不好，会导致脐带缠在胎儿脖子上或发生胎盘早剥。

假如胎儿的臀、足已经伸入小骨盆，倒转困难，或者在倒转时胎心有变化，就不能勉强，就只好让"固执"的小家伙立着出生。

自疗注意事项：孕妈妈不宜久坐久卧，要增加诸如散步、揉腹、转腰等轻柔的活动。胎位不正是常有事，而且完全能校正，孕妈妈不必焦虑、愁闷，因为情绪不好不利于转变胎位。忌寒凉性及胀气性食品，如西瓜、螺蛳、山芋、豆类、奶类等。大便要畅通，最好每日定时排大便。

需要提醒的是，上列疗法如果能够帮助异常胎位转正固然很好，如果转不了也不必紧张，因为现代医学早已经有较先进的方法保障胎儿及孕妈妈的安全。不过，需要在预产期前1～2周住院待产，由医生根据孕妈妈的具体情况决定分娩方式。

💗关于胎儿脐带缠绕：足月妊娠的脐带长度平均在50～60厘米，长度在70厘米时称脐带过长。

脐带过长，是发生脐带缠绕的主要原因。脐带缠绕以缠绕住胎儿颈部最多，其次为躯干及肢体，一般缠绕1～2圈居多，3圈以上者较少。缠绕的松紧程度，与缠绕的周数和脐带的长短有关。

脐带缠绕过紧时，会造成脐带血管流受阻，从而导致胎儿缺氧甚至死亡。这种情况多发生在临产时，胎儿下降时，容易造成脐带血管受压。医生要了解胎儿有无脐带缠绕情况，一般采用B超做脐带缠绕的定位诊断。

妊娠晚期，孕妈妈了解一些脐带缠绕方面的知识，有利于加强对胎儿的监护。临产前，如果诊断为脐带缠绕过紧，则要及早进行剖宫产手术。

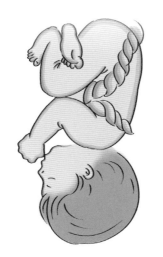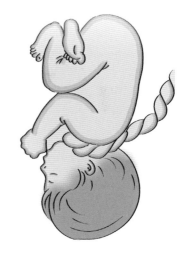

脐带缠绕

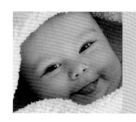
妈妈/宝宝

妈妈：母体的下腹部更加突出，子宫底高27～29厘米。因为内脏全部被膨大的子宫往上挤，心脏和肺部受到压迫，有时候会感觉到呼吸困难，胃部也受到挤压，会影响到食欲。

腰部和身体其他部位会感到酸痛，下肢水肿、静脉曲张凸出，此外，还会出现各种不适症状，有不少人会进入第二次妊娠呕吐期。生理上的不适，会使孕妈妈再度陷入困境，处于神经过敏状态，往往会彻夜难眠。

宝宝：胎儿现在的体重约为1700克，身长有40厘米。全身的皮下脂肪更加丰富，皱纹开始减少。胎动次数也比原来少一点儿，动作强度也会减弱一点儿，但只要胎动次数符合规律，就没有问题。胎儿的肺和胃肠功能已经接近成熟，具备了呼吸能力，还能分泌消化液，喝进羊水，经过膀胱后再排泄回羊水中。

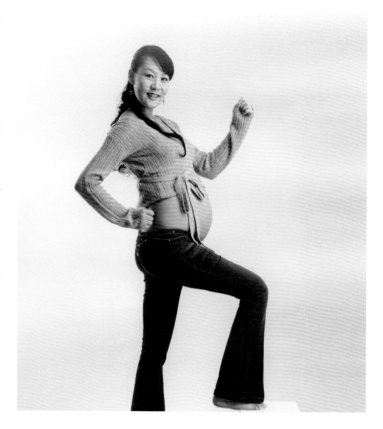

日常起居

临近预产期，妇产科医生都会嘱咐孕妈妈要多散散步，走动走动，有利于自然分娩。有些人因为居住环境限制，就由家人陪着或独自在马路上散步。

在马路上散步，反而会不利于健康。由于马路上的车辆川流不息，所排放的尾气中不乏致癌致畸物质，严重影响人体的健康。汽车尾气中的一氧化碳与人体血红蛋白的结合能力是氧气的250倍，对人的呼吸循环系统有严重的危害作用。尾气中的氮氧化合物主要是二氧化氮，对人和植物都有极强的毒性，能引起呼吸道感染和哮喘，使肺功能下降，对孕妈妈和胎儿影响更甚。

此外，马路、大街上空气混浊，汽车马达轰鸣声、刺耳的高音喇叭声等噪声，都会对孕妈妈和胎儿的健康造成极为不利的影响。因此，散步的地点要有所选择，应当到空气清新的公园、郊外、林荫绿地、干净的水塘、湖泊边等，尽可能不要在污染较大的马路、大街上、人群嘈杂的商场和闹市中散步，以确保母胎的健康。

运动健身

妊娠30周以后，如果胎儿还是臀位，不必过于担心，此时孕妇不能强行伸展腹部。可以在征求医生意见和指导下，使身体呈胸膝卧位，通过改变胎儿的重心，增加胎儿转为头位的机会。

胎教点滴

孕妈妈的行为举止，能对胎儿产生一定程度的影响，主要表现出对未来宝宝的爱，充满对胎儿的满腔柔情和善良美好的希望。

在日常生活中，应当举止稳重大方，保持健康整洁的仪表。因为妊娠晚期身体不便，懒于修饰自己的外表，甚至误以为心情舒畅就是要随心所欲，不修边幅，在生活中的放纵对母子都不利。因此，在孕晚期不仅要注意营养，保护身体健康，还要加强个人修养，做到温文尔雅，有益于身心健康。

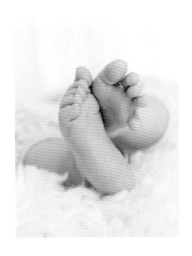

疾病防护

人们常说"十月怀胎"，所指的"月"是"妊娠月"，以28天计算，也就是40周。

凡在怀孕28周和37周之间终止妊娠者，称作早产。分娩出的新生儿称作早产儿，出生时体重在1000～2499克之间。由于早产儿各器官系统尚未发育成熟，生活能力差，容易导致肺部疾病、颅内出血、感染、硬肿症等疾病，会留有智力障碍或神经系统的后遗症，且早产儿中约15%在新生儿期死亡，早产是围产儿死亡的重要原因。因此，要尽量避免早产。

早产预防，关键是要及早诊断，及时治疗。出现以下情况之一时，必须去医院检查。

下腹部变硬：妊娠晚期，随着子宫的胀大，会出现不规则的子宫收缩，几乎不伴有疼痛，特点是常在夜间频繁出现，次日早晨消失，称为生理性宫缩，不会引起早产。如果下腹部反复变软、变硬，肌肉也有变硬、发胀的感觉，每10分钟就有1次宫缩，持续30秒以上，伴有宫颈管缩短，即为先兆早产，要尽早到医院检查。

阴道出血：少量出血是临产的先兆之一，但宫颈炎症、前置胎盘和胎盘早剥时也会出现阴道出血。如果出血量较多，应当立即去医院检查。

破水：阴道有温水样的液体流出，是早期破水，一般情况下破水后，阵痛马上开始，此时要把臀部垫高一些平卧，马上送往产科医院。

如果子宫收缩频率每20分钟达4次以上，或1小时6次以上，且子宫颈已经有进行性变薄扩张的情形，即为早产性阵痛，应立即卧床休息，配合医生指导使用安胎药。

一旦出现早产迹象，应当马上卧床休息，取左侧位以增加子宫胎盘供血量，条件允许的马上住院保胎。

分享体验

进入妊娠晚期的孕妈妈，经常会出现种种不确定因素，因为生理和心理上的巨大变化而处在多事之际，此时，家庭应当给予更多的关爱和理解。

重视孕妈妈感情变化，关注心理状态很重要。这个阶段，孕妈妈难免再次会陷入精神紧张状态，难免产生恐惧心理，整天会焦虑不安、忧心忡忡，因此，这个时期周围亲人的关怀、家人的体贴显得更加重要。要千方百计地保护好孕妈妈，使之不要罹患上各种产科并发症或者其他合并症，在物质生活的关怀之外，要注重通过温馨和谐的家庭气氛，充足的有益运动、休息和睡眠，健康的文化娱乐生活来调节情绪，尽快帮助恢复心理上的平衡，打消种种不必要的顾虑和担忧，以充分的自信心迎接分娩期的来临。

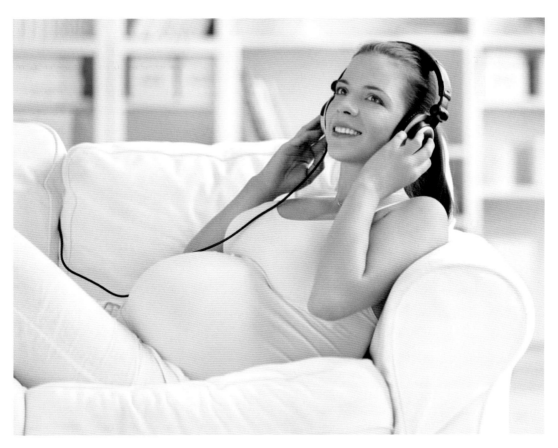

红绿灯

坚持每天早晚用弹性修复液按摩乳房。按摩前，用温热的毛巾敷在胸部，按摩结束后用冷水擦拭乳房，不仅可以舒缓孕晚期乳房的肿胀疼痛，还能促进增强乳房弹性。

妊娠晚期，乳腺发育达到高峰，这时乳房保养的重点在于注意增加饮食营养，多吃一些乳酪、鲜奶、木瓜、燕窝等滋润、丰乳食品，促进乳腺继续发育，同时注意预防乳房下垂。

指甲同毛发类似，孕晚期过多的激素分泌会促使指甲生长得更快、更坚硬，容易出现指甲劈裂现象，应当经常修剪，避免涂抹指甲油。

现在周身的韧带松弛，容易受伤。尤其是骨盆、下背部及膝关节容易过度牵拉和扭伤，活动时动作应当缓慢一些，不宜着急。

孕晚期，子宫压迫大肠，会导致排便困难。应当多摄入富含纤维和适量水分的食物，或遵医嘱使用大便软化剂，但不能用导泻剂。

妊娠8个月至临产前夕的健身锻炼，时间要短，强度要低，最好采用散步的形式，每天在家人陪伴下坚持散步30分钟。此时的健身锻炼对于体力恢复大有帮助，绝对不能整天躺在床上不动。

妊娠晚期要经常到户外晒太阳，特别是在寒冷或雨雾较多的地区。

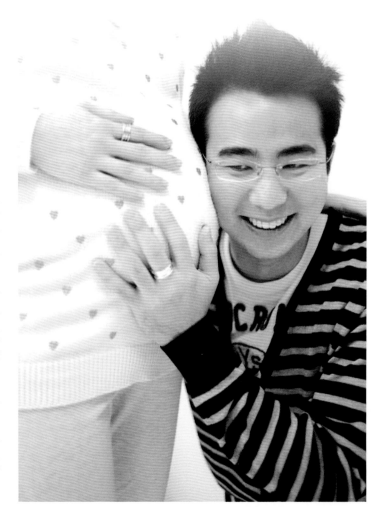

*知识链接

💙妊娠期抑郁症：7个多月前，刚刚得知怀孕的消息时，兴奋得好几天都睡不好觉。但快乐的情绪延续不久，随着妊娠晚期的来临，孕妈妈会发现自己的情绪越来越差，出现经常性失眠，整天头脑昏昏沉沉、胃口不好、浑身乏力，而且开始了数不清的担心，担心这种坏情绪会影响到胎儿，担心自己会因为生育而变丑、变胖，担心自己会失去幸福的一切。

在女性的生命历程中，怀孕和生产是相当重要而关键的时刻。在这个阶段，生理上的变化绝对不亚于初潮或停经期，而心理方面所承受的压力，可能会远远超过人生其他阶段，焦虑情绪和抑郁症状往往会不期而至。

抑郁表现在产前、产后，临床特征和严重程度没有差别，抑郁症出现在产后，不会比妊娠期间更严重。怀孕第32周的抑郁指数最高，产后第8个月指数最低。在整个怀孕、生产、育婴过程中，抑郁症状随时都可能向孕妈妈袭来，甚至在怀孕晚期降临，因此，千万不可掉以轻心。

💙产前、产后抑郁症：有一到两成的孕妈妈可能出现较严重的抑郁状态，症状包括失眠、爱哭泣、自责、无望感、无助感、食欲差等，严重的会影响到日常生活和产后独自育婴的可能性。

💙产前、产后精神病：前期症状主要表现为易怒、情绪不稳、坐立难安等，后期表现为多疑、思路不连贯、情感表达不确切等，甚至会出现妄想和幻觉症状。这种疾患有可能属潜存的精神疾病，因为妊娠期间体质上的变化诱发。

产前、产后抑郁症发生的原因多样且复杂，而治疗方式却常常会使孕妈妈们担心，莫过于药物不良反应对胎儿发育、哺乳计划可能造成的影响。除少数情绪障碍十分严重，甚至会危及母胎安全的个例外，一般不需要药物治疗。适当的支持性心理治疗、家人的关爱和鼓励，可以有效地提供情绪缓解的健康通道，逐渐消除抑郁情绪。

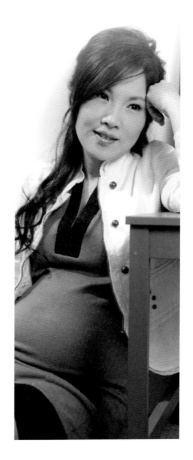

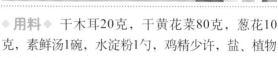

木耳炒黄花菜

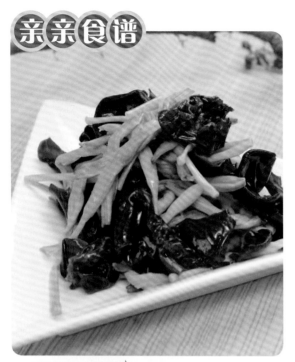

◆ **用料** ◆ 干木耳20克，干黄花菜80克，葱花10克，素鲜汤1碗，水淀粉1勺，鸡精少许，盐、植物油各适量。

◆ **做法** ◆
①将干木耳用温水泡发后去蒂洗净，撕成小朵。
②将干黄花菜用冷水泡发，淘洗干净，沥干水后备用。③锅内加入植物油烧热，加入葱花爆香后放入木耳、黄花菜煸炒均匀，加入素鲜汤，烧至黄花菜熟后加入盐、鸡精，用水淀粉进行勾芡后即可。

亲亲食谱

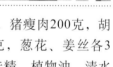

补充蛋白质

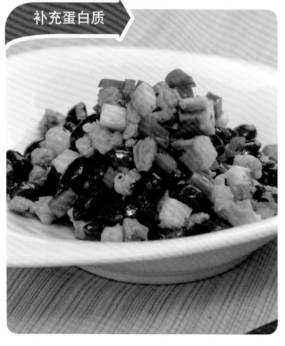

花生米肉丁

◆ **用料** ◆ 油炸花生米100克，猪瘦肉200克，胡萝卜、红柿椒、山药各25克，葱花、姜丝各3克，糖、料酒各1勺，盐、味精、植物油、清水各适量。

◆ **做法** ◆
①将胡萝卜去顶，红柿椒去蒂、子，山药去皮，分别洗净，切成小丁块；猪瘦肉切丁。②锅上火，放植物油烧热，下葱花、姜丝煸香，投入猪瘦肉丁煸炒，烹入料酒，加入盐、糖和少量水。③炒至猪瘦肉丁入味时，投入胡萝卜、红柿椒、山药共同煸炒。④最后再加入油炸花生米、味精，炒几下即可出锅装盘。

鲫鱼姜仁汤

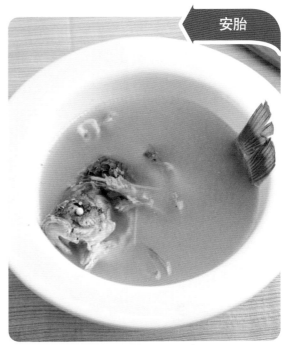

安胎

◆**用料**◆ 鲫鱼1条约500克，姜6克，春砂仁5克，鸡精、盐、清水各适量。

◆**做法**◆

①鲫鱼去鳞、内脏，洗净；春砂仁洗净，沥干，研成末，放入鲫鱼肚；姜去皮，洗净，切丝，待用。②洗净炖盅，将鲫鱼放入，再放入姜丝，盖上盅盖，炖2小时，加盐、鸡精调味，稍炖片刻，即可食用。

黄豆排骨蔬菜汤

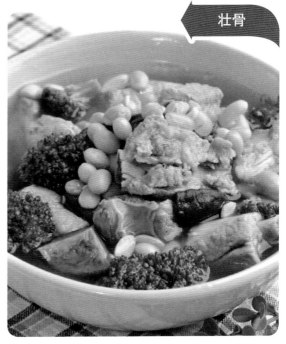

壮骨

◆**用料**◆ 黄豆20克，排骨200克，西蓝花、香菇、清水、盐各适量。

◆**做法**◆

①将黄豆洗净，与排骨放入热水中汆烫。②香菇去蒂，洗净切半；西蓝花剁朵洗净。③将黄豆、排骨加水煮，大火烧开后转小火，约煮40分钟。④再放入香菇、西蓝花、盐，煮到翻滚后即可。

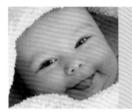

妊娠
第33周

妈妈/宝宝

妈妈：母体子宫长得更高，由于一直上升到肚脐附近，压迫到胃部，会影响到母体的食量。孕妈妈的肺部和心脏也会受到压迫，常常会出现喘不过气来和心悸等症状。膀胱也会受到子宫的挤压，引起尿频和残尿感。阴道分泌物增加，很容易被误当作是破水。偶然会感觉到腹部变得紧绷绷或变硬。

宝宝：妊娠33周时，胎龄31周，胎儿继续快速生长发育，体重2000克，身长约43厘米。胎儿皮下脂肪增厚，全身会变得柔软而膨胀，皮肤表层皱纹消失，出现弹性，变成有光泽的粉红色，脸形也变得很接近出生后的婴儿。胎毛消失，头发变长，四肢上指甲都变长。胎儿能吸羊水，然后转变成尿液，又排泄进羊水中。

心情驿站

随着妊娠天数一天一天地增加，尤其是妊娠晚期，孕妈妈开始天天盼望孩子早日降生，越往后这种心理越发强烈。

临近预产期，有些孕妈妈会变得急不可待，这种急躁情绪于母子皆不利。要知道，新生儿所具有的一切功能，产前的胎儿已完全具备。一条脐带，连接母子俩，无论是在感情上，还是在生理方面，母亲都会影响胎儿心智的发育。母亲着急或心境不好，也会影响到胎儿。您已经度过了漫长的8个多月，在最后一段时间里情绪不宁，实属不足取，也不合宜。

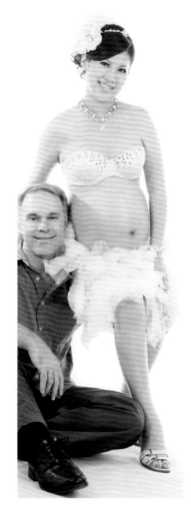

胎教点滴

胎教中的美育，通过母亲对美的愉悦感受来实现。具体地说，对胎儿的美育就是音美、色美和形美的信息输入。轻快柔美的抒情音乐通过母体转化为胎儿身心感受，促进胎儿脑细胞的发育，好处很多。孕妈妈可以欣赏一些绘画、书法、雕塑以及戏剧、影视文艺等作品，接受美的艺术熏陶，把内心愉悦的审美感受传达给腹中的胎儿。

孕妈妈应具有良好的修养，爽朗大方，举止文雅，有内在美。选择色调淡雅、舒适得体的孕期装束，应以舒适为美，利索的短发，明快的服装都能使自己感到精神振奋，充分享受孕育美，使腹内的小生命也深受感染，获得无比愉快的审美情趣。

疾病防护

妊娠9个月时，出现妊娠高血压综合征的危险系数加大，应当注意控制体重的快速增长。同时还要注意，如果出现突然性阴道出血、羊水流出的情况，应立即上医院。

如果每周体重增加到500克以上时，就要引起注意。早晨起来，下肢仍然有水肿，一按胫骨侧面就出现凹陷，或者面部、手臂部出现水肿时，一定要去医院接受检查。

现在不宜再做需要下腹部用力的工作。如果自我感觉到疲劳时，应当卧床休息，抬高双腿，让身体放松。

为了使即将来临的分娩顺利进行，孕妈妈应当学习做呼吸法和临产辅助动作。从现在起，每天都把从准妈妈学习班学过的动作练习一次。

临产所需要的物品要备妥、备齐，反复检查以防疏漏。从现在起，上班的白领孕妈妈，应当考虑请产假了。

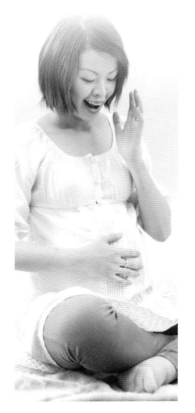

分享体验

缓解孕期焦虑症的几个良方：随着妊娠晚期一天一天度过，即将来临的分娩会令多数孕妈妈忐忑不安，尤其是对分娩所遭受的疼痛有所顾忌，对自己是否能够顺利平安生产出胎儿显得焦虑万分。孕期体内激素状况改变会导致焦虑症，既难以避免，又无大碍，只要适时调整就会轻松度过，平安迎接分娩。

提前打"预防针"：有心理准备的孕妈妈比没有心理准备的人更为愉快、顺利、平和，妊娠反应更小，孕期并发症更少。胎儿在优良的环境中健康成长，有助于顺利分娩。因此在孕前和孕早期，从心理和精神上做好各种准备，包括从心理上接受孕期特殊的变化，如形体、饮食、情绪、生活习惯变化，做好充足的准备，以及接受小生命诞生后有可能导致的家庭和生活问题，保证能够在妊娠过程中，始终保持平和、自然的心情和愉快、积极的态度。还要多与母亲和婆婆等长辈交流，直接了解一些小常识。

补充精神食粮：由于缺乏对生产的直接体验和正确认识，会导致初产妇在孕期任何一点儿生理变化，都影响到心情和精神状态。要多学习一些孕期保健知识，积极参加孕妇俱乐部活动，通过和别人交流，正确对待自己的焦虑问题。经常参加正规医院举办的孕期讲座，有问题及时向医生咨询。

饮食起居更规律：在医生和家人的帮助下，制订一份科学有效的起居及饮食定时定量表，然后严格坚持三要素：一是每天保证8～9小时睡眠，做到起居规律、睡眠充足，但不贪睡；二是适当活动锻炼，促进孕妈妈和胎儿血液循环，有利于宝宝发育，以及将来分娩顺利进行；三是饮食得当，不偏食，应当听从医生指导，合理搭配饮食，少食多餐比较好，要注意营养均衡，忌食生冷、辛辣、刺激的食物。

保证"心理营养"：怀孕后家人会千方百计为您增添营养，以保证母亲、胎儿的健康，但仅有饮食方面的营养是远远不够的，孕妈妈更需要有愉快的心情和稳定的情绪，即"心理营养"。只要坚持合理的生活方式，绝大多数女性都能顺利地迎接聪明健康的宝宝。孕期应适当培养一些爱好，如编织、绘画等，多分散注意力。创造雅致、温馨的家居环境，把家庭小环境布置得更加整洁、美观、赏心悦目。多欣赏花卉、盆景、美术作品，常与大自然保持接触，常听优美的音乐等。

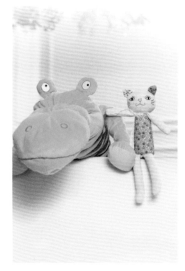

运动健身

妊娠晚期的适量活动和适度运动，不仅会对安全生产有帮助，也能有效地改变孕妈妈的心情。运动能充分地摄取氧气，通常胎儿都是通过脐带来摄入氧气和营养，如果孕妈妈能够充分地摄入氧气，胎儿大脑会因为有充足的氧气而增加活性。因此，运动能生出头脑健康的孩子，绝不是夸张的说法。

充分摄入氧气，是运动的目的之一。但运动过于剧烈，反倒使机体氧气摄入量不足，会造成相反效果。因此，妊娠晚期的运动要特别注意掌握分寸，运动到只要稍微出汗的程度即为合适。

红绿灯

💗 为婴儿准备衣服，要选择对婴儿皮肤没有刺激性、易洗涤、不褪色、能经常保持清洁和结实、穿脱方便、样式宽松，婴儿能自由地活动，在后背和腋下不要有纽扣和暗扣的衣服。

💗 婴儿在出生以后的几个月内很怕冷，无论是在夏天出生还是在冬天出生，都应该准备毛织品。给孩子用的毛织品应选购质量好的毛线，在多次洗涤后不会发硬，失去弹性。

💗 婴儿的衣服应该肥大，料子要纯棉的，颜色要浅，应该非常柔软。孩子的内衣接触皮肤的一面不要缝针脚，不要用带子或纽扣，可以选用尼龙搭扣。

💗 虽然有纸尿布可供使用，备用棉布尿布却必不可少，需要备上20～30块，要柔软、吸水性强。可以用浅色、棉质的旧床单、被里、汗衫等制作尿布，一定要清洁卫生。

💗 给宝宝做两双小袜子或毛绒鞋，刚出生的孩子可以不穿裤子，穿上袜子既保暖，又能防止孩子踢蹬时把脚擦伤。

＊知识链接

几个孕产基本概念：了解孕产期的一些基本概念非常重要，可以帮助孕妈妈用比较明确的语言与医生沟通，在阅读相关的书籍时，也要避免概念不清楚造成的麻烦。以下是一些概念的具体解释。

围产期：指怀孕满28周到产后1周的这段时间。在这段时间里，孕妈妈要经历怀孕、分娩、产褥这三个重要的阶段，未来的宝宝也经历了在妈妈子宫内成长、出生、由胎儿到新生儿的历程，为妇幼保健的重要时期。

高危妊娠：一般认为凡是能危害母婴或导致难产的妊娠，均称作高危妊娠。

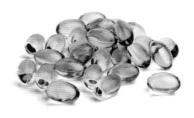

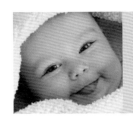

妊娠
第34周

妈妈/宝宝

妈妈：从本周起，孕妈妈可能会感觉到腹部压力增大，这是胎儿即将要出生的一种感觉。因为胎儿的头在产道内的位置更低，直到分娩，这种感觉才能逐渐缓解。注意躺卧时采取侧卧位，有助于降低骨盆和骨盆周围神经和血管的压力。

宝宝：胎儿继续迅速生长发育。产检时，医生可能会说，胎儿不在骨盆里或胎头高浮，说明胎儿还没有降入产道，但这种情况很快将会改变。

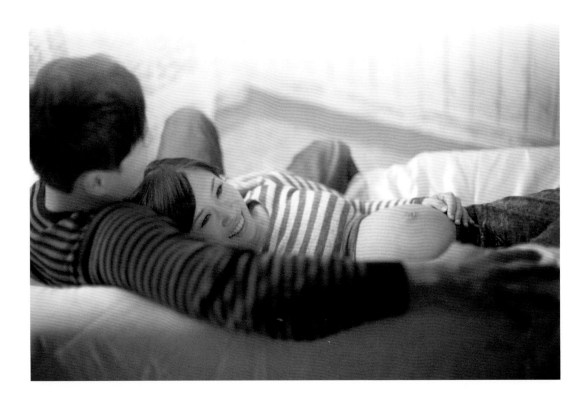

替您支招

妊娠晚期，过度的心理压力会对胎儿造成不良影响，孕妈妈可以用以下方法摆脱不良情绪：

💗设想：想象一下腹中宝宝的模样，是像爸爸多一些，还是更像妈妈一些；准妈妈不开心，宝宝肯定也会不开心、不好好生长；拿一张纸，试着画一画宝宝的小脸的样子；在自己为孩子降生而准备好的用具中翻一翻，一样一样地说给宝宝听：这是妈妈为你准备的新衣服，这是你的小床，那是小被子。

💗深呼吸：难忍难熬的时候，闭上眼睛，向着窗外，深深吸气，快速呼出，连续做上几次深呼吸，您会觉得好受得多。

💗告诫：不开心时，告诫自己不要生气、不要着急、不用害怕，宝宝正在看着妈妈呢。

💗转移：有时消除烦恼的最好方法就是离开不愉快的环境，可以通过一些自己喜欢的活动，如听音乐、看画册、郊游等，使情绪由焦虑转向欢乐。

💗释放：相当有效的情绪调剂方法，可以通过写日记、给好朋友写信，或向亲密的朋友述说自己的处境和感情，使烦恼得到令人满意的释放，烟消云散。

💗社交：通过广交朋友，置身于乐观向上的人群中，充分享受友情的欢乐，使情绪得到积极的感染，从中得到愉悦。

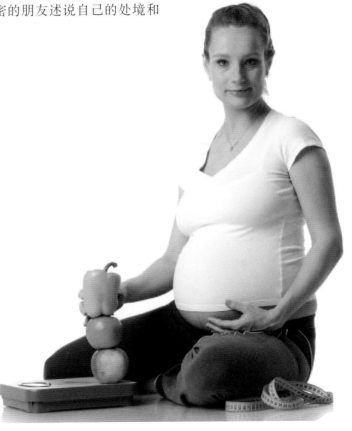

日常起居

有可能孕妈妈的手脚和面部肿得更加厉害，脚踝部更是肿得好高，特别是在每天傍晚，肿胀的程度会加重一些。但还是不要限制饮水，因为母体和胎儿都需要大量的水分，有可能摄入的水分越多，反而更有利于身体排泄出水分，加快新陈代谢。

随着妊娠日期的增加，孕妈妈的腹部逐渐向前突出，身体的重心发生重大变化，骨盆韧带会出现生理性松弛，容易形成腰椎前倾，给背部肌肉增加负担，容易引起疲劳或发生腰背腿痛现象。在整个妊娠阶段的站、行、坐、卧都应当采取正确姿势，可以减轻这些症状。

站：站立时，两腿平行，两脚稍微分开，重心放在两脚的脚心上，不容易疲劳。如果站立时间较长，两脚宜一前一后，隔几分钟调整一次前后位置，把重心放在伸出的前腿上，以减轻疲劳。

行走：有些人怕显示肚子，走路猫腰或挺胸，这样都不好。正确的行走姿势以站立为准，挺直身躯，伸直脖子和背部，抬起头，绷紧臀部，抬起腹部重心，保持全身平衡，稳步前行，不弯腰，不要用脚尖行走。这样母子都不受委屈，向前看路也清楚，脚也踩得踏实，不会摔跤，有利安全。

坐：坐姿要舒适妥帖，以整个臀部接触座椅，后背笔直靠在椅背上，膝关节成直角，大腿呈水平状，这样腿和背都舒服。不可坐在椅子一边或一角上。坐椅子时，臀部先坐在椅子前缘，然后慢慢后移，以免椅子失衡跌倒。最好坐有靠背的椅子，不宜坐无背的方凳。坐前先看好是否稳实、安全。

卧：妊娠早期可以采取平常的仰卧姿势，膝盖下面垫个枕垫，全身的肌肉都可以放松，比较舒服。到妊娠16周以后，宜采取左侧卧姿势，可以消除肌肉紧张，解除疲劳，也容易入睡，不会压迫到腹中的胎儿。

胎教点滴

如果出现阵发性规律性子宫收缩，大约10分钟一次，每次持续30秒钟，历时1小时左右缓解，无论是否临产，均应立即去医院就诊。

胎动次数逐渐减少。但如果胎动次数减少到12小时未感觉到胎动，则提示胎儿在子宫内有缺氧的表现，需要立即入院做吸氧等处理。

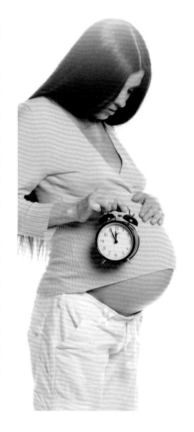

疾病防护

妊娠晚期孕妈妈的几种异常现象：

♥腰背疼：随着妊娠月份的增加，腹部逐渐突出，使身体的重心向前移。为保持身体的平衡，在站立和行走时常会采用双腿分开、上身后仰的姿势，使背部及腰部的肌肉常处在紧张的状态。此外，孕期脊柱、骨关节的韧带松弛，增大的子宫对腰背部神经的压迫，也是造成腰背疼痛的原因。

为预防和减轻腰背疼痛，应坚持做散步等适当运动，加强腰背部的柔韧度。还要注意保暖，睡硬床垫，穿轻便的低跟软鞋行走，对局部进行按摩。

要注意避免拿较重的东西，长时间保持某一姿势或腰背部受凉，均会加重疼痛。

♥便秘：怀孕晚期，由于渐渐长大的胎儿压迫胃肠消化道，造成肠道蠕动减慢，加上卧床休息，缺乏运动，容易发生便秘。预防便秘的具体方法有：

养成每天固定时间排泄大便的习惯；保持愉快的心情；摄取足够的水分；摄入高纤维饮食，每天吃粗纤维13克以上。

能避免便秘的饮食：奶类及奶制品；肉类、蛋类、油脂类；豆类及其制品；粗纤维含量较多的蔬菜，如竹笋、芹菜等，蔬菜的梗、茎和未烹调的蔬菜；未过滤的果汁，含高纤维的水果如梨、哈密瓜、桃、苹果、黑枣等；全谷类食物及其制品，如米糠、糙米、麦麸、燕麦、玉米、全麦面包、黑面包、麸皮面包等。

♥泌尿系统感染：女性的尿道比较宽而且直，仅有4厘米长，开口又紧邻阴道口和肛门，经常有分泌物和排泄物，极容易污染尿道，细菌容易沿着尿道上行而引起感染。

怀孕后输尿管会增长增粗，受孕激素的影响，管壁的平滑肌松弛，蠕动减少、减弱。到孕晚期，膨大的子宫压迫膀胱和输尿管，都会造成尿流不畅和尿潴留。

潴留的尿液不仅对泌尿道黏膜有刺激作用，还容易滋生细菌。妊娠晚期尿液中葡萄糖、氨基酸等营养物质增多，又给细菌繁殖带来有利条件。

这些原因，使孕晚期的女性容易发生泌尿系统感染。如果能针对这些因素采取措施，就能减少和防止在孕晚期发生泌尿系统感染。要特别注意保持外阴部的清洁，睡觉时应采取左侧卧位，减轻对输尿管的压迫，使尿流通畅。加强营养，增强体质也很重要。

发生泌尿系统感染后要遵医嘱，积极治疗。若治疗不及时、不彻底，会使病情加重或造成迁延不愈。

♥腹痛：妊娠晚期随着胎儿不断长大，腹部和全身负担也逐渐增加，加上接近临产，出现腹痛的次数会明显增加。

生理性腹痛：随着宝宝长大，增大的子宫不断刺激肋骨下缘，会引起孕妈妈肋骨钝痛感，属于生理性疼痛，不需要特殊治疗，左侧卧位有利于疼痛缓解。

孕妈妈夜间休息时，有时会因为假性宫缩而出现下腹阵痛，通常持续数秒钟，间歇时间长达数小时，并伴下坠感，到白天症状即能缓解。

病理性腹痛：胎盘早剥引起腹痛，多发生在孕晚期，可能有妊娠高血压综合征、慢性高血压病、腹部外伤。下腹部撕裂样疼痛为典型症状，多伴有阴道流血。腹痛的程度受早剥面积的大小、血量多少以及子宫内部压力的高低和子宫肌层是否破损等综合因素的影响，严重者腹痛难忍、腹部变硬、胎动消失甚至休克。在孕晚期，患有高血压的孕妈妈或腹部受到外伤时，应当及时到医院就诊，以防出现意外。

如果忽然感到下腹持续剧痛，有可能早产或子宫先兆破裂，也应及时到医院就诊，切不可拖延时间。

♥胃灼痛：妊娠晚期虽然胃口好，吃东西也香，但每餐吃完之后，总觉得胃部麻乱、有烧灼感，有时加重成为烧灼痛，尤其晚上胃灼热很难受，甚至影响到睡眠。这种胃灼热通常在妊娠晚期出现，分娩后消失。

孕晚期胃灼热的主要原因，是内分泌发生变化，胃酸返流，刺激食管下段的痛觉感受器引起灼热感。妊娠时巨大的子宫、胎儿对胃部有较大的压力，胃排空速度减慢，胃液在胃内滞留时间较长，也容易使胃酸返流到食管下段。

为了缓解和预防胃灼热，在日常饮食中要避免过饱，少吃高脂肪食物，不要吃口味重或油煎的食品，这些都会加重胃的负担。临睡前喝一杯热牛奶，有很好的效果。未经医生同意，不宜服用治疗消化不良的药物。

♥尿频：尿频是妊娠晚期孕妈妈的共同症状，由于子宫增大或胎头入盆后压迫膀胱所致，如果没有伴有尿痛及烧灼感则不必担心。若发生尿频、尿痛，甚至血尿，则可能是泌尿系统感染如尿道炎、膀胱炎等病症，要及时就医，以免延误治疗时机。

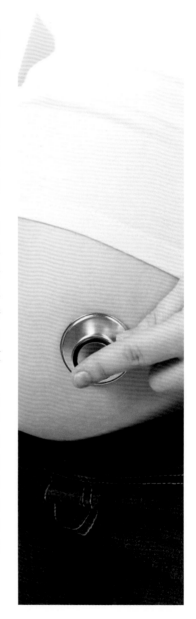

分享体验

到怀孕晚期，各种噩梦往往会令孕妈妈焦虑难耐。到了此时，因为身体笨拙，全身各处不适感等多方面的因素，往往睡不踏实，极易被惊醒。生理特点和心理上的压力感，使得孕妈妈常常处在浅睡眠期。

在浅睡眠期里，虽然身体处在休息状态，但大脑并没有完全休息，部分大脑区域尚且因朦胧睡意而分外活跃，日常生活中一些琐碎小事，潜意识中的一些恐惧感，往往会在这种梦境中被夸大和渲染，随着各人想象力和经历见识不同，极尽丰富多样化。而且因为身体的不适，焦虑和隐晦、恐惧的内容较多，做噩梦会比较多。例如会梦见遭遇难产、生产怪胎，梦见孩子被人抢走，梦见生下孩子以后没有奶水哺育等情形，反映出自身潜意识中的忧虑。

做了愉快、积极的梦，当然会令人身心愉悦，但对于噩梦的困扰，则不必忧心忡忡，整天自寻烦恼。要知道，梦境并没有预示未来的功能。孕晚期多梦，而且多种相同内容的梦境重复出现，只是反映出孕妈妈本人潜意识中的焦虑因素，这些带有夸张和渲染的噩梦的梦境发生，具有缓解孕期的精神压力的作用，通过梦境，可以了解到自身不完全明白的隐藏疑虑，从而自我疏导，对症解决，加倍小心保护好自己和腹中胎儿。

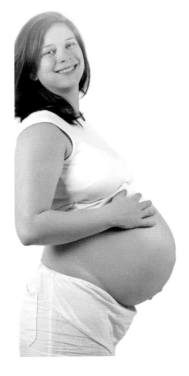

红绿灯

💚经过胎教训练的婴儿活泼，富于好奇心，对文字、音乐表现出异常兴趣，情绪饱满，很少哭闹。

💚经孕妈妈产后的随访调查，做过胎教的婴儿智能指数确实有所提高。

💚虽说近期显得臃肿笨拙一些，然而，作为人生最特殊的阶段，您有没有留下一两张生活照，存作永久的纪念呢？将来，等到宝宝成长起来后，母子一起重温这一段时光，会是别有一番滋味，其中的乐趣，只有留下了"玉照"的人才能够享受到。

💚分娩前做好充分的心理准备，远远胜过学习各种知识和练习。在医生的指导下，做过妊娠和分娩相关内容的心理准备后，能得到更多应对变化的心理防护。

💚临睡前不要看煽情小说，不看情节大起大落的电视剧，不饮用含有刺激性的饮料。上床后看当天的报纸和杂志，了解时事新闻和有关信息，放松紧张一天的情绪，一有睡意，倒头便睡。

* 知识链接

胎盘功能是否正常，随着现代诊断技术的发展可以及早发现，一般说来，妊娠期通过B超监测，可以对胎盘发育情况进行适度监测，及时发现胎盘发育生长情况和老化程度。胎盘功能成熟度监测，能了解到胎盘的老化度。

关于胎盘异常，有功能级别差异、胎盘前置、胎盘早期剥离的情况。

前置胎盘：正常妊娠时，胎盘是附着在子宫体前壁、后壁或侧壁。如果胎盘部分或全部附着在子宫的下段或覆盖在子宫颈口上，则称为前置胎盘。前置胎盘是妊娠晚期出血的重要原因之一，典型表现为无痛性阴道出血。因为妊娠晚期子宫下段逐渐伸展，导致前置胎盘与附着部位分离，胎盘血窦破裂出血，所以出血多发生在妊娠晚期，常常初次出血量不多，而且不经治疗就停止。随着妊娠时间的增加，子宫下段不断伸展，出血会反复发生，出血量也一次比一次多，出血前常常无任何征兆。出血发生的早晚和出血量的多少与胎盘的位置相关，如果胎盘覆盖了整个子宫口，则出血发生早、量也多，对母子威胁巨大。如果胎盘附着于子宫下段，边缘不超过宫颈口，出血可能只发生在临产前。前置胎盘除出血会直接威胁母子的安危外，反复的出血会使孕妈妈贫血，增加产褥感染率。因此，孕妈妈在妊娠晚期出现无痛性阴道出血时，无论量多少，都应该到医院明确诊断。B超对前置胎盘的诊断准确率较高。处理方式需要根据出血量、胎盘位置和孕期而定。避免反复的人工流产和子宫内膜炎症，有助于减少前置胎盘发生。

胎盘早期剥离：正常分娩中，胎盘要在胎儿娩出后，才与子宫剥离并娩出。如果正常位置的胎盘在妊娠晚期或分娩中、胎儿娩出前就部分或全部从子宫壁剥离，称为胎盘早期剥离（简称胎盘早剥）。胎盘早剥是产科严重的并发症，对母子生命威胁极大。胎盘早剥常常发生在妊娠高血压综合征或有腹部外伤的情况下，起病急，孕妈妈有持续性的腹部剧痛，有阴道出血。因为出血可以保存在子宫腔内为主，也可能经阴道流出而表现为外出血为主，所以，阴道出血量多少，不一定与腹痛和恶心、呕吐、面色苍白等表现一致。严重者在短时间内就可能使孕妈妈血压下降、休克，胎儿胎死宫内。在妊娠晚期，孕妈妈只要发生持续腹痛，就须立即到医院检查。

正常妊娠随着孕期增加，胎盘会逐渐成熟。一般来说，胎盘在B超图像上的成熟程度是按绒毛膜、胎盘实质、基底层的回声来判断的，其成熟度分为0、Ⅰ、Ⅱ、Ⅲ4个等级。胎盘Ⅲ级只是表示胎盘成熟，临近分娩，并不等于功能老化，胎儿不好。而胎盘功能则需要根据胎动计数、尿或血雌三醇、羊水指数、胎心电子监护、羊膜镜等指标来做综合判断。因此，当B超显示胎盘成熟度为Ⅲ级时，孕妈妈不必惊慌，应当请产科医生全面检查后再做处理。

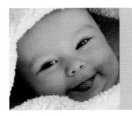

妊娠
第35周

妈妈/宝宝

妈妈：妊娠晚期，孕妈妈时时有忧虑感，情绪控制能力下降，易怒、好哭、失眠等现象出现，皆属正常。

宝宝：胎儿身长约46厘米，体重2400～2700克。这时的胎儿可以看到完整的皮下脂肪，体态变得丰满可爱。脸、胸、腹、手、足部的胎毛逐渐稀疏，皮肤开始呈现出有光泽的粉红色，皮肤皱纹消失，指甲长到指尖处。内脏功能完全形成，肺部机能调整完成，能够适应子宫外的生活。

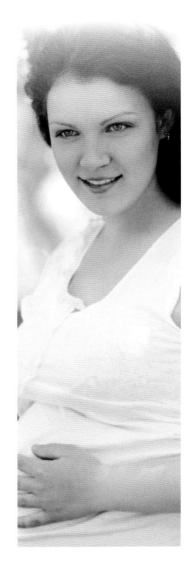

心情驿站

母亲的情感，如怜爱胎儿和恐惧、不安等信息会传递给胎儿，进而对胎儿发生潜移默化的影响。当母亲散步，心情愉快舒畅时，胎儿会体察到母亲恬静的心情，随之安静下来。母亲盛怒时，胎儿会变得躁动不安。有一些毫无医学原因的自然流产，多由母亲情绪极度紧张和不安造成。

因此，在妊娠晚期做好产前心理疏导，排除恐惧与紧张的情绪，保持良好的心态，有利于顺利分娩。可以根据自己的爱好及特点，参加一些娱乐活动，如唱歌、绘画、编织等项目，以分散注意力，消除身心的消极情绪。

日常起居

睡眠是一种生理现象，有时比吃饭还重要。孕妈妈由于机体损耗极大，容易疲劳，就更需要充分的睡眠来保持机体的恢复。

可以说，睡眠是孕妈妈的天然补药。一般说来，每天最少应保证8小时的睡眠时间，还要有1小时左右的午睡。

晚间要注意提高睡眠的质量，睡得越沉越好，如果夜间醒过几次，最好第二天早上晚起2小时左右。

妊娠晚期不要熬夜工作或通宵打牌。睡眠不好会使孕妈妈心情烦躁、疲乏无力、精力不集中，影响胎儿的身心健康。

妊娠晚期因为行动不便，各种活动减少，会把更多的时间用在看电视上，以消磨时光，这样对胎儿不好。

电视机在工作时，显像管不断发出肉眼看不见的放射线，这些射线照到孕妈妈身上，对胎儿的影响很大，往往会造成流产或早产，还有可能导致胎儿畸形。如果要看电视，应当距荧光屏2米以上。此外，看电视久坐，会影响下肢血液循环，加重下肢水肿，更易导致下肢静脉曲张。电视剧中的紧张情节和惊险场面，对孕晚期的您来说是一种劣性刺激源，妨碍优生。因为贪看电视剧而睡得少，妨碍睡眠质量和休息，对母子都不好。

适当阅读书刊，对自身和胎儿都是有益的。从胎教和自身休闲的角度出发，宜选择一些趣味高雅、令人精神愉快、使人益智的书籍和刊物。了解一些科学知识，享受精神上的审美愉悦，对于腹中的胎儿也能起到潜移默化的渗透作用，这就是很好的胎教。读一些童话故事、科普读物，益智于母亲，受益于胎儿。读一些有关胎教、家庭教育、育儿知识方面的书刊，更有助于增加自身育儿能力。

读书刊以自身不感到疲倦为宜。专注阅读时间不宜过长，一般在1小时左右要休息和活动一下，舒展身体，放松视力，母体放松的同时，胎儿也会舒展。

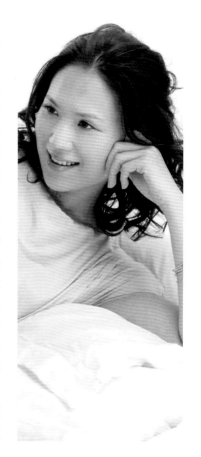

胎教点滴

观察发现，每当胎儿感到不适、不安或意识到危险临近时，就会拳打脚踢，向母亲报警。另外，当孕妈妈因为种种原因造成烦恼、气愤和不安时，会自然而然地传递给胎儿，使胎儿得到母亲行为的暗示，从而殃及胎儿的健康和发育。

如果母亲有吸烟、酗酒、通宵打麻将等不良的生活方式，会影响到胎儿的健康，甚至使胎儿感到无法忍受，从而发生流产、死产等。

疾病防护

本周时，孕妈妈可能会出现腰背疼痛和腿部肌肉痉挛现象，与前几周出现的症状不完全一样。由于腹压增高，体重增加，特别是身体重心前移，致使腰背肌肉组织处在应激状态，因而出现腰背疼痛。在日常生活中，应当保持良好的身姿，站立时骨盆部位稍向前倾，抬起上半身，肩膀稍向后落下。坐姿时，上半身挺直。走路时全身放松。睡觉时应当睡在平坦的床上，尽可能不要睡沙发和柔软的床铺。

妊娠晚期应当尽量减少站立，穿平跟鞋，多外出散步，增加休息时间。如果能做到这些，就能有效地防止腰背疼痛的发生。

分享体验

通过诉说的方式，来排解内心焦虑与急躁的情绪，也是一种最佳宣泄渠道，是调节心理情绪的一种好方法，需要家人耐心地"洗耳恭听"，来配合默契做好心理因素的调整过程。一旦孕妈妈把心里憋着的话全都倾诉出来，精神状态就能够有所放松，至少，能改善失眠或晚上睡不踏实的情况。在妊娠晚期，主动排解不良情绪，拥有较高的睡眠质量，是确保母子安康的良方。

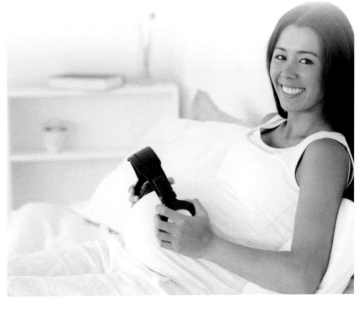

运动健身

传统医学认为，脚部共有60多个穴位。足部的运动过程能刺激这些穴位，改善血液循环，调理脏腑，疏通经络，可以达到健身目的。

在妊娠晚期，散步是比较适宜的活动和运动方式，一般散步每小时可以耗能200千卡左右，既有预防肥胖的作用，又能锻炼身体，帮助顺利分娩，一举两得。

每天最好能步行20分钟，若要快步行走，则以60米短距离为宜。心跳要控制在每分钟135次左右为好。

散步还能增进身心健康。日常散步时应有亲人陪伴散步为宜，到海边、公园或绿色的郊外散步，并且有亲人陪同谈心，能增强健康，避免临分娩前的恐惧感、焦虑感和孤独感。

红绿灯

💚注意饮食调养，科学起居。适当增加休息，少食多餐，饮食注意粗细粮搭配，种类越多越好，避免酸冷食物刺激，多摄取高蛋白。

💚应避免负重，避免撞击，避免远游，尽量减少接触交通工具。

💚掌握正确的刷牙方法，每天要有效地清除口腔和牙齿。

💚应尽量少去公共场所或感染病症的亲友家串门，尤其在春秋季节和流行病高发期。

💚注意保暖，睡硬床垫，穿轻便的低跟软鞋行走，适当对酸痛的腰腿局部进行按摩。

💚运动和活动注意劳逸结合，掌握与平常差不多的活动量就好。

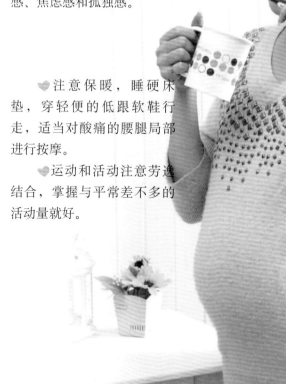

✽知识链接

随着人们生活水平的不断提高，孕期的营养一般都能够得到保证，然而人们对孕期可能出现的恶心、心口灼热、发闷和打鼾等现象常常束手无策，这些反应困扰孕期女性的睡眠，影响情绪和精神状态。尤其是对早在孕前就有不良睡眠习惯的女性来说，孕期可能加剧睡眠困难。试试以下的建议，可以帮助孕期女性安然入眠，酣然入梦。

💗对烟酒说"不"。我国现代城市中，女性烟民的比例在逐年上升，饮一点儿酒精饮料也属时尚风潮。尼古丁和酒精都会通过母体危害胎儿的健康，都会使人的中枢神经系统兴奋，令人难以入眠。要想睡好觉，远离烟酒是首要的。当然，也还包括被动吸入香烟的烟雾成分。

💗减少咖啡因的摄入。咖啡因有使人兴奋的作用，茶、咖啡、可乐等都含有咖啡因，孕期最好减少这些东西的摄入量，从下午开始，应该完全避免摄入这些食品或饮料。

💗卧室要舒适温馨。孕妈妈的体温一般比常人稍高，因此卧室应该保持清凉宜人。卧室最好采取一些隔音和遮光的措施，以避免噪声和强光影响睡眠。

💗睡前3～4小时不宜运动。适量的运动，对孕妈妈的身心健康有益，对日后分娩也有帮助。但运动后，人体会处于兴奋状态，如果没有足够时间使身体恢复平静，就会影响睡眠。睡前运动会缩短人深度睡眠的时间，使人得不到充分休息，醒后依然感到疲劳。

💗适当午休。中国人历来有午休的习惯。一般说来，午饭后小睡15～60分钟可以起到提神、增强记忆力的作用，能提高下午的工作效率。孕妈妈由于身体负荷较重，易疲劳，午间更应抽空休息。午睡一般不宜超过1个小时，否则会影响晚上的睡眠质量。

💗按时作息。有规律的作息，对平衡人体的生物钟至关重要。孕妈妈应尽量在轻松、闲适的气氛中进晚餐，饭后听听音乐、看看书、洗个热水澡，都有助于身心放松，容易安眠。

💗床只供睡觉用。有些女性长期养成在床上看书或看电视的习惯，这样容易导致视力疲劳，也使床的功能没有得到正常的发挥。床是睡觉的场所，睡前多花些时间和丈夫温存、谈心，有利于增进夫妻间的感情，使情绪和身体都得到放松。

💗远离忧虑。孕期女性情绪容易焦虑，会对家庭生活、夫妻关系、未来孩子的抚养、教育和开支等产生想法和打算。建议喜欢想问题的孕妈妈，把每天想到的问题用记事本记下来，在晚饭前就把问题搁置一边，想不通的事情，留到第二天再解决。

💗睡不着起来干点儿别的。一般而言，人若在躺下20～30分钟后还无法入睡，就容易变得烦躁不安。这时不要继续辗转反侧，以免更加难以入睡。不妨起床，到书房安静地听一段音乐或看会儿杂志，待到困倦时再上床睡觉。

❤睡前吃点儿心减缓恶心。有些孕妈妈在妊娠晚期会再度发生食欲不振、妊娠呕吐的情况。如不及时纠正，就会造成胎儿营养障碍。因此被恶心、呕吐所困的孕妈妈最好能在正餐之间吃些小吃和点心，如牛奶、面包、饼干等，尤其是在睡前，不要空着肚子上床。

❤避免进食难消化和辛辣食物。辣椒等辛辣食物，极易引起心口灼热和消化不良，晚餐要尽量少吃。如果临睡前吃得过饱，也会导致相同的症状。孕妈妈的饮食宜清淡，避免暴饮暴食或忽饱忽饿。

❤傍晚后减少饮水。水维持着人体机能正常运作，由于肾血流量和肾小球滤过率增加，排尿次数增多，如不及时补充水分，容易造成缺水。由于体内水分增多，孕妈妈容易出现尿频和夜尿增多的现象，为减少夜间起床上洗手间的次数，最好在上午多喝水，下午和晚上相应减少水的摄入量。

❤向左侧躺卧。向左侧躺卧的姿势，不但有助母体血液和养分流向胚胎和子宫，也可帮助肾脏排出废物和尿液。最好在妊娠早期就开始训练向左侧睡，以便肚子渐渐隆起后睡得香。

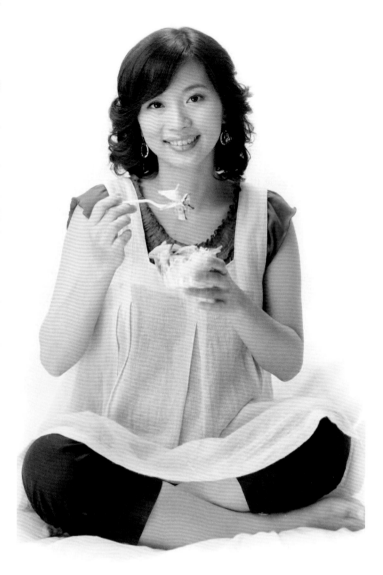

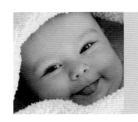

妊娠
第36周

妈妈/宝宝

妈妈：本周母体耻骨联合到子宫底的距离大约为36厘米，从脐部位置测量到子宫的距离超过14厘米。近期，孕妈妈会觉得子宫的体积已达到肋骨下面，阴道的分泌物继续增多，产道变得柔软而有弹性，更有利于分娩。有的人的乳房还会在此时泌出少量乳汁来。

宝宝：妊娠36周时，胎龄34周，胎儿体重约2750克，头臀长超过34厘米，身长约46厘米，继续平稳地生长。

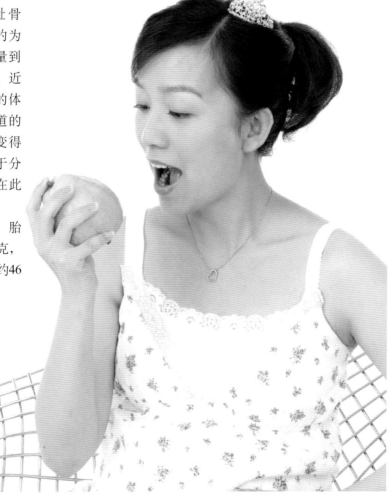

心情驿站

孕妈妈情绪波动对胎儿会有很大影响，精神状态的突然变化，如惊吓、恐惧、忧伤或其他原因引起的精神过度紧张，会使大脑皮层与内脏之间的平衡关系失调，引起循环系统功能紊乱，导致胎盘早期剥离，甚至造成胎儿死亡。此外，孕妈妈情绪不安时，胎动次数会较平常多3倍，甚至高达正常的10倍，如胎儿长期不安、体力消耗过多，出生时往往会比一般婴儿体重轻。孕期情绪长期受到压抑，婴儿出生后会出现身体功能失调，特别是消化系统功能紊乱，母体情绪起伏会刺激神经系统分泌不同的激素，透过血液进入胎儿体内，从而影响宝宝的健康。

因此，妊娠期间保持乐观稳定的情绪十分重要。一旦发现孕妈妈有产前抑郁症趋向，要及时采取措施，千万不可随便用药，应该马上去找心理医生或者妇产科医生，听取专业意见，及时治疗。

孕妈妈极其有必要了解一些生育的基本知识。在产前，应该对分娩和产后的卫生常识有所了解，减轻对分娩时疼痛的恐惧感和紧张感。要学会自我调节情绪，放松心情。适当参加一些户外运动，如短途旅游、做孕妇操等，参与一些社交活动。保持充足的孕期营养，足够的营养和充分的休息能够避免心理疾病的发生。

日常起居

本周您的身体已经相当沉重，腹部膨大到肚脐都变得向外膨突出来，起居坐卧都十分费力。现在，上下楼梯和洗澡的时候可千万要小心，万分注意安全，谨防滑跌。

做家务时，要注意动作改为缓慢一些、轻柔一些，不宜做任何过猛的动作，尽可能不要做弯腰和下蹲的动作，更不要去做攀爬高处的危险动作。

这阶段孕妈妈的体能水平变化不定，大多数人会感觉到疲劳。但这个月末，可能会发现疲惫与体力充沛的状况会交替出现。体力充沛时做一些必须要做的事，为分娩和产后做准备。只是要注意别劳累过度，要为以后保存一点儿体力。

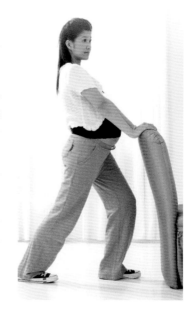

胎教点滴

妊娠晚期必须保持平稳、乐观、温和的心境，才能使胎儿的身心健康发展。但是，妊娠生理性不适，身体的疲劳，对分娩的恐惧，对孩子健康的忧虑，以及生活中的烦恼等因素，常常会影响情绪，使孕妈妈忧虑不安，甚至变得爱发脾气，易于冲动，对胎儿来说十分不利。

建议多听一听柔和、明快的轻音乐，如《小神童》、《秋夜》以及摇篮曲、圆舞曲等。

光照胎教：光照胎教是指从妊娠36周开始，当胎儿觉醒时，用手电筒的微光，一闪一灭地照射孕妈妈的腹部，以训练胎儿昼夜节律，即夜间睡眠，白天觉醒，从而促进胎儿视觉功能的健康发育。

在妊娠35周以前，胎儿对光的刺激毫无反应，自妊娠36周开始出现反应，能见到胎儿的眼睑、眼球运动，头部回旋而做躲避样运动，妊娠37周以后逐渐明显。光照胎教不仅可以促进胎儿对光线的灵敏反应及视觉功能的健康发育，还有益于孩子出生后动作行为的发育成长。

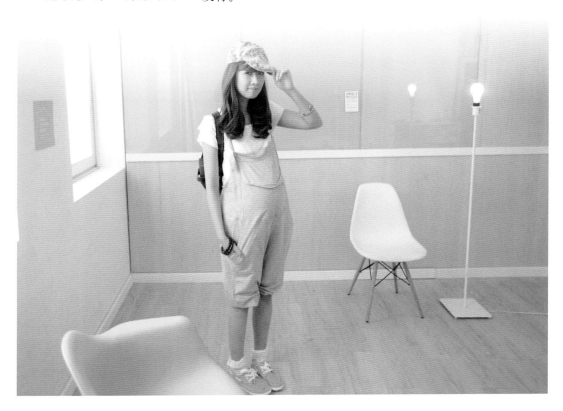

疾病防护

　　妊娠期，所有的孕妈妈都会比平常时显得尿频，原因是妊娠期子宫逐渐变大，压迫膀胱。

　　子宫在膀胱的正后方，妊娠前子宫深度大约7厘米，不会直接压迫膀胱，正常情况下不会发生尿频现象。妊娠中期以后，越来越大的子宫会直接从后部压迫到膀胱，导致孕妈妈排尿的次数增多。在妊娠5个月以上时，子宫上升到膀胱上方，膀胱所承受的子宫压迫会减轻许多，排尿次数也归于正常。

　　孕晚期到8个月后，胎头与骨盆衔接，这时由于子宫或胎头向前压迫膀胱，膀胱变得扁扁的，贮尿量自然比非孕时明显减少，排尿次数要增加好多，每1~2小时排尿一次，甚至更短，属于正常的生理现象，千万不要憋着，应立即去卫生间。有些人不但排尿次数增多，还会因发育中的胎儿压迫膀胱，出现压力性尿失禁。发生这种情况的另一原因是由于骨盆底肌肉发育不良或锻炼不足，或受过外伤，承托

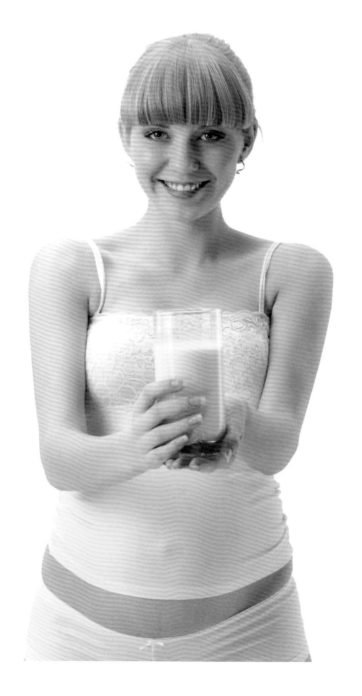

功能差，随着子宫增大，盆底肌变得柔软且被推向下方，对盆腔内器官的承托、节制、收缩及松弛功能减退，发生尿失禁现象。少数严重的，会伴发直肠或肛门的脱垂、阴道松弛并脱垂、分娩时产程延长等，不必过于担忧。

如果觉得尿失禁让人受窘，可以做骨盆放松练习，也有助于预防压力性尿失禁。即四肢着地呈爬行状，背部伸直，收缩臀部肌肉，使骨盆推向腹部。再弓起背，持续几秒钟后放松。如有早产的风险，事前应征求医生的意见，注意避免过于激烈的运动。有人为避免压力性尿失禁的尴尬，少喝水是不对的。中断水分的摄取，只会导致更大的麻烦——便秘的发生。妊娠晚期，体内的血流量增加了1倍，要摄取大量水分，每天至少喝6～8杯水，以供给血液循环和消化的需要，保持肌肤健康。

妊娠晚期身体和感觉会改变很多，还是要适度运动，促进身体健康，尤其是对骨盆底肌肉的锻炼。这样不仅可以减少压力性尿失禁的发生，而且在分娩时会减轻痛苦，缩短产程，也同时可以预防产后因阴道松弛而产生的一系列疾病，不仅有助于恢复阴道的弹性和收缩力，而且对产后恢复性生活也有好处。

女性的尿道较男性的短，所以细菌极易入侵膀胱，导致膀胱炎发生。尤其是在夏天高温，流汗导致身体不清洁时，月经来潮期或妊娠晚期排泄分泌物增多时，都是膀胱炎的高发期。

如果膀胱炎引发肾盂肾炎，则可能伴发40℃左右的高热，身体会觉得发冷，腰部周围会感觉到疼痛。出现类似情况，应当立即去医院接受医生的诊断和尿检，按照医嘱服用适量的抗生素，尿频症很快就能治愈。

总之，妊娠期尿频，如果不伴有疼痛，就不属于疾病，没有必要进行特别治疗。

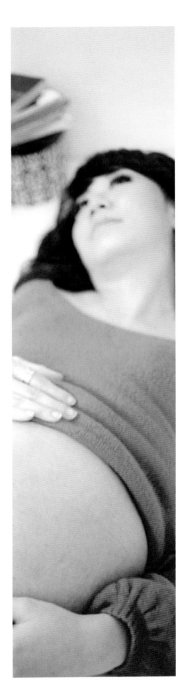

分享体验

在妊娠8个月以后，出现体重增加的情况，增重的原因有三种：过胖的"肿"、生理性水肿、病态性水肿。

过胖的"肿"：孕中晚期，孕妈妈胃口大开，营养全面，没有切实控制体重，到孕晚期，体重一下增加不少，这样的孕妈妈要注意饮食，不能让体重增加过多。

生理性水肿：大多数孕妈妈都会经历到，肿胀的手脚会令人做事和走路都不方便。所谓生理性水肿，主要是由于子宫压迫造成的，增大的子宫会压迫从心脏经骨盆到双腿的血管。血液和淋巴液循环不畅，代谢不良，导致腿部组织体液淤积，一般多发生在脚踝或膝盖以下处，通常在早晨起床时不会有明显症状，但在经过白天活动后，在晚上睡觉前水肿症状会比较明显。生理性水肿不会对胎儿造成不良影响，这种水肿产后会自愈。

病态性水肿：病态性水肿由疾病造成，如妊娠高血压综合征、肾脏病、心脏病或肝脏方面的疾病，不仅会对身体造成不同程度的影响，对胎儿的健康也有危害。病态性水肿的症状，不仅呈现在下肢部位，双手、脸部、腹部都有可能发生。如果用手轻按肌肤时，肌肤多会呈现下陷、没有弹性、肤色暗蓝等现象。

减轻水肿有效方法：侧卧比仰卧更能最大限度地减少早晨的水肿；不要坐太久，每隔一个半小时就要站起来走一走。避免久站，站久了也会产生水肿；白天尽可能经常地把双脚抬高、双腿放平，让腿部的血液循环通畅，还要经常改换坐立姿势；选一双好鞋，最好选择柔软天然材质的软皮或布鞋，有效减轻脚的疲劳；不要穿太紧的衣物，尽量穿舒适的纯棉衣物；适量泡澡也可以减轻水肿症状。

减轻水肿的运动：屈膝坐在地上或椅子上，用两只手捏住左脚，两手的大拇指触到脚背。两大拇指并齐，沿两根脚趾骨的骨缝向下按摩，按摩2～3分钟后，换另一只脚。

盘腿坐在地上或坐在椅子上，抬起左脚，用右手的4根手指从左脚的脚底方向全部插进脚趾缝里，刺激脚趾缝，做1分钟左右，换另一只脚。

注意饮食，减轻水肿。一般情况下，出现水肿的孕妈妈也不宜忌盐。因为母体体内新陈代谢比较旺盛，特别是肾脏的过滤功能和排泄功能比较强，钠离子流失也随之增多，为保证对钠的需求量，则不能严格控制盐的摄入量。盐分的不足，易导致食欲不振、倦怠乏力等低钠的症状，严重时会影响胎儿发育。

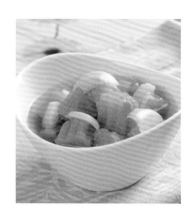

红绿灯

🍃每天晚上要有8～9小时的睡眠时间，中午还应当小睡1小时，保持饱满的精神状态和充足的体力。

🍃好好休息并不等于整天躺着静养或者坐着不动，每天除了适当的休息以外，必须有一定的运动量。

🍃最好选择散步、打太极拳来作为妊娠晚期每天都坚持的运动，散步时最好有家人陪伴。

🍃在家看书或看电视时，可以盘膝而坐。坐在办公桌前或在汽车上时，可以活动一下脚和踝关节。

🍃利用早晚刷牙时，可以进行锻炼腹肌的运动，即一边刷牙，一边弯曲两膝后再伸直。

🍃适当做一些家务劳动，慢慢地做，不必强求做的质量和速度。

🍃运动可以控制孕期体重，使体重不至于增加过多，还会使分娩更容易、更轻松，产后也能在短期内恢复正常体形。

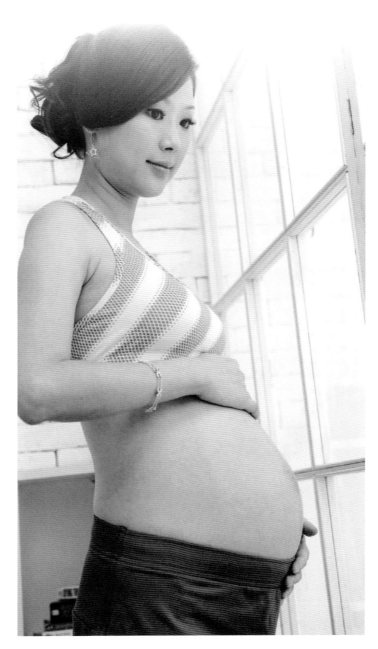

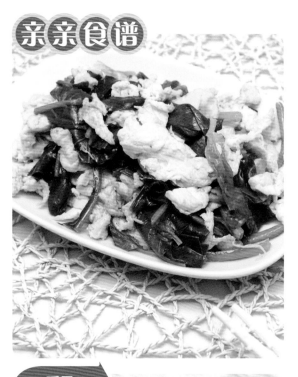

菠菜炒鸡蛋

◆**用料**◆ 菠菜100克，鸡蛋2个约120克，葱丝2克，盐、植物油各适量。

◆**做法**◆

①将菠菜洗净，切成3厘米长的段，用沸水氽烫一下，捞出沥干水分。②鸡蛋打散放入碗中。③锅内加入油烧热，倒入鸡蛋，炒熟盛盘。④锅内重新加入油烧热，放入葱丝爆香，然后倒入菠菜，加盐翻炒均匀。⑤再将炒熟的鸡蛋倒入，翻炒均匀即可。

暖胃

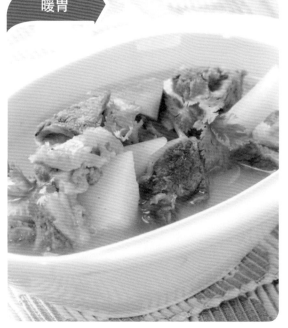

萝卜炖羊肉

◆**用料**◆ 羊肉500克，白萝卜、胡萝卜各150克，姜5克，香菜3克，醋1/2勺，盐、鸡精、清水各适量。

◆**做法**◆

①将羊肉洗净，切成2厘米见方的小块。②白萝卜洗净，切成3厘米见方的小块；胡萝卜洗净，切块。③将羊肉、姜、盐放入锅内，加入适量的水，大火烧开，改用中火熬煮1小时，再放入白萝卜块、胡萝卜块煮熟。④放入香菜、鸡精调味，食用时，加入少许醋即可。

芹菜拌腐竹

◆**用料**◆ 芹菜300克，水发腐竹200克，酱油1勺，味精、盐、香油各适量。

◆**做法**◆

①芹菜择洗干净，放入沸水锅焯一下，投凉沥水，装入盘内；腐竹切丝，码在芹菜上。②味精、酱油、盐一起调匀，浇在腐竹上，淋上香油拌匀即可。

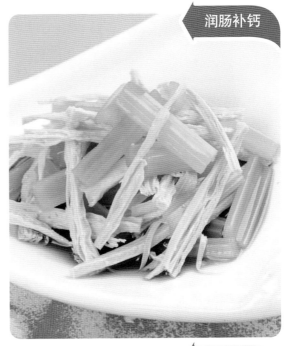

榄菜酿柿椒

◆**用料**◆ 柿子椒100克，肥瘦肉馅150克，橄榄菜30克，葱末、姜末各2克，料酒、淀粉各1勺，盐、味精、植物油、清水各适量。

◆**做法**◆

①柿子椒竖划一刀，去蒂，去子，洗净。②瘦肉馅加盐、料酒、味精和匀，装入柿子椒内，拍匀淀粉。③锅倒油烧至七成热，放入柿子椒炸熟。④另起锅倒油烧热，放入葱末、姜末、橄榄菜爆香，加少许水烧开，放入柿子椒炒匀即可。

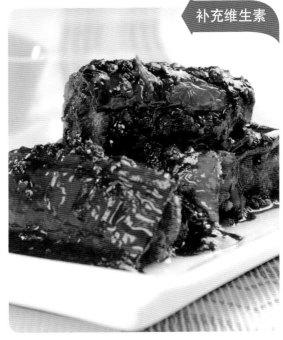

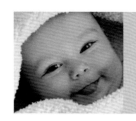

妈妈/宝宝

妈妈：本月已经接近临产，子宫底高度约34厘米，胎儿的位置已经向下，胎头沿着骨盆轴方向下降到骨盆内，腹部突出部分会感到稍有缩回。

因为子宫底比起前几周有所下降，对于心脏、胃、肺的压迫感减轻，孕妈妈会感到呼吸比较顺畅，胃口也逐渐变好，会有较好的食欲。

宝宝：实际胎龄为35周，胎儿的各个部位已经基本形成，胎儿重约2950克，头臀长35厘米，身长约47厘米，肺和呼吸系统已经发育成熟，多数胎儿出生时能够自主呼吸。

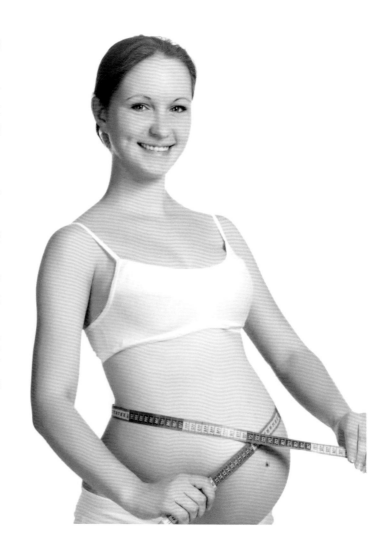

心情驿站

临近预产期，孕妈妈对分娩的恐惧、焦虑或不安加重，对分娩"谈虎色变"。担心发生临产先兆时来不及到医院，稍有"风吹草动"就赶往医院，甚至在尚未临产，无任何异常的情况下要求提前住院。

妊娠晚期心理保健应当注意：

❤ 了解分娩原理及有关科学知识：克服分娩恐惧，最好的办法是自己了解分娩的全过程以及可能出现的情况，进行分娩前的有关训练。现代城市医院或妇幼保健机构均举办孕妇学校，在怀孕的早、中、晚期对孕妈妈及丈夫进行教育，专门讲解有关的医学知识，以及在分娩时的配合知识。这对有效减轻心理压力、解除思想负担以及做好孕期保健，及时发现并诊治各类异常情况等均大有帮助。因此，最好能早一些报名参加学习，还可以多交几位孕妈妈朋友，相互交流。

❤ 不宜提早入院：提早入院等待临产不一定好。首先，医疗资源是有限的，如果提前入院，不可能像家中那样舒适、安静和方便；其次，入院后较长时间不临产，会有一种紧迫感，看到后入院者已经分娩，也是一种刺激。产科病房内的每一件事都可能影响住院者的情绪，这种影响并不十分有利。

所以，应当稳定情绪，保持心绪的平和，安心等待分娩时刻的到来。除非医生建议提前住院，不要提前入院等待。

❤ 做好分娩准备：分娩的准备包括妊娠晚期的健康检查、心理上的准备和物质上的准备。一切准备都为了母婴平安，所以，准备的过程也是对孕妈妈的一种心理安慰。如果了解到家人和医生为自己做了大量的工作，并对意外情况也有所考虑，心中就会有底得多。

孕晚期，特别是临近预产期时，准爸爸也应时刻做好准备，让妻子心中有所依托。

❤ 控制对分娩的恐惧：把对分娩的恐惧转移到别的方面，是"船到桥头自然直"的想法。不要把分娩当作过于严重的事情，生活中避免谈论分娩话题，不要听过来人的分娩经历。

正视分娩的恐惧，反复讨论分娩的事情，把各种可能遇到的问题事先想清楚，找出每个问题的解决方法。做好分娩前的物质准备，就不会临时手忙脚乱，能帮助稳定情绪。

❤ 掌握与分娩有关的知识：人的恐惧大多是缺乏科学知识胡思乱想而造成，所以，在怀孕期间，多看一些关于分娩知识的书，了解整个分娩过程，以科学的头脑去取代恐惧的心理，不但效果好，还能增长知识。

胎教点滴

无论采取什么方式的胎教，都要做到适宜、定时和定量。孕妈妈通过书报、电视了解到的是一般性胎教知识，但具体实施胎教，还有操作技术、技艺方面的问题。如按摩胎教用的手法、按压的力度、采用时间、胎儿的正常和异常反应等，需要在专家和妇产科医生的指导下进行，以免发生意外。

要孕育出健康聪明的宝宝，需要进行适度的科学胎教。而科学的胎教需要父母对胎教有正确的认识，学习相应的知识和技能，采取科学的方式和方法实施。

选择内容健康、积极向上、对生活和未来充满美好向往的歌曲来欣赏。如《摇篮曲》、《宝贝》、《睡吧，小宝贝》、《化蝶》及儿童歌曲。

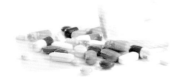

疾病防护

妊娠晚期，做好自我监护尤为重要，特别要注意：

按时产前检查，以便及时发现异常，及时治疗。

多吃营养丰富的菜肴，尤其要注意摄入蛋白质、钙、铁以及微量元素。

孕晚期汗腺分泌旺盛，要勤洗澡、勤换衣。要洗淋浴，不洗盆浴。每天清洗外阴，换内裤。

妊娠8个月后要停止性生活，以防早产和产道感染。

孕妈妈负担加重，容易疲乏，注意休息。睡眠姿势取左侧位，有利于子宫、胎盘的血液供应，使胎儿发育良好，能减少孕妈妈的水肿。

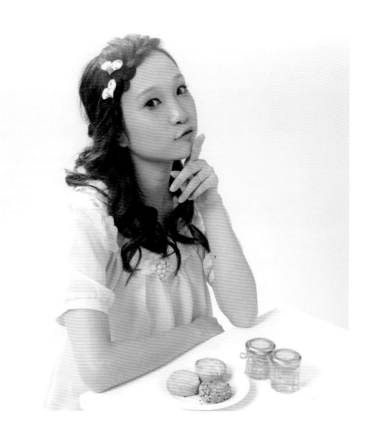

分享体验

急产意外情况的应对：假如孕妈妈来不及上医院，就发现孩子已经快生了，为避免孩子生在路上，最好就直接留在家里生产。确定在家里生产时，记着先打电话120，请120就近派护理人员到家里协助生产。打完电话，先打开家里的门，以免护理人员到了，自己却痛得无法起身开门。

护理人员到达前，可以先平躺，在身子底下垫一个棉被或其他柔软的物品，避免宝宝太快出生后，头先撞到地。另外，要事先准备毛巾，在宝宝出生后可以用毛巾包起来保暖。

宝宝产出后，不要急着自己把脐带剪断。万一剪刀没有消毒干净，很容易因为细菌感染导致破伤风。120救护车一般都备有无菌剪刀，应该等护理人员到达后，用无菌剪刀把脐带剪断较保险。

护理人员来家帮忙处理完毕之后，母子还是应该上救护车去医院。因为宝宝需

要做身体检查，妈妈后续的胎盘排出，也应到医院处理较安全。胎盘娩出时如果没有处理好，容易造成产后大出血，危及母亲生命。

一般情况下，分娩的生产流程如下：

产兆 → 到医院检查 → 医师说明及判定是否入院 → 入院 → 院内散步或返家 → 换上待产服、肚子上装置胎儿监视器 → 打点滴 → 灌肠 → 背皮 → 生产 → 抱宝宝、让宝宝试吸母乳 → 妈妈送到病房休息、宝宝送到婴儿室 → 自然产后3天、剖宫产后5天，就可以带着宝宝出院了。

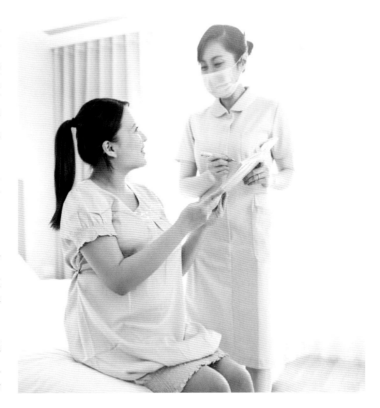

运动健身

散步是一项非常适合孕晚期的运动。即使在怀孕前您是一个不爱运动的人，这

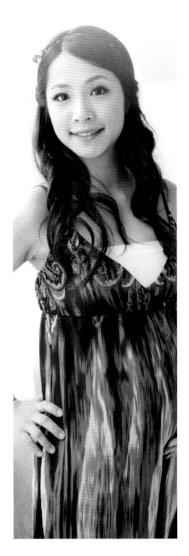

时候也要经常散步。每天散步可以帮助消化，促进血液循环。在妊娠晚期，散步可以帮助胎儿下降入盆，松弛骨盆韧带，为分娩做准备。

在产程中散步，能促使胎头由枕后位或枕横位旋转成枕前位，使分娩更顺利，加快产程进展。

穿一双舒服的平底鞋，和家人一起散步，心情尽可能愉快、放松。

散步要注意速度，最好控制在每小时4千米，每天一次，每次30～40分钟，步速和时间要循序渐进。

要先选择好环境，如去花园小径上走一走或到树林中散步。遇到刮大风、下雨的日子，尽量不要外出。

妊娠晚期不是剧烈运动的时候，不要拿出比赛的劲头，那样会让您紧张，要慢慢地来。

在某些情况下，医生建议不要运动时，如有先兆早产、阴道出血及类似情况，则一定要听从医生的话。

红绿灯

💗通过扩张的腹部皮肤，应该很容易分辨宝宝的手臂和腿，但可能会混淆头和臀部。

💗上腹憋闷的症状显著缓解，胃部的压迫减轻，饭量会有所增加。

💗通过适量的运动，能使肌肉保持良好的弹性，还可以减少腰背部的劳累。

💗如果腰痛较剧烈时，可用热水袋局部热敷，能缓解疼痛症状。

💗子宫收缩现象反复出现就是临产的前兆。子宫收缩时，把手放在肚子上，会感到肚子发硬。近期内母体阴道分泌物增多，产道变得柔软、有弹性，有利于胎儿的分娩。

💗分娩时，产妇要随阵痛调整呼吸，以使身体放松，缓和疼痛，减少疲劳，以利于分娩。在调整呼吸的过程中，可以打消不安和恐惧心理，专心积极分娩。

✱知识链接

关于子宫内感染：人类不但能靠身体的防御机能

抵抗各类疾病而保卫自己，还能通过它们成功地繁衍后代。在妊娠和分娩中，人类机体显示出高度的完美性，能使胎儿在子宫内安全度过自己的成熟期。因此，正常的妊娠和分娩，子宫内可保持无菌，不发生感染。这是因为子宫颈内有黏稠的黏液起到阻塞作用，使细菌不能进入子宫腔。

临产时，子宫颈口扩张，羊膜囊与胎儿先露部又把扩张的子宫口盖住。这时如果破水，虽然羊膜腔与阴道相通，羊水具有抗菌能力，细菌即使进入子宫腔也不能生存。

从孕20周至足月，羊水的抗菌能力会随妊娠月份而增加。妊娠40周以后，抗菌能力减弱。虽然胎儿的"住房"——子宫受到羊水的保护，但有些情况能引起子宫内感染。如胎膜早破，超过24小时以后未临产，或产程延长，以及产妇贫血体弱、抵抗力差等。也有少数产妇的羊水抗菌能力较差，阴道内的致病菌会乘虚突破生理性防线，进入子宫内，引起胎盘、羊水、胎儿在子宫内发生感染。

产妇其他部位如果有急性感染，细菌也能随血循环进入子宫内导致子宫内感染。该病发生率虽然在孕妇中只占0.5%～1%，但对产妇和胎儿的生命威胁甚大。

产妇一旦被感染，会出现体温升高，白细胞增多，心率增快，子宫有压痛的感觉。胎膜已破的，会有浑浊的羊水流出，味臭。由于胎儿在浑浊的羊水中生活，身心发育受到影响，当临产羊水流出时，胎心会增快，每分钟达180次以上。

由于感染发生在宫腔内，早期感染时，产妇没有任何症状，往往易造成误诊。早期感染时如果采取及时的治疗，对产妇和胎儿一般没有什么大的影响。如果感染严重，不及时应用药物，致病菌会经过胎盘进入母体血循环，导致产妇败血症、中毒性休克，以致死亡。羊水中的细菌进入胎儿体内后，胎儿会发生子宫内肺炎、败血症、脑膜炎等。有的宝宝虽然在出生时看上去没有什么异常，但到新生儿期时，则会出现感染现象。发病的胎儿和新生儿中可能有一半以上发生死亡。即使存活，也有留下神经系统后遗症的可能。

子宫内感染可以预防。在妊娠晚期，要严禁性生活，还要注意孕妈妈的休息、情绪和营养。发现有阴道流水时，切不可粗心大意，要及时到医院检查，以便采取及时的防治措施。

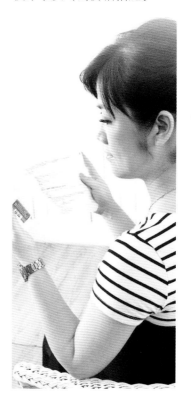

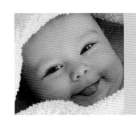

妊娠
第38周

妈妈/宝宝

妈妈：本周孕妈妈耻骨联合到子宫底的距离为37～39厘米。此时，会感到上腹部的闷胀感有所缓解，食欲也逐渐恢复。从本周到孕40周之间，母体变化不会太大，只需要耐心而平静地等待分娩时刻的到来。

宝宝：胎龄36周，胎儿体重约3000克，头臀长变化不大，约35厘米，身长约47厘米，胎儿皮肤上的皱纹已经逐渐消失，头骨变硬，头发约有2厘米长，以心脏、肺脏及肝脏为主的体内循环、呼吸、消化等器官已经全部形成，胎儿已经具备在母体外独立生存的能力。

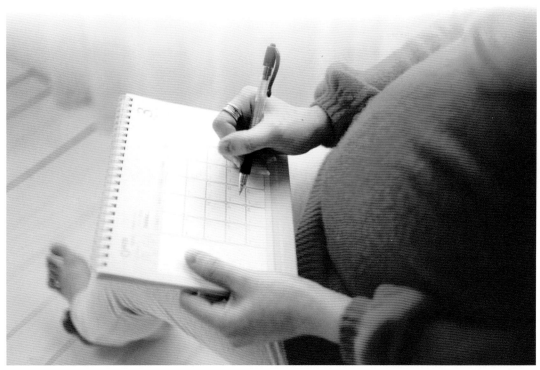

心情驿站

焦虑是一种以情绪异常为主的精神症状反应，表现为心理上怀疑自己的能力，夸大自己的失败；忧虑、紧张、失望不安；依赖性强，独立性差；睡眠障碍；注意力不集中。孕妈妈的焦虑在不良情绪的基础上发展起来，主要对产痛、难产、胎儿畸形等即将来临的事件有一种固执的担心与害怕，也有的人对家庭中的事情或生男生女忧心忡忡。

妊娠晚期的焦虑症会使人坐立不安，使母体消化和睡眠受到影响，长期的焦虑甚至会引发某些疾病。

日常起居

到妊娠晚期，有些人由于活动不便，会很少洗澡，加上孕期多数人的皮脂腺分泌增加，皮肤失去了平时的清洁，容易发生皮肤感染。常见的皮肤感染多数是因为皮肤瘙痒症引起。有些潜藏有真菌的孕妈妈，皮肤瘙痒会加重皮肤感染。有少数人还会引起发热、白细胞升高。出现类似问题，应当及时找皮肤科医生诊治，不可延误。

本周，孕妈妈应当尽量减少外出活动，可以适当增加一些轻松的室内娱乐活动。最近，由于体态笨重，行动不便，孕妈妈情绪会有些低落，但是，适度地运动不能完全停止。

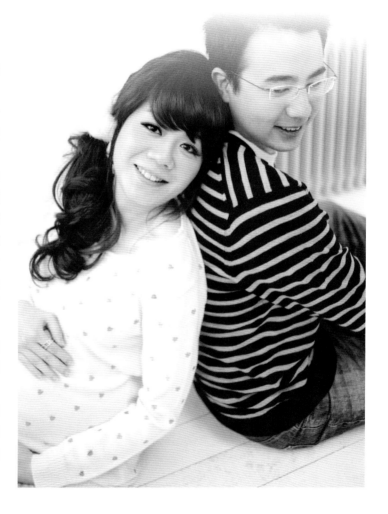

疾病防护

这个月里要继续每周体检一次，由于行动不便，走路要小心。做好入院分娩的准备工作，并注意如下事项。

注意身体卫生，淋浴和擦洗都可以，要特别注意外阴的清洁；头发也要整理好。

避免对母体不利的动作，避免向外伸手和压迫腹部的姿势。

保证充足的营养和睡眠，以积蓄体力。

尽量抽时间来想象一下美好的未来，抛弃不安的焦虑情绪。

分享体验

对于分娩，不少人会感到恐惧，犹如大难临头，烦躁不安，甚至惊慌到无所适从。这种情绪既容易消耗体力，造成宫缩无力，产程延长，还会对胎儿的情绪造成刺激。其实生育过程几乎是每一位女性的本能，是一种十分正常的自然生理过程，是每位母亲终生难忘的时刻。

红绿灯

💗孕妈妈不宜多思多虑，医生自会帮助您顺利分娩。不要听别人说分娩如何可怕，临产前要吃好、睡好，养足精神。

💗要保持坦然的心理、平稳的情绪、冷静的头脑，以必胜的信心迎接分娩的来临。

💗产前一两周要停止工作。这段时间要待在家中，既安全，又能休息好。

💗重新算一下预产期，预产期的前后两周临产分娩都是正常的。

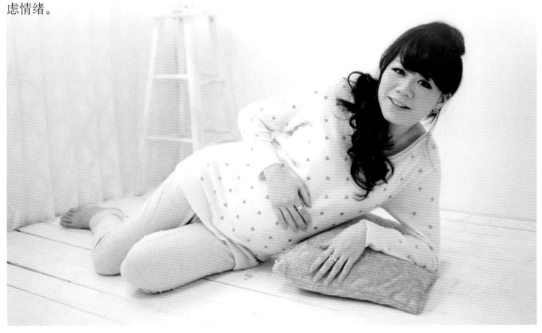

　　双胎妊娠，大多都有家族史，即家族直系亲属中有人生过双胞胎。双胎妊娠者早孕反应较重，持续时间较长。由于比一般孕妈妈需要的营养多，容易发生贫血。妊娠中期以后，由于子宫增大速度比一般孕妈妈快，会提前出现压迫症状。增大的子宫顶住横膈，会引起呼吸困难。压迫脊柱前的下腔静脉，会导致下肢水肿及静脉曲张。妊娠双胞胎最容易并发妊娠高血压综合征、羊水过多，发病率高于单胎妊娠的数倍以上。由于胎盘较大或有两个胎盘，胎盘占面积大，会扩展到子宫下段或子宫颈内口，造成前置胎盘，引起产前出血。

　　由于子宫过度膨大，一般不能维持到足月，会早产。胎儿的体重多半在2500克以下，死亡率较高。由于两个胎儿共处，容易发生胎位异常，分娩中也容易发生难产。因此，双胞胎孕妈妈应当注意多吃营养丰富的食品，适当补充钙、铁及各种维生素，注意休息和睡眠的合理安排，以保证母婴健康。

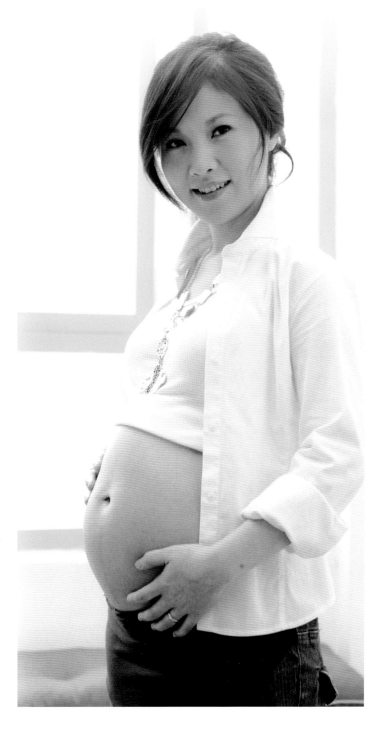

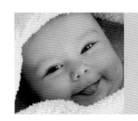

妊娠
第39周

妈妈/宝宝

妈妈：母体子宫已经充满了骨盆和腹部大部分空间，几乎无法做稍剧烈的活动，母体的体重不会再有显著增加。由于活动越来越不方便，孕妈妈会产生不舒服的感觉和增加思想负担。越是临近分娩，多数人会有再也不愿意怀孕的想法，有些人甚至会考虑到永久性节育。

宝宝：胎儿体重约3000克，身长约48厘米，胎儿的体积几乎占据整个子宫。本周，胎儿所有的器官，包括肺部已经发育成熟。

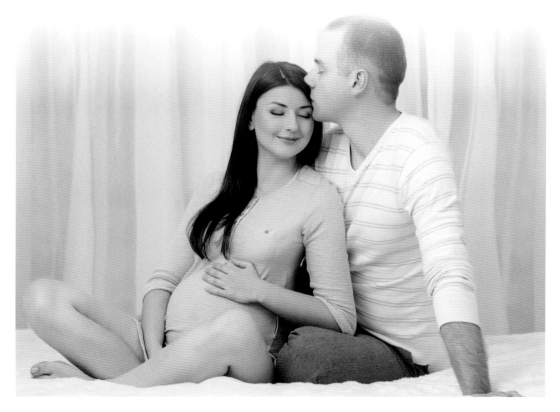

日常起居

这个时期应当特别注意个人卫生，应当每天清洗外阴部，不可盆浴，禁止性生活，以免分娩后发生产褥热。

产褥热即产褥感染，是产褥期产道感染引起的疾病。产妇在分娩后24小时到产后10天内，如果体温超过38℃，就会有产褥感染的可能性。

近年来，随着科学技术的发展和围产期保健知识的普及，产褥热引起感染的发病率已经大幅度下降，而且发病者多数能够及时治愈。

产妇机体抵抗力低、分娩时过于疲劳、滞产、创伤、失血等因素，是产褥热发病的重要原因。此外，产前的性生活、盆浴、外阴部保洁不佳或接生时受到器械污染等也是重要的诱发病症的因素。

因此，在整个围产期，都要严格注意个人卫生，以防止产后身体相对虚弱的恢复期内发生产褥热，损害母子健康。

保护乳房，也是安全度过妊娠期的重要环节。妊娠晚期，乳房的体积明显增大，多数人会常常出现乳房胀痛，是由于乳房在孕激素和雌性激素的作用下，腺体增大，脂肪沉着，结缔组织充血的结果。进入妊娠晚期，为了准备授乳，应当开始保养乳房和乳头。

孕妈妈要根据自己的乳房体积，选择适合的胸罩。每天用温水擦洗乳房，特别是乳头部位，可以在乳头部位涂抹一些润肤霜或橄榄油，用食指和拇指按顺时针方向，轻轻按摩乳头及乳晕部位，每天两次，每次10分钟为宜。也可以在乳房表面涂上优质滑石粉或爽身粉，把乳房夹在手指之间顺时针按摩，每天做一次。如果出现了宫缩或腹痛症状，则要立即停止按摩。

为了使乳腺管畅通，乳汁畅流，从妊娠第33周起，就可以轻轻地挤出初乳，这样做以防止淤乳、乳头阻塞或出现产后乳汁不足等。

如果乳头扁平或乳头内陷者，则必须在孕期矫正。每天把乳头揪出来，并保持10分钟左右，重复进行数次。如果乳头揪不出来，可用乳头吸引器做机械牵引辅助，但要动作轻柔，避免伤害到乳腺组织。

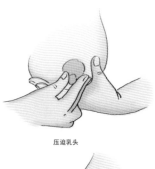

压迫乳头

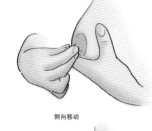

侧向移动

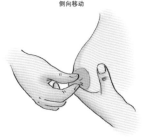

从8个方向按摩

胎教点滴

在胎儿出生前两三周里,用仪器检查脑波,发现这个阶段的胎儿也有深度睡眠和浅睡之分。这种睡眠模式有别于成人和儿童,这种睡眠,在医学上称作"第三睡眠"。

睡眠模式会随着婴儿成长,逐渐接近于成年人的模式。初生儿在睡眠中就会掀动嘴唇,做出类似吮吸动作。采用超声波观察胎儿,在妊娠25周左右,也曾有同样的动作,到妊娠晚期几周,这种动作会更加明显。

母体的行为大多数会传导给腹中的胎儿,为了让胎儿能在母体内睡得安稳,妊娠期内,孕妈妈应当保持充足的睡眠,使胎儿也能够睡得安稳、踏实。

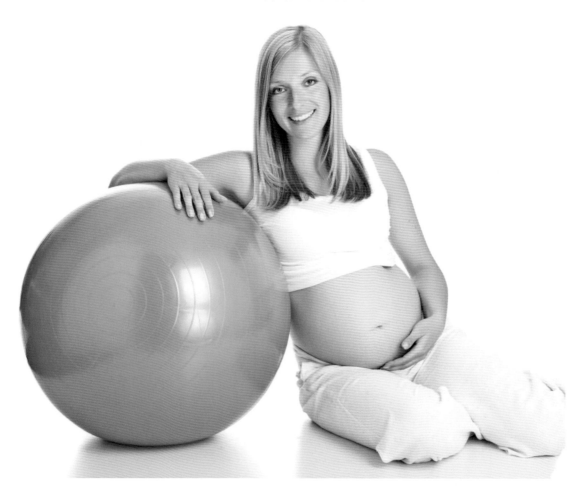

疾病防护

医生会建议妊娠晚期的孕妈妈，睡眠时取左侧卧位。是因为肝脏在腹部的右侧，左侧卧位会使子宫远离肝脏。左右侧交替，能缓解背部的压力。在妊娠7~9个月以后，孕妈妈很难做到仰卧睡眠。因为胎儿的重量会压迫到母体的大静脉，阻止血液从腿和脚流向心脏，常常会使孕妈妈从睡梦中醒来。医生会建议，借助于枕头保持侧卧位睡眠。有人发现，把枕头放在腹部下方或夹在两腿中间比较舒服。用摞起来的枕头或叠起来的被子或毛毯，垫在背后也能减轻腹部的压力。市场上有不少孕妇专用的枕头，请向医生咨询，应该选购哪种类型的。

轻松入眠的建议：尽量避免饮用含咖啡因的饮料，如汽水、咖啡、茶，如果实在想喝，也请在早晨或下午午睡后适量饮用。

临睡前不要喝过多的水或汤，早饭和午饭多吃点儿，晚饭少吃，有利于睡眠。

养成有规律的睡眠习惯，晚上在同一时间睡眠，早晨在同一时间起床。不要躺在床上做事情或看书报、电视，除了睡觉和休闲看书躺在床上以外，其余时间尽量不要留恋床铺。

睡觉前不要做剧烈运动，应该放松一下神经，比如洗15分钟的温水脚，喝一杯热的、不含咖啡因的饮料，如加了蜂蜜的牛奶等。

如果由于腿抽筋令您从睡梦中惊醒过来，可以用力把脚蹬到墙上，或者下床站立一会儿，会有助于缓解抽筋。当然，还要保证膳食中有足够的钙。

参加瑜伽学习班，学习一些心情放松的办法。

如果恐惧和焦虑令您总是不能安然入睡，则要考虑参加分娩学习班或新父母学习班，学习与分娩相关的科学知识。

如果到夜间辗转反侧不能入睡，不妨看一看书、听音乐、看电视、上网、阅读信件或电子邮件，精力消耗后就会感觉疲劳而容易入睡。

红绿灯

❤这个阶段宝宝的踢肚运动幅度大，能把您放在腿上的书掀掉。

❤宝宝入盆后，您可能会感到行走不便，失去平衡，那是因为重心随着宝宝位置的改变而改变。

❤子宫上端的肌肉在每一次子宫收缩时，能产生相当于246千克的压力，在分娩过程中要有巨大的力量才能使子宫张开，把婴儿推出子宫。

❤当胎儿趋于成熟时，胎盘会进入老化期，并诱发子宫的分娩活动，然后随胎儿娩出而排出子宫。

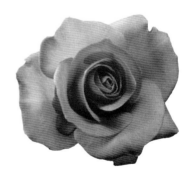

妊娠日记

💗适龄或高龄：越来越多的职业女性，由于考虑事业的需要，一再推迟怀孕的年龄，如果是在35岁以后怀孕，就属于高龄孕妈妈，更应注意孕期保健。因为高龄初产孕妈妈由于产道、会阴肌肉弹性降低，骨盆关节韧带变硬，分娩时可能发生难产，还容易引起高血压和糖尿病等并发症。

高龄孕妈妈的婴儿发生畸形及低能儿的概率，也可能高于适龄的孕产妇。但也不必为此紧张，只要注意积极与医生配合，按时产前检查，保持健康的身体，注意孕期营养及锻炼，随着医疗保健水平的提高，绝大多数的高龄孕妈妈都能顺利度过孕产期。

💗体质：作为女性本人的身体是健康还是体弱，有没有慢性病，如果平时体质就虚弱，此时更应注意孕期的营养补充。一方面是为了胎儿的健康成长，另一方面也是为了自身健康的需要。

💗生育史：每位孕妈妈

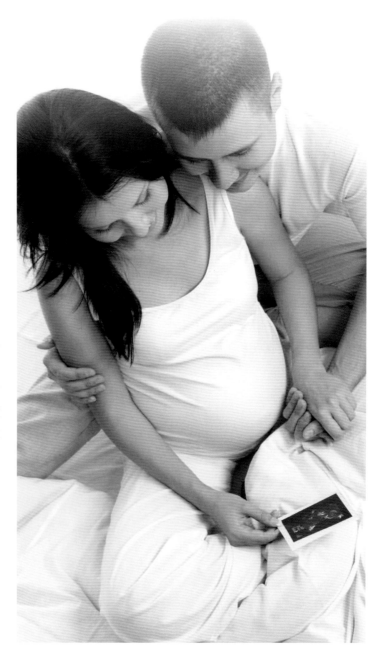

务必非常清楚自己是初产还是经产，有无流产、早产、难产、死产等历史，如果有过异常分娩史，要在这次怀孕后，多向医生了解可能的原因和防治的方法，使自己对有可能出现的情况做好充分的心理准备。

🖐曾生育过畸形儿：很多有过畸形儿生产史的女性非常担心再次怀孕，这种心情非常可以理解。其实，导致胎儿畸形的原因很多，有些原因一旦去除，不会影响再次怀孕，如孕早期的病毒感染等。但有些致畸原因不易去除，如夫妻年龄过大、精子与卵子老化、家族有遗传病史等。应当向医生咨询了解可能的病因及如何进行怀孕前的治疗或怀孕后的诊断，以防止再次怀孕畸形儿。

🖐先天子宫发育异常：女性常见的子宫发育异常有双子宫、双角子宫等。这类子宫会导致早期流产、习惯性流产、早产等，还会在妊娠中发生子宫破裂、胎位异常、子宫扭转等。怀孕前可通过身体检查发现，医生会告诉您注意事项。关键是计划怀孕前夫妇要进行正常的身体检查。

🖐剖宫产后再产：任何情况下，剖宫产后再产的孕妈妈在计划怀孕前，务必请教医生两次怀孕间隔的时间、怀孕注意事项等相关问题。因为，曾有剖宫产史后再次怀孕的孕妈妈，孕期有可能发生子宫破裂。只要落实好计划怀孕前的准备工作，仍然可以进行正常生产。

🖐家族遗传病史：夫妇双方中一方的家族中若曾有遗传病或可疑的遗传病发生，怀孕前要进行咨询，怀孕后应请教医生，在适当的时机、采用适当的方法进行检查。现代医学的发展，为减少家族遗传病的发生提供了可能。

🖐与上一次怀孕时间的间隔：任何女性；无论任何原因，如果两次怀孕的时间过于紧密，都不利于胎儿在宫内的健康成长，同时不利于子宫的修复与复原，影响孕妈妈的健康。

🖐Rh血型不合：妈妈血型为Rh阴性，爸爸血型为Rh阳性时，会使妈妈对胎儿的血液产生抗体。初次怀孕对胎儿影响不大，分娩次数越多，胎儿、新生儿发病的可能性越大，因此，常会在第二胎发病。此类血型不合的情况，常会有流产、死产、严重的新生儿溶血性黄疸等。

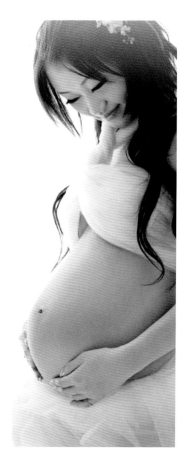

过度肥胖：怀孕前过度肥胖的女性，会因为怀孕肥胖更显著，并有可能合并妊娠高血压综合征等。同时，过度肥胖对生产不利，生产后体形恢复也相当困难。

计划怀孕的肥胖女性或已经怀孕的孕妈妈，务必注意在不影响孕妈妈健康和胎儿成长的前提下适当控制饮食。注意血压、体重等变化，避免异常的体重增加。

艾滋病：艾滋病病毒感染对怀孕本身没有什么影响，怀孕也不会加速艾滋病的进程。但患有艾滋病的女性一旦怀孕，病毒可以通过胎盘或产后的哺乳传染给胎儿或孩子，并使孩子成为艾滋病病毒携带者或艾滋病婴儿，会过早夭折。若怀疑有艾滋病病毒感染，一般医生会建议孕妈妈施行人工流产而终止妊娠。

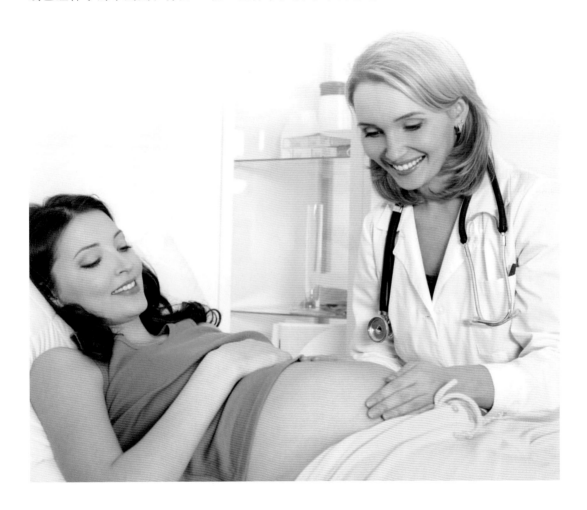

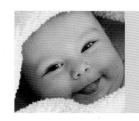

妊娠
第40周

妈妈/宝宝

妈妈：母体子宫底高33～35厘米，胎儿位置下降，腹部凸出部分有稍稍减收的感觉。与此同时，胃及心脏的压迫感减轻，食欲也恢复正常。但胎儿下降后，孕妈妈的膀胱及大肠压迫感增强，尿频、便秘等不适症状会更加严重。下肢也会有乏力和难以行动的感觉。

母体的分娩准备已经成熟，子宫和阴道趋于软化，容易伸缩，分泌物增加，以方便胎儿通过产道。本周子宫收缩频繁，开始出现分娩的征兆，孕妈妈现在应当把全部精力用于迎接新生命的思想准备上。

宝宝：到了本周，胎儿就可以称作是足月儿。

胎儿身长约50厘米，体重一般2900～3400克，皮下脂肪继续增厚，体形圆润，皮肤皱纹消失，呈现出有光泽的浅红色。

胎儿骨骼结实，头骨变硬，指甲越过指尖向外生长，头发长到两三厘米长，内脏、肌肉、神经等很发达，已经完全具备在母体外生活的条件。

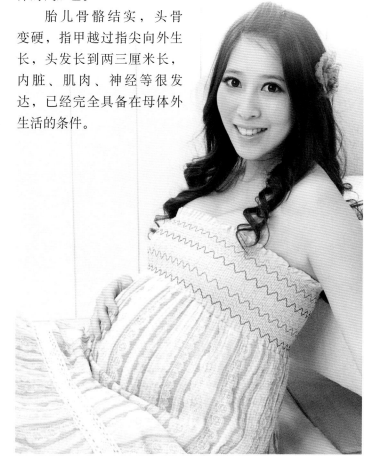

分娩能不能减少一点儿疼痛?

分娩不可能不疼,但这种疼痛和每个人的耐受力有很大关系。分娩疼痛,可以说是一种信号。

现代产科医院大部分都推出多种减轻分娩时疼痛的手段,从呼吸调整、心理暗示安慰、镇痛仪到硬膜外镇痛无痛分娩。这样,孕妈妈可以充分享受做妈妈的乐趣,而减轻阵痛的痛苦。

但无痛分娩不是绝对无痛,只能是设法减轻疼痛的方式,让疼痛变得容易忍受一些。

精神性预防能起到很大的作用,好处是安全可靠,简便易行。分娩时子宫收缩显著特点是有节律性,每次收缩后都有间歇,每次疼痛都有缓解期,掌握这一特点,就能利用短暂的缓解期放松身心。

产程中正确地呼吸,也可以起到减轻疼痛、稳定情绪的作用。还可以请曾生过孩子的专业陪产助产士进行心理辅导。

目前,镇痛效果较为理想的是硬膜外腔阻断支配子宫的感觉神经,减少疼痛,由于麻醉剂用量很小,产妇仍然能感觉到宫缩的存在,但是对产妇和胎儿不会有影响。不过这需要准确的判断、特殊的技术、相应的预防措施和治疗手段。

如果产妇已经决定采用硬膜外镇痛,应当向护士提出这种要求,通常在子宫口开到3~4厘米的时候比较合适,经医生检查后决定能否使用。

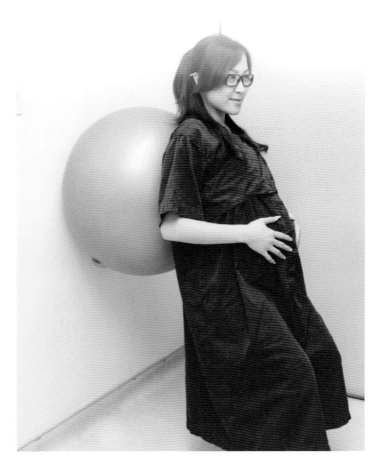

分享体验

分娩的当天，对于母婴来说都是非常重要的关口。产妇从当天开始要做母亲。胎儿从母体中出生，开始人生的第一声啼哭时，便进入了漫长的人生道路。过好分娩第一天这一个重要关口，对母婴健康都有十分重要的意义。分娩当天要注意的事情包括:

🍃好好休息：分娩之后看到自己的宝宝，新妈妈一般都会心花怒放，感到非常满足，由于分娩的疲倦，紧接着睡意会不知不觉地袭来，这时可以闭目养神或打个盹儿。但不要睡熟，因为要给宝宝喂第一次奶，医护人员还要做产后处理，顺产的新妈妈还要吃一点儿东西。

🍃喂第一次奶：顺产的新妈妈产后半小时，剖宫产的新妈妈清醒（麻药效果消退）后，就要在护士的帮助下，和新生儿身体接触并且喂奶。第一次，宝宝可能吸不出奶水，但一定要让孩子吸吮乳头一定时间，对刺激乳腺分泌和新妈妈身体的恢复都有好处。

🍃观察产后情况：分娩后2小时左右，产妇应当在分娩室休息，以便医生随时观察情况。在家分娩的产妇，也要留下接生的医生，等到3小时以后，产妇和新生儿的情况都比较稳定了，再让医生离开。这时会感觉到会阴伤口和子宫收缩引起疼痛，要采取仰卧位休息。

🍃注意饮食：生孩子以后，最大的感觉是普遍会感到饥肠辘辘，可以吃一些没有刺激又容易消化的食物，如红糖小米粥、红枣大米粥、鸡汤面条、鲫鱼汤面条、煮鸡蛋等，分娩当天不要吃太油腻的食物。吃过饭后，可以美美地睡上一觉，能睡多久就睡多久，以恢复体力。剖宫产的产妇，要在36小时以后才能喝水和吃东西。

🍃大小便：顺产的新妈妈，在分娩后8～12小时就可以自己去厕所。但在8小时以内，应当由护士（或亲属）帮助，在病床上排尿、排便和处理恶露。如果8小时以上仍未排小便，则要请护士导尿。

🍃缓解疼痛：产后如果由子宫收缩引起腹部疼痛难忍，可以请医生给予治疗。如果会阴切开的伤口部位疼痛，采用双膝并拢的办法，可以减轻疼痛。

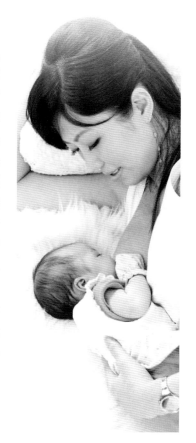

妊娠日记

从确定妊娠开始，漫长而充满期盼的40周、280天行将结束，随着临产分娩，育儿阶段即将开始，不妨把经历了妊娠期10个月的妊娠日记补上一笔。

姓名：	
昵称：	
出生医院：	
出生日期：（公历和农历）	
出生时间：	
出生身长：	
出生体重：	
医生签名：	
助产师签名：	
妈妈寄语：	
爸爸寄语：	

知识链接

过期妊娠是指妊娠时间超过42周。临床证明，胎儿能在预产期出生的大约有5%，在预产期前后3天内出生的为29%，而在预产期前后2周出生的为80%。所以，大部分胎儿出生在妊娠38~42周。早于38周的约为10%，晚于42周，即过期妊娠的约有10%。

在过期妊娠中，有20%的胎儿会发生胎儿过熟综合征，症状包括皮肤干燥多皱纹、皮下脂肪消失、表皮脱落、指甲长、毛发多、胎脂消失，还有的羊膜及脐带上染有绿色或黄色的胎便。这部分胎儿会有较高的患病率和死亡率，孕妈妈要特别小心。

此外，初产妇与经产妇发生过期妊娠的概率相近，高龄产妇的第一胎也有可能发生。如果曾经有过期妊娠史，那么再次怀孕会有50%再次发生过期妊娠的可能性。

确定过期妊娠：首先要确定预产期，从孕妈妈最后一次月经的第1天开始计算，到第280天（40周）的日期是预产期。如果用这种方法计算的话，前提是必须月经周期正常，如果月经经常拖后很久，像有的人45天、60天甚至90天才来潮一次，则预产期就必须延后，可以根据妊娠早期超声波的检查来确定。

所以，孕妈妈在就诊时，要详细、准确地告知妇产科医生有关个人的情况，比如月经周期、天数、月经量，最后一次月经与以往是否有不同。因为很多女性会把怀孕早期的出血或宫外孕的出血当作是月经。如果在不该来月经的时候，阴道有出血或出血量，性状与以往的月经不同，都属于异常，要引起警惕，一定要到医院就诊。

医学上对过期妊娠的解释还不明确，或许与胎儿肾上腺皮质激素分泌不足有关。因为引发分娩的可能因素很多，包括黄体酮阻断、催产素刺激及胎儿肾上腺皮质激素分泌等。因此，孕妈妈要在妊娠晚期的36周以后多加强自身的运动，以避免过期妊娠，患妊娠高血压综合征的妈妈除外。

过期妊娠的影响包括：

羊水减少：怀孕第33~34周时，羊水最多，大约980毫升，妊娠过期后，羊水

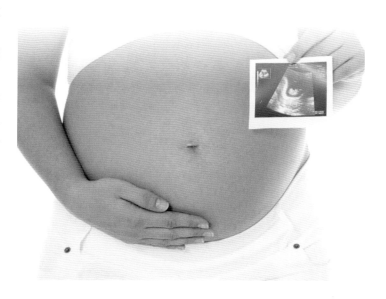

会逐渐减少。一旦羊水量减少，脐带异常的发生率会增高，胎便的浓度也增加，高浓度胎便会导致新生儿发生吸入性肺炎。

巨婴：过期妊娠分娩出的胎儿，有20%体重超过4000克。过重的胎儿使母亲自然分娩的过程变得困难，并发症增加，常常需要剖宫产来帮助分娩。

发生胎儿窘迫：过期妊娠常常会合并胎盘功能不良、羊水减少、脐带受压迫等现象，加上产妇待产或分娩过程中的子宫收缩，会使胎儿发生窘迫的机会增加。

胎儿过熟综合征：妊娠38周以后，会有2%～8%的胎儿发生过熟综合征，而过期妊娠则会有20%的胎儿发生。发生的原因是慢性胎盘功能不全，一般分为三个阶段：

第一阶段：皮下脂肪消失、皮肤干燥多皱、表皮脱落、指甲长、毛发多、胎脂消失。

第二阶段：除了第一阶段的表现外，再加上羊水、羊膜及脐带上染上绿色胎便。

第三阶段：除了前两阶

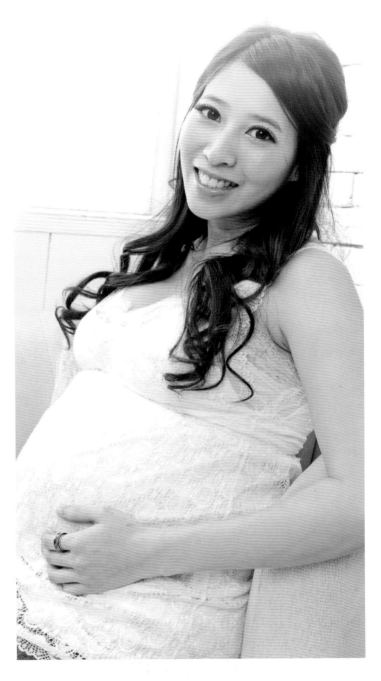

段的表现以外，羊水、羊膜及脐带上还会染上黄色胎便，表明有较长时间的暴露。

如果预产期计算无误，出现过期妊娠后，一定要特别注意胎动。最好能每天早、午、晚各计算胎动次数半小时，详细记录，经常做动态的比较。产检要每3天做一次，还要做超声波检查和胎盘功能检查。

超声波检查时，要特别注意胎儿大小、羊水量，以及脐带血流动的变化。如果检查正常，可继续等待，如异常，则要催产。如果催产失败，只好剖宫产。如果在催产过程中发生胎儿窘迫，也必须进行剖宫产。

总之，保障孕妈妈和宝宝的健康安全是妇产科医生的责任，孕妈妈自己也要多多关注自身的变化，不要轻视过期妊娠的危害。当然，也不要过于紧张，放松心情，迎接新生命的到来。

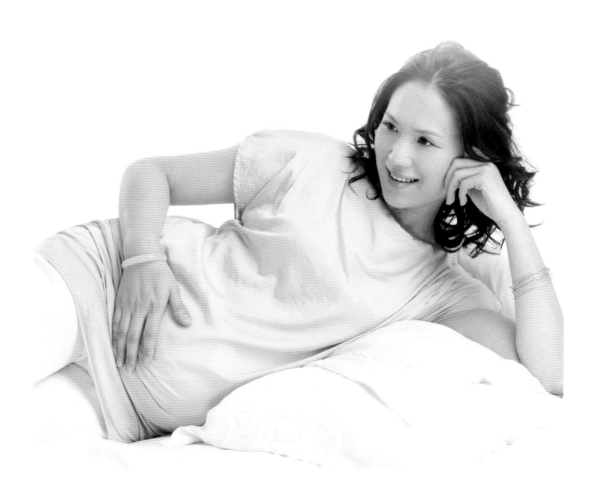

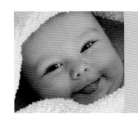

临产前准备

随着预产期的临近，孕妈妈和家人都要做物质和精神方面的准备。一般在预产期前3周，即怀孕第37周左右，就要准备好产妇及新生儿所需要的物品，因为一般到了37周以后，随时都可能临产。

要为孕妈妈准备好产后在医院时换穿的内衣，内衣应当比以前更加宽大一些。要准备足够量的清洁、柔软、吸水性好的卫生纸、卫生巾。为婴儿准备好内衣、棉被、毯子、爽身粉、尿布等，尿布要事先水洗、水煮沸消毒，宜选择吸水性好而且很柔软的棉布，也可以适当备一些一次性尿布，为产后天气不好、尿布晾晒不干做准备。有些地方的人喜欢给产妇吃红糖，事先应当把红糖上锅蒸好消毒，以防喝了泻肚子。准备好的物品，应当分门别类打好包，避免临产时手忙脚乱，找不到需要的物品。

除物质上的准备之外，还要做好思想准备。夫妻两人都要事先阅读一些有关分娩知识方面的书籍，对分娩的过程有一个大体的了解，做到心中有数。孕妈妈要坚定信心，安定乐观，睡眠充足，休息充分，以充沛的精力和愉快的心情来迎接新生命的降临。

孕妈妈和家人在临产前，应当事先选择好一家条件比较好、离家近的医院，免得届时临阵磨枪慌了手脚。事先还要了解好，临产后到医院需要办理哪些手续和办手续的准确地方，同时还要了解清楚，哪些情况下孕妈妈应当去医院准备生产，以免耽误入院时机。

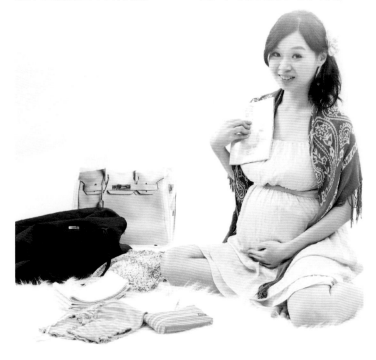

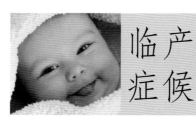

临产
症候

分娩前夕，孕妈妈往往会出现一些症状，医学上称之为分娩先兆：包括子宫底下降、子宫收缩和阴道分泌物出现。

💙 子宫底下降：孕妈妈在分娩前数周，会发现子宫底下降到相当于妊娠8个月时的高度。这会使孕妈妈感到上腹部不再那么憋闷，胃口也会好一些。但与此同时，下腹部会更加沉重突出，小便次数增加，走路也会更加笨重，感觉到腰酸腿疼，还会出现小腿抽筋现象。子宫底的下降，意味着胎儿的头下降入盆。有的胎儿头入盆较晚，要至分娩前夕。

💙 子宫收缩：分娩之前数周，子宫肌变得敏感起来，往往会出现不规律的宫缩。孕妈妈会感觉到不规律的腹部变紧、变硬，这就是宫缩。这种宫缩与真正分娩时的阵缩不同，因此，医学上称之为假阵缩。假阵缩持续时间短，间歇不规律，收缩大多只是在下腹部。假阵缩不会使子宫颈张开，也不伴有血性分泌物出现。假阵缩的特点是持续短，常常不足15秒钟，间隔时间长短不一，长时间行走或站立时较明显，晚上出现较白天多。

💙 阴道分泌物：在妊娠最后数周，子宫颈分泌物增加。在分娩开始前24小时内，常有一些带血的黏液性分泌物从阴道排出，血量一般很少，不超过月经量。这种带血的分泌物，俗称"见红"，是分娩即将开始的一个比较可靠的先兆。一般在见红后24～48小时，开始出现宫缩，即临产。

有分娩先兆后，就应当去医院观察，等待分娩开始。如果产程进展较快，宫缩变紧，就要抓紧时机去医院。有过急产史者更应当提前入院待产。

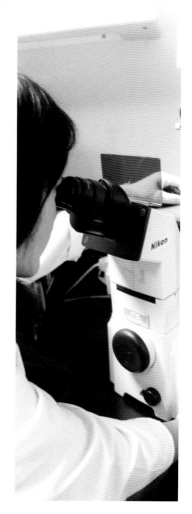

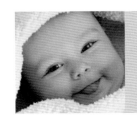

入院
时机

一般说来，提前入院对产妇未必是好事，如果产前检查没有异常情况，不必提前很久就住进医院待产。因为医院的环境会给产妇带来不良刺激，造成精神压力，加上夜间新生儿的哭闹声使孕妈妈不能休息好，一旦临产，会影响到产程和产力。

有下列情况者，应当立即到医院：

💝胎膜早破：孕妈妈突然感到有液体自阴道大量流出，或阵发性阴道流液，量时多时少，说明胎膜已破，应当立即送往医院，并且特别注意途中要尽量平卧，以防发生脐带脱垂。

💝子痫：孕妈妈产前检查有高血压或妊娠高血压综合征的孕产史者，一旦发生抽风，应当立即送往医院。

💝阴道多量出血：妊娠中晚期如果阴道多量出血，较月经量明显增多，应当考虑是否有前置胎盘或胎盘早期剥离。这两种情况均属危症，应当立即送往医院。

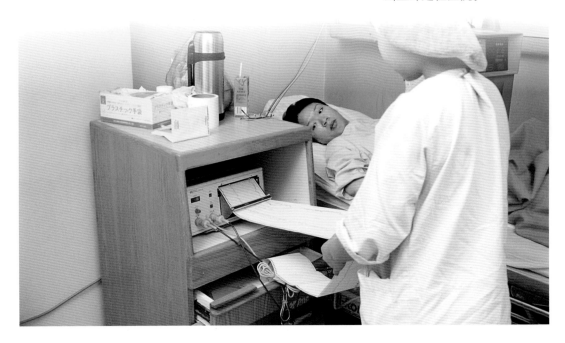

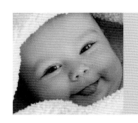

顺产

如果临产前一切正常，胎儿在娩出时，会根据母体骨盆各个平面的形态和大小，被动地进行一系列适应性转动。

正常分娩的绝大多数情况，是胎儿头的枕骨在母体骨盆前方，叫枕前位。胎头入盆时，呈半俯就状态，胎头的前后径与母体骨盆的横径或斜径一致。母体的规律性宫缩推动胎儿下降，等到达骨盆中部，胎儿头的前后径转成和母体骨盆前后径一致，即枕部转到母亲的耻骨下方，但胎儿的头更加俯屈，使胎儿下颌接触到胸部。在骨盆出口时，胎儿头伸转出骨盆外，这时在阴道口可以看见，胎儿头转向一侧，面朝母亲侧方，先娩出前肩、后肩，然后整个胎儿随之娩出。

处理完新生儿后，助产人员会辅助产妇娩出胎盘。轻拉脐带的同时，轻压子宫底，协助胎盘完整娩出。胎盘娩出后，医生会检查产妇阴道有无裂伤，对有伤者施行缝合术。然后，让产妇在产房观察子宫收缩情况、膀胱充盈情况、阴道出血量、会阴和阴道有无血肿，同时测量血压、脉搏等。若产妇有肛门坠胀感，还要进行肛诊，确定是否有阴道后壁血肿，还要防止出血量过多的情况。

总之，完全娩出新生儿后，产妇还要被观察2小时左右。这段时间内，产妇如果有头晕、心慌或身体不适的症状要及时诉说，以便医生及时处理，有利于产后恢复。

胎儿娩出母体后，到成长28天内称作新生儿。

新生儿娩出后，助产士会为新生儿吸痰，清理口腔、鼻腔的黏液和羊水，并轻轻拍打足底引起大声的啼哭。新生儿的大声啼哭，是新生儿出生后的第一次自主呼吸，表示他的呼吸道已经畅通，呼吸系统已经正常工作，开始提供自身需要的氧气。同时，新生儿的肺部得以扩张，吸入大量的氧气，降低了肺部循环的阻力。

然后，助产人员就要为新生儿结扎脐带，同时对新生儿进行出生健康评定，系上辨识手镯，在出生记录上印上脚印，并且为新生儿清除腋窝、腹股沟等处的油脂。于出生半小时后，会让新生儿与母体进行皮肤接触，让婴儿吸吮母亲乳头。做完上述处理后，2小时后，会送母婴同时回母婴病房。

决定分娩是否顺利有三个要素，即产力、产道和胎儿。

如果这三个因素都正常，并且能相互适应，配合协调，那么产程会进展顺利，实现顺产，否则就会造成难产。

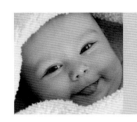

分娩
三产程

初临分娩而不懂得相关知识，会对分娩怀有神秘感和恐惧感，增加精神压力，会不利于正常分娩。了解分娩全过程，会减轻精神负担，也可以按产程的规律与医生配合，对顺利分娩大有益处。

胎儿离开母体娩出要经过三个阶段，医学上称为三个产程。包括从子宫有节奏的收缩到胎儿和胎盘娩出的全部过程，完成这个过程，分娩才算结束。

完成三个产程需要的时间大约为：初产妇13～17个小时，经产妇要短一些。

第一产程：产程刚刚开始时，宫缩持续时间短，间歇时间较长，子宫收缩力较弱，产妇感觉腹痛程度较轻，可以忍受。这时，如果医生同意，可以适当下床活动。宫缩时，做均匀的深呼吸；间歇时，全身放松休息，也可以在宫缩的间歇吃一些易消化吸收的食物。很多产妇喜欢吃巧克力，因为巧克力含热量较高，可用于补充产妇所需热量。注意要勤排小便，因为胀大的膀胱不仅影响胎儿先露部位下降，还会影响宫缩。在第一产程，如果没有禁忌证的话，医生会给产妇灌肠，灌肠后产妇要尽量排大便。

随着宫口不断开大，宫缩会越来越强，持续时间可达1分钟，间隔时间缩短到1～2分钟，产妇的腹痛会越来越严重，间隔时间逐渐缩短，往往感到连喘气的机会都没有。这时，产妇可以通过深呼吸止痛法、腰骶部压迫止痛法、按摩止痛法等来减轻一些不适感。

腹痛次数增多，强度增强，这并非是坏事。一般地说，如果产妇骨盆和胎儿

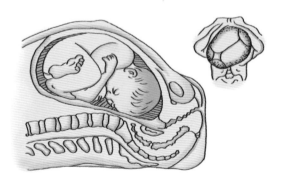

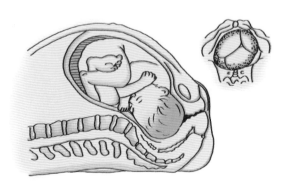

没有异常的话，分娩速度和腹痛的程度呈正比，腹痛越重，宫缩越强，宫口开大越快，产程进展越快。所以，产妇一定要控制自己的情绪，不要大声呼叫，要和医生密切配合，以顺利度过漫长的第一产程。

💜 第二产程：产程进入第二阶段，此时宫口已开全。宫缩持续1分钟，间歇2分钟左右。宫缩时，胎儿先露部位压迫盆底组织，产妇会有排便感，并不由自主向下屏气用力。第二产程是最紧张、体力消耗最大的时期，也是保障母子安全的关键时期。产妇在这时一定要和医生密切配合，听从指挥，掌握正确的用力方法。在宫缩时先行深吸气，然后如解大便样屏气向下方用力以增加腹压，在宫缩间歇期全身肌肉放松，安静休息。正确使用腹压，可以缩短产程，加速分娩。如果用力不当，徒然消耗体力，反而会因为疲劳过度造成宫缩乏力，影响到产程进展。当胎头露出会阴口，助产人员告诉产妇张嘴哈气时，千万不要再屏气用力，可以做短促的呼吸动作，以防胎儿娩出过快而撕裂会阴部。

💜 第三产程：胎儿娩出后，即进入第三产程。这时，产妇感到轻松，子宫底下降至脐平，宫缩暂停几分钟后又重新开始。子宫体变硬呈球形，宫底升高达脐上，阴道有少量流血，阴道口外露的脐带自行下降变长，这些症候表示胎盘已经剥离。接产人员会轻轻按压子宫底部，牵拉脐带，娩出胎盘。伴随着一些血液流出，继而子宫收缩较紧，流血量变少，分娩过程至此全部结束。

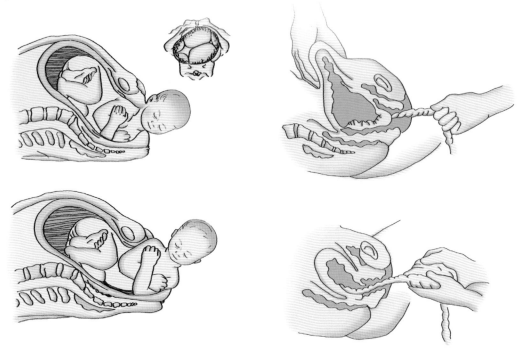

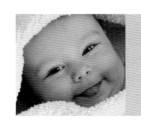

剖宫产

剖宫产是由于产妇或胎儿的原因，无法使胎儿自然娩出，医生采取的一种经腹切开子宫、取出胎儿及其附属物的过程。剖宫产手术的实施，降低了孕产妇及围产儿的死亡率，造成产伤和新生儿并发症明显减少。但剖宫产有利也有弊，在医学上有着严格的适应证，它是绝不能代替阴道分娩的。

有调查显示，我国20世纪50年代剖宫产率为2%，60年代是4%～6%，70年代上升到10%～15%，80年代达20%以上，90年代达30%以上。在一些大城市医院，剖宫产率竟达到50%。这种情况是因为：

💚剖宫产手术已经是一种普及性手术，随医疗条件的改善，麻醉技术、输血、输液及抗生素的进步，手术安全性提高，剖宫产时间大大短于阴道分娩，术中多采用硬膜外麻醉，产妇很少感到疼痛，产妇和家属普遍乐于接受。

💚随着现代医学的发展，产前监护手段越来越先进，原来无法发现的胎儿异常情况，得以早期发现，成为剖宫产的指征之一，例如脐带绕颈的及早发现等。

💚受社会因素影响，现代人们对分娩的要求越来越高，孕妈妈及家属对分娩的要求是：既对孩子好，又要产妇生得快，痛苦小，有利于体形恢复。对医生来说，剖宫产手术不十分复杂，多数可顺利完成，而经阴道分娩则需要大夫观察产程，既费时又费心。

💚产妇及家属一般普遍要求做剖宫产，因为流传着不正确的说法，认为剖宫产的孩子聪明，剖宫产女性不用开骨缝，体形恢复得好，不受罪等，使剖宫产的社会因素明显增加。

剖宫产对母子均有不利因素。对母亲的不利因素有：手术中可能出现麻醉意外、出血、膀胱及输尿管和肠管损伤，术后可能出现发热、腹胀、刀口出血、血肿、刀口感染、肠粘连等；腹壁刀口易发生子宫内膜异位症；剖宫产会给产妇子宫留下永久性疤痕，这在医学上称疤痕子宫，在2年内再妊娠容易发生胎盘植入、胎盘粘连，分娩时易发生子宫破裂、胎盘破裂、胎盘剥离不全，避孕失败进行人工流产时容易发生子宫穿孔。

对婴儿来说，由于没有经过产道挤压，婴儿的肺没有经过锻炼，出生后不易适应外界环境的骤变，容易发生新生儿窒息、呼吸窘迫综合征、吸入性肺炎等。另外，剖宫产手术还增加了婴儿感染的机会，使之患病率明显增加，甚至给其带来危险。

是否要进行剖宫产，多数情况下医生是无法给予明确答复的，只有少部分孕妈妈在临产前经检查，发现存在着绝对的剖宫产特征，如骨盆明显狭窄或畸形、横位、胎儿宫内窘迫等，已经预测到经阴道分娩比较困难，或对产妇和胎儿有危险，医生才会向产妇说明需要做好剖宫产的准备。而对大多数产妇来说，只有通过试产，才能了解产力的强弱、胎头可塑性大小、骨盆软组织对分娩有无阻力及产力、产道、胎头三方面是否协调，决定是否需要剖宫产。因此，是否剖宫产应当听从医生安排。

剖宫产产后护理比经阴道产要求高，要注意：

💗休息：由于手术创作和麻醉药物的作用，产后会极度疲劳，要好好休息，不宜过多交谈。

💗饮食：术后一般不用禁食。术后一两天可吃一些流质饮食如小米汁、菜汤等，但不能吃加糖的牛奶类，因为会在肠道内产生气体，引起腹胀。饮食量也不宜多。术后三四天，肠蠕动恢复，肛门排气后，可以吃一些半流质食物如面条、稀粥、蒸蛋等。术后五天以后即可恢复正常饮食，多吃一些营养丰富、易消化吸收、高蛋白食物，以利于伤口愈合，机体恢复。

💗体位：剖宫产大多采用硬膜外麻醉，术后睡卧应当采取去枕头的平卧位。

💗止痛：多数产妇手术后，用一次止痛药即可忍住疼痛，极少数人需要用2～3次。有些产妇和家属会要求多用止痛药以减轻伤口疼痛，但术后止痛药不宜多用，因为不利于伤口愈合及肠道功能恢复，还会使人上瘾，因此不宜多用药物止痛。

💗恶露：一般手术后血性恶露经阴道排出量与月经量接近，如阴道流血过多，应当及时报告医护人员。

💗尿液：手术后，常规下会留置导尿管，应当注意观察排尿量和尿的颜色，发现血尿或尿量少，应当及时向医护人员报告。

💗活动：一般在手术后第二天，拔掉导尿管后，就应当下床活动，以促进肠道蠕动，预防肠粘连，并有利于恶露排出。

💗预防感染：由于手术创伤和体力消耗，产妇手术后体质较弱，抵抗力低，应当注意饮食卫生，避免受凉，更要避免接触感冒患者或其他传染病患者。当然，手术刀口的防感染更是要加倍注意。

对一位女性来说，一生能做几次剖宫产，没有确切数字。国外曾有报道一位产妇做过7次剖宫产。但医生们建议剖宫产尽量不要超过三次。一般第二或第三次剖宫产后，医生就建议产妇做绝育手术。因为三次或三次以上的剖宫产，子宫上的疤痕在妊娠晚期有可能发生自发性子宫破裂，临产的危险性很大。

图书在版编目(CIP)数据

80后好孕40周／岳然编著. —北京：中国人口出版社，2013.8

ISBN 978-7-5101-1883-8

Ⅰ.①8··· Ⅱ.①岳··· Ⅲ.①妊娠期—妇幼保健—基本知识 Ⅳ.①R715.3

中国版本图书馆CIP数据核字（2013）第167784号

80后好孕40周

岳然 编著

出版发行	中国人口出版社
印　　刷	小森印刷(北京) 有限公司
开　　本	820毫米×1400毫米　1/24
印　　张	11
字　　数	200千
版　　次	2013年8月第1版
印　　次	2014年4月第2次印刷
书　　号	ISBN 978-7-5101-1883-8
定　　价	39.00元（赠送CD）

社　　长	陶庆军
网　　址	www.rkcbs.net
电子信箱	rkcbs@126.com
电　　话	(010) 83534662
传　　真	(010) 83515922
地　　址	北京市西城区广安门南街80号中加大厦
邮政编码	100054